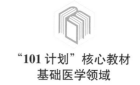

"101计划"核心教材
基础医学领域

"人体形态与功能"课程群

# 泌 尿 系 统

主　编　陆利民　杨　莉

副主编　张爱华　杨宝学　张　春

编　委　（按姓名汉语拼音排序）

程恒辉（华中科技大学）

贺　明（上海交通大学）

暨　明（中南大学）

李春凌（中山大学）

李晓波（复旦大学）

陆利民（复旦大学）

吴慧娟（复旦大学）

肖新莉（西安交通大学）

杨宝学（北京大学）

杨　莉（北京大学）

张爱华（南京医科大学）

张　春（华中科技大学）

张晓田（西安交通大学）

周　虹（北京大学）

北京大学医学出版社

MINIAO XITONG

**图书在版编目（CIP）数据**

泌尿系统 / 陆利民，杨莉主编. -- 北京 ： 北京大学
医学出版社，2024. 7. -- ISBN 978-7-5659-3210-6

Ⅰ. R69

中国国家版本馆 CIP 数据核字第 2024X1U663 号

**泌尿系统**

主　　编：陆利民　杨　莉

出版发行：北京大学医学出版社

地　　址：（100191）北京市海淀区学院路 38 号　北京大学医学部院内

电　　话：发行部 010-82802230；图书邮购 010-82802495

网　　址：http://www.pumpress.com.cn

E - m a i l：booksale@bjmu.edu.cn

印　　刷：北京信彩瑞禾印刷厂

经　　销：新华书店

**责任编辑**：孙敬怡　　**责任校刘**：靳新强　　**责任印制**：李　啸

开　　本：889 mm×1194 mm　1/16　　印张：14　　字数：410 千字

版　　次：2024 年 7 月第 1 版　2024 年 7 月第 1 次印刷

书　　号：ISBN 978-7-5659-3210-6

定　　价：58.00 元

# 内容提要

　　本教材整合了传统医学教材中有关人体泌尿系统的解剖学、组织胚胎学、生理学、病理生理学、病理解剖学的内容，以及一些目前临床上常用的以泌尿系统为靶点的重要药物的药理学内容。本教材依照从形态到功能，从正常到异常，最后介绍药物的作用靶点、效应及机制的逻辑撰写。本教材适合作为基础医学拔尖人才培养的教材，也可作为以器官系统整合式教学体系开展教学的临床医学、公共卫生、护理学、药学等其他医学相关专业的教材和教学参考书。

# 序

基础医学是一门研究人体生命现象和疾病规律的科学，是连接生命科学与临床医学、预防医学的桥梁。回望历史，现代医学的产生和发展都基于基础医学的重大发现，基础医学可谓现代医学的基石。

进入 20 世纪以来，生命科学取得了突飞猛进的发展。随着 DNA 双螺旋结构的发现、分子生物学的诞生以及人类基因组计划的完成，基础医学需要采用生命科学在分子层面的研究成果来探索疾病的发生机制并应用到诊断、治疗和预防中来，可以说基础医学的内涵和研究手段发生了重大变革。然而，基础医学人才的培养却未能同步跟上，面临诸多挑战，例如生命科学基础薄弱、与临床需求脱节、缺乏跨学科意识、原创性不足等。

我们期望培养的基础医学人才是科研的领跑者而非跟随者；他们应能实现从无到有的突破，而不仅仅是从有到多的积累；他们不仅能站稳在学科的高原，还应具备攀登学科高峰的潜力；他们不仅需要具备科学精神和创新能力，还要富有人文情怀。

教育部推出的基础学科拔尖学生培养计划 2.0 和基础学科系列"101 计划"正是为培养此类拔尖创新人才设计的中国方案。基础医学"101 计划"围绕"拔尖、创新、卓越"，致力于加强基础医学与临床医学、预防医学、医学人文及理学、工学和信息学等学科的交叉融合，提出"基础医学＋X"跨学科融合课程体系。

基础医学"101 计划"的核心教材是基于上述课程体系编撰的配套教材。这套教材的编写力求契合高标准人才培养目标，强调加强生命科学基础与临床的紧密结合，突出学科交叉。教材把原基础医学十三门以学科为基础的教材整合为医学分子细胞遗传基础、医学病原与免疫基础、人体形态与功能三个跨学科的教材群，并首次将理学、工学、信息学纳入基础医学专业学生的培养方案中，引发学生对重大医学问题及前沿科技的兴趣和创新志向。此外，这套教材还力争跳出传统医学教材的窠臼，努力把"教材"转变为学生自主学习的"学材"。

我期盼这套教材能受到大家的欢迎和喜爱，并在实践中不断修改完善，最后成为经典，为我国基础医学拔尖人才培养做出应有的贡献。

2024 年 7 月

# 出版说明

　　基础医学作为连接基础研究与临床应用的桥梁，被视为医学发展的创新基石、医学变革的动力之源。基础医学史上的每一次重大发现都推动了医学发展的变革和突破。而从医学发展趋势和国家对人才培养的战略需求出发去探索，又要打破基础医学的边界，把它作为推动新趋势、新理论、新技术、新方法的形成和发展的强劲动力，打牢系统医学、转化医学、精准医学发展的根基。基础医学在医学创新中处于重要的枢纽地位，它向上承接临床、护理和预防的基本需求，并通过整合多学科理论、技术、方法来实现医学进一步的创新和发展。与此同时，医学模式一直伴随社会和科技的发展，不断演变和革新，从神道医学到"医学 +X"、交叉医学模式的演变过程中，医生的职能也在发生着改变，从以治病为主逐渐变为全面的健康管理。此外，现代医学也正面临一系列挑战。受人口老龄化和人口迁移的影响，疾病谱正在发生显著变化。同时，互联网时代的信息爆炸和快速的知识更新，加上 ChatGPT 等人工智能技术的出现，正在改变学生获取知识和学习的方式。随着诊断和治疗技术的不断进步，人的寿命得以延长。在这一背景下，如何提升生存质量成为重要任务。与此同时，人们对医疗的期望值也不断提高，越来越多的人希望能够在生命的各个阶段获得全面的健康保障。

　　综上所述，当今社会发展和民众需求都对医学提出了更高的要求。医学的任务不再仅限于疾病诊疗，而是要综合疾病发生前的"预防"及疾病发生后的"治疗"和"康养"，为人们提供"生命全周期，健康全过程"的医疗服务。时代发展对医学专业人才培养提出了更高的要求。未来的基础医学人才不能再满足于记忆知识、理解知识，而是要更好地利用知识，甚至创造知识，主动探索前沿，推动学科交叉和学术创新。在沿袭上百年的医学课程体系中，由"学科"引领课程，诸如人体解剖学、生理学、组织胚胎学、病理生理学、病理解剖学和药理学等，学科割裂现象显著，课程之间界限分明。学生需要学习的课程门数多，学时长，并且由于不同课程由不同学科、学系管理，学生形成"科目"指导下的碎片化思维模式，比如解剖学以结构讲解为主，不甚关注功能，而生理学以功能阐述为主，不甚关注结构。学生通过一门课程的学习大概能窥探某一器官系统的某一方面，有如盲人摸象般单点看问题。具体到"某器官系统"的学习，学生需要从多门课程分别学习该器官系统相关的结构、功能、疾病或药物相关内容（图 1），自己从思维上逐步"整合"，形成一体化认识。这种以学科为中心的课程体系显然已不能适应当今创新型医学人才培养的需求。

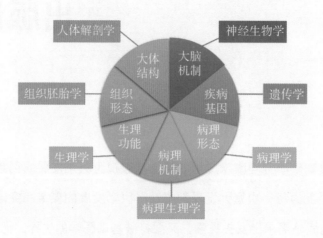

图 1　以学科为中心的课程模式

基于上述背景，基础医学拔尖人才培养课程体系打破了传统的以学科为主的模式，并依据各学科的特点进行整合与融合，构建了跨学科的融合课程体系。首次将理学、工学和信息学纳入其中，形成了五个融合课程群。"人体形态与功能"课程群将原先按照传统模式授课的生理学、神经生物学、人体解剖学、组织学与胚胎学、药理学、病理学和病理生理学 7 门课程，按照从结构到功能、从正常到异常的理念进行组织，形成总论、运动系统、神经系统、循环系统、呼吸系统、消化系统、内分泌系统、生殖系统和泌尿系统共 9 门核心融合课程。同样，从基因、分子和细胞水平将生物化学、细胞生物和医学遗传学整合为"医学分子细胞遗传基础"课程群；病原生物学与免疫学整合为"医学病原与免疫基础"课程群；并设立了与之相匹配的"基础医学核心实践与创新研究"课程群（图 2）。

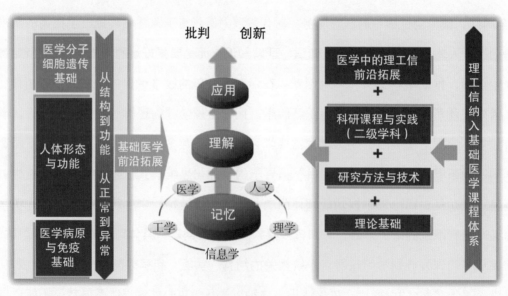

图 2　人体形态与功能、医学分子细胞遗传基础、医学病原与免疫基础、基础医学核心实践与创新研究及医学中的理工信五大课程群内容框架

"人体形态与功能""医学分子细胞遗传基础""医学病原与免疫基础"及"基础医学核心实践与创新研究"四大课程群构建了以学生为中心，以能力培养为导向，包括理论教学、实验教学、标本实习和基于问题学习（PBL）的小班讨论的多元课程模块，从知识、技能和素养多个层面提升学生的自主学习和终身学习能力（图3）。

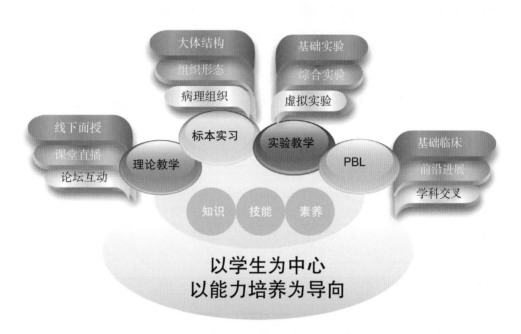

图 3    以学生为中心、以能力培养为导向的多元课程模块

"医学中的理工信"课程群整合生物技术、生物统计、生物物理、生物信息和仪器分析等课程，包括基于理工信的人体系统仿真与功能检测及基于理工信的医学数据采集与分析等内容，将基础医学与理学、工学和信息学，从理论到应用，从实践到创新进行交叉融合。

由北京大学牵头，成立了以韩启德院士为编审委员会名誉主任委员，以乔杰院士为主任委员，北京大学、复旦大学、上海交通大学、华中科技大学、中山大学、四川大学、浙江大学、中南大学、南方医科大学、西安交通大学和南京医科大学 11 所获批教育部基础医学拔尖学生培养计划 2.0 基地的高校专家依据建设目标组建的编写团队，按照上述五个课程群编写出版了 14 部教材。

教材编写立足国际前沿，以培养未来能够引领我国医药卫生事业和高等医学教育事业发展的拔尖人才为目标，充分体现交叉融合。各章节的导学目标分为基本目标和发展目标，体现本科阶段人才培养目标，以及与下一培养阶段衔接所需达到的要求，兼具知识、技能、思维培养和价值观引领。正文前以案例引入，自然融入基础知识点，探索医学问题背后的基础科学原理，既体现了基础医学和疾病的关联，又能启发学生自主思考，提升学习兴趣，同时培养其转化医学思维和解决医学难题的能力。正文围绕基本概念、核心知识点和基础理论等展开，结构主线清晰，其中穿插"知识框"并以数字资源方式，融入前沿进展与学科发展趋势、先进技术和重大科研成果等，体现教材内容的先进性以及价值观引领和情感塑造。此外，在相关知识点处设置"小测试"模块，考查学生对知识点的理解和应用，启发思考，同时促进学生的自我评价。正文最后以简短的小结形式进行整体概括，高度凝练，升华理解，拔高思维水平。章节末尾的"整合思考题"结合疾病或研究等不同情境，考查学生综合分析和应用实践等高阶能力，同时在题目中融入前沿进展和价值引领等内容。

系列教材将依据课程群内容，着力于立德树人，突出融合，加强创新，打造一流的课程和教材。

# 主编简介

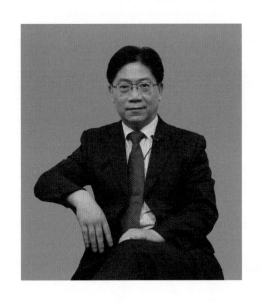

陆利民，复旦大学基础医学院生理与病理生理学系教授，博士生导师。中国生理学会监事、肾脏生理专业委员会副主任委员、教育工作委员会委员；国家级线下一流本科课程"生理学"负责人；《生理学报》副主编；《复旦大学学报（医学版）》编委。全国科学技术名词审定委员会《生理学名词》肾脏生理学负责人。主编、参编《生理学》教材及参考书10余部，以及多部肾脏疾病及机制领域专著。科研工作集中在糖尿病致肾脏慢性损伤机制研究、急性肾损伤发生机制及肾脏纤维化发生机制研究等。在 *Kidney Int*、*Nat Commun*、*Adv Science*、*Circ Res*、*NDT*、*AJP-Renal Physiol*、*Hypertension* 等杂志发表研究论文80余篇。曾获中国高校科学技术进步奖二等奖；教育部科技进步奖二等奖；上海市科学技术进步奖二等奖等；教育部霍英东基金会优秀青年教师奖。

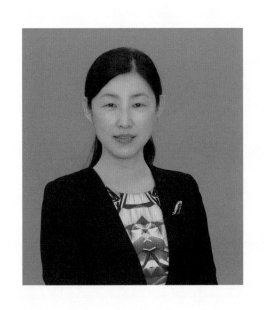

杨莉，教授，主任医师，博士生导师。北京大学第一医院教学副院长，北京大学肾脏病研究所副所长，北京大学医学部肾脏病学学系主任。长期从事肾脏疾病临床防治、肾脏医学教育，以及肾脏病临床诊疗改进与发病机制研究。获评国家卫生健康突出贡献中青年专家、教育部"长江学者奖励计划"特聘教授、国家"万人计划"科技创新领军人才；获国家自然科学基金杰出青年科学基金、北京市卓越青年科学家计划资助，以及中国青年科技奖特别奖、中国药学发展奖临床医药研究奖突出成就奖等。现任中华医学会常务理事，亚太地区肾脏病学会急性肾损伤委员会副主席等。担任 *Clinical Kidney Journal* 副主编、《中华医学杂志（英文版）》及《中华全科医师杂志》等杂志编委。在 *The Lancet*、*Nature Medicine* 等期刊发表SCI论文100余篇，参编国际专家共识8部，牵头撰写中国肾病相关指南/专家共识4部。

# 前　言

　　依照基础医学拔尖人才培养体系的设计，本教材整合了既往以学科为主的教学体系中人体解剖学、组织胚胎学、生理学、病理解剖学、病理生理学和药理学的相关内容，由来自8所开展基础医学拔尖人才培养计划高校的长期致力于基础和临床教学的教师编写而成。经过研讨，本教材总体上依照从形态到功能，从正常到异常的原则安排内容、组织编写。在编写有关泌尿系统药理学部分时，我们以本书前面章节讲述的内容为基础，主要介绍了以泌尿系统为作用靶点的各类药物的作用机制以及临床应用。这是本教材的特色之一，有助于学生建立从肾功能调控到药物干预靶点和临床应用的整体思维。同时，也符合目前临床上缺乏特异性、有针对性的治疗肾脏疾病的药物的现状，引发思考。各种急慢性肾损伤的临床发病率在不断上升，已成为危害人民健康的重要疾病，而缺乏有效的治疗药物的关键在于我们对肾脏疾病发病的基础问题认识不够深入，限制了临床有效治疗策略和药物的研发。在此，我们也呼吁有志于从事基础医学研究的师生共同关注肾脏健康。

　　组织编写本书的目的是作为基础医学拔尖人才培养的配套教材，本教材也可作为以器官系统整合式教学的临床医学、公共卫生、护理学和药学等其他医学相关专业的教材。

　　尽管在教材编写过程中，编者们都已尽了最大努力，但由于本教材是首次编写，且时间有限，书中可能尚存在不足和错误之处，恳请广大师生不吝赐教、批评指正！

陆利民　杨　莉

# 目 录

# 第一章 绪 论

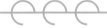

**导学目标**

通过本章内容的学习，学生应能够：

※ **基本目标**

1. 总结人体泌尿系统的组成。
2. 总结泌尿系统的功能。
3. 描述体液的组成和特点。

※ **发展目标**

1. 说出临床急性、慢性肾损伤发病的现状。
2. 说出临床急性、慢性肾损伤发病谱的变迁和相关的因素。

泌尿系统包括肾、输尿管、膀胱和尿道（图 1-1）。泌尿系统的功能是通过尿的生成和排出，将机体新陈代谢产生的终产物排出体外，使机体内环境的稳态得以维持。通过尿生成，泌尿系统还将机体过剩的物质、进入机体的异物等排出体外，并参与机体水、电解质平衡的调节和酸碱平

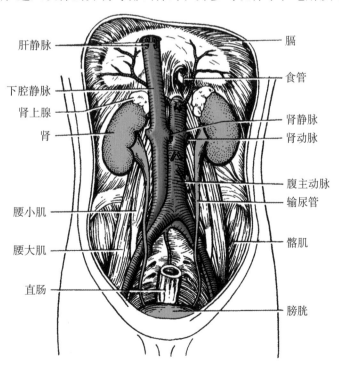

图 1-1　肾和输尿管

衡的调节。因此，泌尿系统在维持机体内环境稳态中有至关重要的作用。

新陈代谢是生命的基本特征之一，有生命的生物体新陈代谢的过程一直在持续进行，因此，代谢产物也在体内不断产生，如果持续产生的代谢产物不能及时清除，内环境稳态不能维持，会严重扰乱机体新陈代谢过程，甚至危及生命。

水是地球上所有生物体赖以生存的基本物质。地球上的生命起源于海洋，海洋里的单细胞生物是地球上最原始的生命形式之一，随着生物进化，不断出现各种形式的高级生物体。

单细胞生物体利用细胞膜将生物体赖以生存的各种物质和细胞器与海洋环境分离开来，保证了细胞内容物的相对稳定，从而使得各种生命过程能够顺利进行。海水是原始生物体赖以生存的环境，海水中除了有海洋生物生存所需的营养物质外，还溶解了各种电解质，其中最主要的是 $Na^+$ 和 $Cl^-$，因此，在生命诞生之初，生物体就适应生活在以 $Na^+$ 和 $Cl^-$ 为主的电解质溶液中。从单细胞到多细胞生物体，随着生物体的不断进化，多细胞生物体的细胞在功能上发生了分化和特化，生物体的排泄过程也越来越复杂。当生物体进化出现排泄系统后，排泄系统就承担了排出机体代谢产物的主要功能。泌尿系统就是高等生物体进化出的排泄系统，肾作为人体尿生成的器官，是人体最重要的排泄器官，除了 $CO_2$（可挥发酸）以外，机体产生的其他代谢终产物都依赖肾排出，当肾功能受损，不能及时完成排出机体代谢终产物的功能时，其他系统和脏器不能代替肾完成排泄功能。

人体内含有大量的水。水是细胞完成生命活动必需的生化过程的媒介。生物体内所含的水及溶解于其中的各种物质被称为体液（body fluid）。在人体，水约占体重的 60%。根据在体内的分布，体液分为细胞内液（intracellular fluid）和细胞外液（extracellular fluid），细胞膜是分隔细胞内液和细胞外液的屏障，细胞内液约占体液的 2/3，其余约 1/3 体液分布于细胞外。细胞外液中约 3/4 分布于细胞间隙中，称为组织间液（interstitial fluid）或组织液（tissue fluid），其余约 1/4 为血液中的血浆（plasma），在循环系统中不断流动，毛细血管壁是隔离组织液和血浆的屏障（图 1-2）。

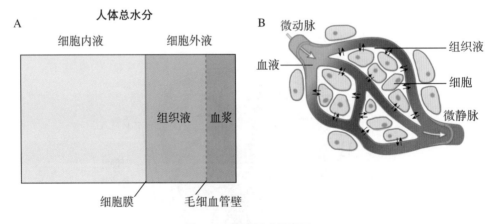

图 1-2 体液组成示意图

体液的各个部分在组成成分上有很大不同，与组织液相比，细胞内液有较高浓度的 $K^+$、磷酸盐和蛋白质，但 $Na^+$、$Ca^{2+}$、$Cl^-$ 等离子浓度远低于细胞外液（表 1-1）。组织液和血浆成分也不相同，不同于细胞膜，毛细血管壁的通透性较高，允许无机盐和小分子有机化合物通过。因此，组织液和血浆的成分差别主要在于大分子可溶性蛋白质，大分子可溶性蛋白质在血浆中的浓度远高于组织液。体液的各个组成部分虽然被细胞膜、毛细血管壁分隔，但并非完全隔离，由血液运送的氧及各种营养物质，如葡萄糖、氨基酸等经血液到达组织液，再从组织液进入细胞，而细胞新陈代谢产生的 $CO_2$ 及其他代谢产物经组织液到达血浆，$CO_2$ 主要从呼吸系统排出，其他代谢产物则依赖肾排出体外。

表 1-1　哺乳动物骨骼肌细胞内液、细胞外液中的主要无机离子浓度

| 离子 | 细胞外液（mmol/L） | 细胞内液（mmol/L） |
|---|---|---|
| $Na^+$ | 145 | 12 |
| $K^+$ | 4.5 | 155 |
| $Ca^{2+}$ * | 1 | $1 \times 10^{-4}$ |
| $Cl^-$ | 116 | 4.2 |
| $HCO_3^-$ | 24 | 10 |
| pH | 7.4 | 7.1 |
| 渗透压 | 300 mOsm/(kg · $H_2O$) | 300 mOsm/(kg · $H_2O$) |

* 表中的 $Ca^{2+}$ 浓度为游离 $Ca^{2+}$ 浓度

　　细胞膜是一种高度特化的半透膜，除了少数脂溶性小分子物质，如 $O_2$、$CO_2$，以及一些甾体激素外，大量与生命活动相关的物质都不能透过细胞膜，同样，各种无机离子也不能透过细胞膜。细胞膜对水有很低的通透性，水主要是通过细胞膜表达的水通道蛋白（aquaporin），在细胞内液、外液中各种离子形成的渗透压作用下进行细胞内液、外液之间的流动。当细胞外液中渗透压降低时，在细胞内、外渗透压差的作用下，水从细胞外进入细胞，引起细胞肿胀；而当细胞外液的渗透压升高时，会导致水从细胞流出，使细胞出现皱缩现象。无论细胞肿胀还是皱缩，都会严重影响细胞各种生命活动的进行。因此，对于多细胞生物体而言，调节细胞外液渗透压的稳定成为维持机体正常生命活动的重要环节。肾是机体维持内环境渗透压稳定的关键器官，当机体摄入大量水后，尿生成增加，并通过生产大量低渗尿液，排出过多的水，减少电解质的丢失；而当机体摄入过多电解质，引起渗透压升高时，会引起渴觉，通过摄入水，恢复渗透压，同时肾通过增加电解质和水的排出，保持内环境的稳态。

　　血浆 pH 在 7.35 ~ 7.45，细胞代谢过程中会产生各种酸性或碱性物质，会影响机体内环境的酸碱平衡，泌尿系统能够通过调节 $H^+$ 或 $HCO_3^-$ 的排出，参与机体酸碱平衡的调节，维持内环境 pH 的稳定。

　　肾产生的尿液经输尿管到达膀胱，尿液在膀胱暂时储存，时机合适时，在排尿反射的控制下，经尿道排出体外。排尿反射是机体的基本反射之一。排尿反射的初级中枢在脊髓，在没有高位中枢调节的情况下，位于脊髓的初级中枢能够完成排尿活动，但在正常生理情况下，位于脊髓的初级排尿中枢受到高位中枢的调控，能够对排尿活动进行有意识的控制，使得人体的排尿活动更加完善，适应生产、生活的需要。

　　肾具有内分泌功能，机体调节红细胞生成的促红细胞生成素主要来源于肾。慢性肾功能减退患者由于体内促红细胞生成素分泌不足，会发生严重的肾性贫血。肾中的 1α- 羟化酶可使 25- 羟维生素 $D_3$ 转化为 1,25- 二羟维生素 $D_3$，参与血钙水平的调节。肾还能生成激肽、前列腺素等，参与肾局部或全身的血管运动的调节。血浆中的肾素基本上来源于肾，是肾素 - 血管紧张素 - 醛固酮系统的第一个关键酶，而肾素 - 血管紧张素 - 醛固酮系统在机体血压水平的长期调节和水、电解质平衡调节中都有十分重要的作用。

　　近年来，临床上急性、慢性肾损伤的发病率呈不断上升趋势，造成这一现象的原因是多方面的。肾是体内分化程度高、再生能力差的脏器，尿生成的基本功能单位——肾单位结构复杂。人体在出生后不再有新的肾单位生成，而在 40 岁后逐渐有肾单位丧失功能，导致肾功能自然下降。随着预期寿命的延长，肾功能自然减退的问题日显突出。随着现代医学的进步，各种治疗性药物短期或长期使用的情况日趋频繁，无论是通过口服还是注射等方式进入体内，这些药物最终都需要以原型或代谢产物的方式经肾排出体外，药物会在尿生成过程中不断浓缩，对肾造成各种损伤。药物造成的肾毒性已经成为加速肾功能减退的重要因素。

　　随着社会进步、生活水平不断提升，人们日常生活中的饮食结构和习惯都在发生明显变化。机体摄取的食物结构和能量代谢方式的改变、糖尿病的发生也是导致肾损伤和肾功能减退的重要因素。与 20 世纪 80 年代相比，我国糖尿病的发病率上升了近 20 倍，糖尿病引起的肾损伤已逐渐成为我国慢性肾损伤的重要因素。

　　由于抗生素的出现，传统的、由感染引起的肾损伤的发病率有明显下降，但是各种因素的叠加，包括药物肾毒性、糖脂代谢异常、临床介入治疗的频次增加等，最终导致临床急性、慢性肾损伤的发病率不断攀升，进入到终末期肾病、需要进行替代治疗的患者人数也在不断增加。

　　与临床上不断升高的发病率对比，各种肾病的治疗效果并不理想，这与肾结构功能复杂，对各种急、慢性肾病发病机制认识不足，缺少理想的干预靶点、药物和策略有关。要提升临床治疗肾病的效果，很大程度上依赖肾生理和疾病机制的基础研究、新药开发、新的治疗策略的进步。

　　本教材从泌尿系统的正常形态和结构开始，依次介绍泌尿系统的正常功能与生理性调节机制，疾病情况下肾形态与功能的变化，以及以肾为靶点的药物的作用机制与临床应用，内容涉及泌尿系统的解剖学、组织学、生理学、病理生理学、病理学及药理学等，力图对肾形态、功能、疾病状态和药物治疗进行较为系统和全面的介绍。

## 小　结

　　人体泌尿系统的主要功能是通过尿的生成和排放，将机体代谢产物、进入机体的异物和药物等排出体外，同时还参与机体水电解质平衡、酸碱平衡、渗透压稳定等的调节，在维持机体内环境稳态中发挥重要作用。肾也是机体重要的内分泌器官，血浆中的肾素主要来源于肾。此外，肾还分泌促红细胞生成素，参与红细胞生成的调节。通过将 25-羟维生素 $D_3$ 转化为 1,25-二羟维生素 $D_3$，参与血钙水平的调节。肾还合成和分泌激肽、前列腺素等多种激素参与心血管活动的调节。

L1-3a
第一章整合思考题
解析

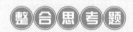

泌尿系统有哪些功能？

（陆利民　杨　莉）

# 第二章　泌尿系统的组成与发育

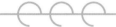

**导学目标**

通过本章内容的学习，学生应能够：

※ **基本目标**

1. 复述泌尿系统的组成和基本功能。
2. 描述肾的形态及位置。
3. 绘图说明肾的冠状切面结构。
4. 复述输尿管的狭窄及临床意义。
5. 复述膀胱的位置及形态。
6. 说明膀胱三角的范围及临床意义。
7. 准确描述肾实质微细结构，分析肾单位和泌尿小管的组成和分布。
8. 理解肾小体的组成，解释滤过膜超微结构与肾小体的滤过功能。
9. 区分泌尿小管各段，结合各段结构和功能，简单分析其在尿液形成中的作用。
10. 准确描述球旁复合体的组成、微细结构及功能。
11. 总结肾血液循环特点与肾泌尿功能的关系。
12. 理解肾发生的一般过程和原基，准确描述后肾发生过程。
13. 总结泌尿系统常见先天性畸形，描述其结构异常并分析其发生原因。

※ **发展目标**

1. 举例说明肾被膜的临床意义。
2. 通过学习肾单位、泌尿小管的微细结构以及肾血液循环特点，初步解释肾实质各部在尿液形成、浓缩、稀释等生理过程中的作用。
3. 在准确辨认肾小体、肾小管、集合小管系的结构和分布的基础上，理解肾病时肾实质微细结构的病理变化特点。
4. 通过学习泌尿系统正常发生过程，思考和探究其发生的分子机制。
5. 阐述泌尿系统常见先天畸形的种类和原因，指导临床工作和研究。

## 第一节　泌尿系统的组成和解剖结构

泌尿系统（urinary system）由肾、输尿管、膀胱和尿道组成（图 2-1）。其主要功能是排出机体在新陈代谢中产生的水溶性废物（如尿酸、尿素、肌酸和肌酐等）和多余的无机盐、水，以保持机体内环境的平衡和稳定。肾生成尿液，输尿管、膀胱、尿道为输送、储存和排出尿液的器官。男性尿道兼有排精功能。当肾功能障碍时，代谢产物蓄积于体内，破坏内环境的理化性质，影响新陈代谢的正常进行，严重时可出现尿毒症，危及生命。

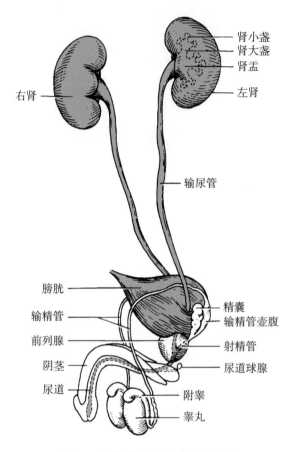

图 2-1　男性泌尿生殖系统模式图

# 一、肾

## （一）形态

肾（kidney）是实质性器官，左、右各一，形似蚕豆，表面光滑，活体时呈红褐色。肾分为前、后两面，上、下两端和内、外侧两缘。肾前面较凸，朝向腹腔；后面平坦，紧贴腹后壁；上端宽而薄，下端窄而厚；外侧缘隆凸，内侧缘中部凹陷称肾门（renal hilum）。肾的血管、神经、淋巴管及肾盂（renal pelvis）出入肾门，这些结构被结缔组织包裹称肾蒂（renal pedicle）。肾蒂主要结构的排列，由前向后为肾静脉、肾动脉和肾盂，由上向下为肾动脉、肾静脉和肾盂。右肾蒂较左肾蒂短，故临床上右肾手术难度较大。肾门向肾实质内延续于一个较大的腔，称肾窦（renal sinus），窦内含肾动脉及其分支、肾静脉及其属支、肾小盏、肾大盏、肾盂、神经、淋巴管及脂肪组织等（图 2-2）。

## （二）构造

在冠状切面上（图 2-2），肾实质分为皮质和髓质两部分。肾皮质（renal cortex）位于浅层，

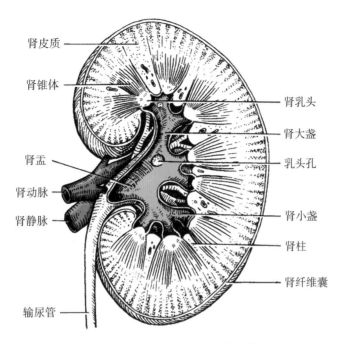

图 2-2　右肾的冠状切面（后面观）

新鲜标本为红褐色，富含血管，肉眼观察可见红色点状颗粒，主要由肾小体（renal corpuscle）与肾小管（renal tubule）组成。肾皮质深入肾髓质的部分称肾柱（renal column）。肾髓质（renal medulla）位于深层，色淡，由 15～20 个肾锥体（renal pyramid）构成。肾锥体呈圆锥形，底朝皮质，尖向肾窦称肾乳头（renal papilla），突入肾小盏内。有时 2～3 个肾锥体合成一个肾乳头。肾乳头上有许多乳头孔（papillary foramen），肾生成的尿液经乳头孔流入肾小盏内。肾窦内有 7～8 个呈漏斗状的肾小盏（minor renal calice）。有时一个肾小盏可包绕 2～3 个肾乳头。相邻的 2～3 个肾小盏合成一个肾大盏（major renal calice），再由 2～3 个肾大盏汇合形成一个肾盂。肾盂出肾门后向下弯行，逐渐变细移行为输尿管。成人肾盂容积 3～10 ml，平均 7.5 ml。

### （三）位置和毗邻

1. 位置　正常成人肾位于脊柱的两侧（图 2-3），腹膜后间隙内，紧贴腹后壁上部。肾的长轴向外下倾斜，右肾比左肾略低，左肾上端平第 11 胸椎椎体下缘，下端平第 2～3 腰椎椎间盘；右肾上端平第 12 胸椎椎体上缘，下端平第 3 腰椎椎体上缘。两肾上端距正中线约 3.8 cm，下端

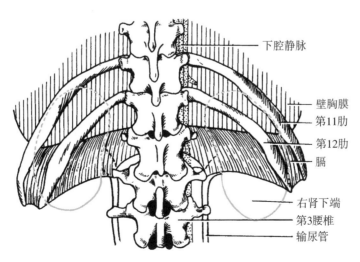

图 2-3　肾与肋、椎骨的位置关系（后面观）

距中线约 7.2 cm。第 12 肋斜越左肾后面的中部、右肾后面的上部。肾门约平第 1 腰椎椎体水平，距正中线约 5 cm。肾的位置有个体差异，女性低于男性，儿童低于成人，新生儿肾几乎达髂嵴平面。临床上常将竖脊肌外侧缘与第 12 肋的夹角处称肾区（renal region），肾病患者触压和叩击该处可引起疼痛。

2. 毗邻　两肾的上端有肾上腺，二者之间被疏松结缔组织分隔，故临床上肾下垂时，肾上腺位置常不变。后面上 1/3 借膈与肋膈隐窝相邻，肾手术时应注意此位置关系，以免损伤胸膜，造成气胸；后面下 2/3 与腹横肌、腰方肌和腰大肌相贴。肾前面邻近的器官左右不同：右肾内侧缘邻十二指肠降部，外侧邻肝右叶和结肠右曲；左肾从上向下与胃、胰和空肠相接触，外侧缘与脾和结肠左曲相邻。

### （四）被膜

肾的表面被覆 3 层被膜，由内向外为纤维囊、脂肪囊和肾筋膜（图 2-4、图 2-5）。

知识拓展：肾段动脉与肾段

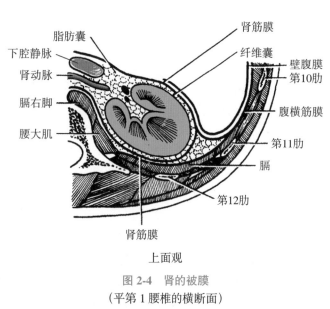

图 2-4　肾的被膜
（平第 1 腰椎的横断面）

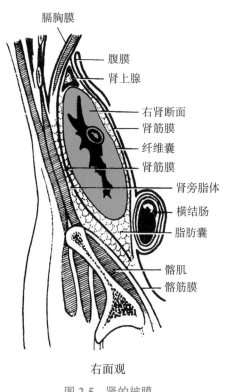

图 2-5　肾的被膜
（经右肾和肾上腺的纵断面）

知识拓展：肾移植

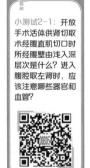

小测试2-1：开放手术活体供肾切取术经腹直肌切口时所经腹壁由浅入深层次是什么？进入腹腔取左肾时，应该注意哪些器官和血管？

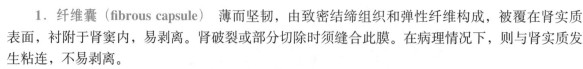

小测试2-2：肾被膜由内向外有哪些？举例说明肾被膜的临床意义。

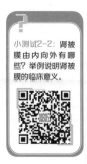

1. 纤维囊（fibrous capsule）　薄而坚韧，由致密结缔组织和弹性纤维构成，被覆在肾实质表面，衬附于肾窦内，易剥离。肾破裂或部分切除时须缝合此膜。在病理情况下，则与肾实质发生粘连，不易剥离。

2. 脂肪囊（fatty renal capsule）　为位于纤维囊外面的脂肪层，并延伸至肾窦，充填于肾窦各结构之间。脂肪囊对肾起弹性垫的保护作用。临床上肾囊封闭，就是将麻醉药注入肾脂肪囊内。

3. 肾筋膜（renal fascia）　位于脂肪囊外面，由腹膜外组织发育而来。肾筋膜分前、后两层，向上包绕肾和肾上腺。肾筋膜两层向上、向外侧互相融合，向下分离，其间有输尿管通过。肾筋膜向内侧，前层延至腹主动脉和下腔静脉的前面并与对侧的肾筋膜前层相延续，后层与腰大肌筋膜相融合。肾筋膜发出许多结缔组织小束，穿过脂肪囊，连于纤维囊，对肾有固定作用。

肾的正常位置主要靠肾被膜的支持，此外，肾血管、腹膜、腹内压及邻近器官也有固定作用。当肾的固定结构不健全时，肾可向下移动，引起肾下垂或游走肾。

## 二、输尿管

输尿管（ureter）（图 1-1、图 2-1）是位于腹膜外的一对细长的肌性管道，起自肾盂，终于膀胱，长 25～30 cm，管径为 0.5～1.0 cm，最窄处直径 0.2～0.3 cm。输尿管壁有较厚的平滑肌，可进行节律性蠕动，使尿液不断流入膀胱。根据其行程，全长分 3 部。

### （一）输尿管腹部

输尿管腹部（abdominal portion of ureter）由肾盂起始后，沿腰大肌前面下行，至其中点附近有睾丸血管或卵巢血管经其前方跨过。在小骨盆入口处，左输尿管越过左髂总动脉末端的前方，右输尿管越过右髂外动脉起始部的前方，进入盆腔移行为盆部。

### （二）输尿管盆部

输尿管盆部（pelvic portion of ureter）自小骨盆入口处，沿盆腔侧壁，经髂内血管、腰骶干和骶髂关节的前方下行，跨过闭孔血管、神经，达坐骨棘水平。男性输尿管在输精管后方并与之交叉，转向前内侧斜穿膀胱底的膀胱壁；女性输尿管行经子宫颈两侧达膀胱底并穿入膀胱壁内，在距子宫颈外侧 2～2.5 cm 处，有子宫动脉从外侧向内侧横过其前上方。当行子宫手术结扎子宫动脉时，应注意此位置关系，不要误伤输尿管。

### （三）输尿管壁内部

输尿管壁内部（intramural portion of ureter）为输尿管斜穿膀胱壁内的一段，长约 1.5 cm，以输尿管口（ureteric orifice）开口于膀胱内面。在膀胱空虚时，两输尿管口之间相距约 2.5 cm。当膀胱充盈时，膀胱内压增高，压迫壁内段，使管腔闭合，以阻止尿液逆流入输尿管。由于输尿管的蠕动，尿液仍可不断地进入膀胱。

输尿管全程有 3 处狭窄：肾盂与输尿管移行处、输尿管跨过髂血管处、输尿管的壁内部。这些狭窄处常是输尿管结石的滞留部位。

## 三、膀胱

膀胱（urinary bladder）是储存尿液的肌性囊状器官，其形状、大小、位置和壁的厚度均随尿液的充盈程度、年龄、性别不同而异。一般正常成人膀胱容量为 300～500 ml，最大容量可达800 ml。新生儿膀胱容量约为成人的 1/10。女性的膀胱容量略小于男性。老年人因膀胱肌力减低而容量增大。

### （一）形态

空虚的膀胱呈三棱锥体型（图 2-6），可分为尖、底、体和颈 4 部分。膀胱尖（apex of bladder）朝向前上方，连接脐正中韧带（median umbilical ligament）（胚胎早期脐尿管遗迹）。膀胱底（fundus of bladder）朝向后下方。膀胱的尖与底之间为膀胱体（body of bladder）。膀胱颈（neck of bladder）为膀胱的最下部，与尿道相接。膀胱各部之间无明显界限。

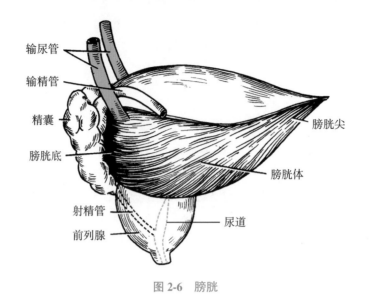

图 2-6　膀胱

（二）位置和毗邻

**1.位置**　成人的膀胱位于盆腔的前部，耻骨联合的后方，二者之间称膀胱前隙（prevesical space），此隙内在男性有耻骨前列腺韧带（puboprostatic ligament），在女性有耻骨膀胱韧带（pubovesical ligament）以及结缔组织和静脉丛。膀胱空虚时，膀胱尖不超过耻骨联合的上缘。膀胱充盈时，膀胱尖上升到耻骨联合以上，腹膜返折线也随之上移，膀胱前下壁直接与腹前壁相贴。此时，可在耻骨联合上方行穿刺术，不会伤及腹膜和污染腹膜腔。新生儿的膀胱位置高于成人。老年人膀胱位置较低。

**2.毗邻**　男性膀胱的后方有精囊、输精管壶腹和直肠，女性有子宫和阴道。膀胱的下方，男性邻接前列腺，女性邻接尿生殖膈。

（三）膀胱壁的构造

膀胱壁由外向内有浆膜、肌织膜、黏膜下组织和黏膜 4 层。浆膜只覆盖膀胱上面和膀胱底的上部。肌织膜较厚，由平滑肌构成。黏膜下组织位于除膀胱三角区域以外的黏膜与肌织膜之间，较疏松。膀胱壁的黏膜层，当膀胱空虚时，由于肌层的收缩，形成许多皱襞，称膀胱襞（vesical plica）；当膀胱充盈时，黏膜皱襞减少或消失。在膀胱底的内面，位于两侧输尿管口与尿道内口（internal urethral orifice）之间的三角形区域，称膀胱三角（trigone of bladder）（图 2-7）。此区黏膜与肌层紧密相连，缺少黏膜下层组织。无论膀胱处于空虚还是充盈，黏膜都保持平滑状态。该区是膀胱结核和肿瘤的好发部位。两侧输尿管口之间的黏膜形成一横行的皱襞，称输尿管间襞（interureteric fold），膀胱镜下所见为一苍白带，是膀胱镜检查时寻找输尿管口的标志。男性尿道内口后方的膀胱三角处，受前列腺中叶的挤压形成纵嵴状隆起，称膀胱垂。

## ▎四、尿道

女性尿道（female urethra）（图 2-7）较男性尿道短、宽且较直，长约 5 cm，只有排尿功能。起于尿道内口，行向前下方，穿过尿生殖膈，开口于阴道前庭的尿道外口（external orifice of urethra）。通过尿生殖膈时，尿道和阴道周围有尿道阴道括约肌环绕，此肌为骨骼肌，可控制排尿。由于女性尿道短而直，故尿路易受感染。

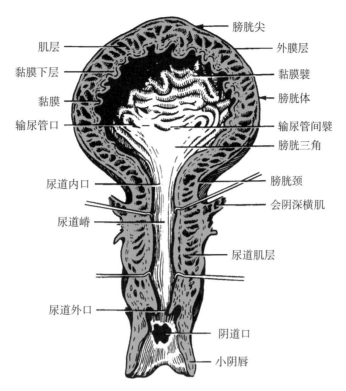

图 2-7　膀胱和女性尿道额状断面（前面观）

知识拓展：胡桃夹综合征

男性尿道（male urethra）除有排尿功能外，还有排精作用，详见本课程群中的《生殖系统》教材。

（肖新莉）

# 第二节　泌尿系统的组织结构

🌙 **案例 2-1**

　　男性，44 岁，6 年前发现血压高，最高达 180/110 mmHg，按医嘱服药后血压控制较好。5 年前体检时发现尿中有蛋白（+）。1 月前出现双下肢凹陷性水肿，遂入院。入院检查血压 144/96 mmHg，BMI：30.86 kg/m²，白蛋白 25 g/L，血胆固醇 7.35 mmol/L，甘油三酯 2.54 mmol/L，24 小时尿蛋白定量 6.6 g，抗磷脂酶 $A_2$ 受体抗体 239 RU/ml。肾活检结果如下。光镜：肾小球基膜节段性增厚，肾小球脏层上皮细胞下可见嗜复红的免疫复合物沉积，肾小球毛细血管壁弥漫性增厚；免疫荧光：IgG（++），C3（+），IgG4（++），PLA2R（++），沿毛细血管壁呈细颗粒状沉积；电镜：肾小球脏层上皮下少量小块状电子致密物沉积，足突节段融合。病理诊断：符合膜性肾病Ⅰ期。在控制血压的基础上，予以糖皮质激素和免疫抑制剂治疗，症状缓解出院。

案例 2-1 解析

　　**问题：**

　　1. 膜性肾病的临床表现有哪些？

Note

2．正常人的尿液中有无蛋白质？

3．病理检查中"基膜、脏层上皮细胞、足突"是什么结构？

泌尿系统由肾、输尿管、膀胱和尿道组成。肾的主要功能是产生尿液，排出机体的代谢终产物，参与体内水、电解质和酸碱平衡的调节，维持机体内环境的稳定。肾还具有内分泌功能，它可分泌肾素、促红细胞生成素、前列腺素、$1,25\,(OH)_2D_3$ 等激素和生物活性物质，参与机体诸多重要生理功能的调节。肾的泌尿功能、调节功能、内分泌功能与其组织结构和细胞构成密切相关。肾形成的尿液经肾盏、肾盂、输尿管运输，经膀胱暂时贮存，后由尿道排出体外。因此，排尿管道和膀胱也形成了特殊的组织结构，适应其相应的功能。

# 一、肾

## （一）一般结构

肾为实质性器官，表面包以致密结缔组织形成的肾纤维膜。肾实质由皮质和髓质两部分组成。肾的新鲜冠状剖面上，皮质呈红褐色细颗粒状，位于周边。髓质由 10 ～ 18 个肾锥体（renal pyramid）组成，位于皮质深部，新鲜时呈浅红色条纹状（图 2-8）。肾锥体之间的皮质称为肾柱（renal column），与周边的皮质相延续。肾锥体的尖端钝圆，突入肾小盏内，称为肾乳头，其上有 10 ～ 25 个乳头孔，为乳头管的开口，肾形成的尿液经此开口排至肾小盏内。肾锥体的底与皮质相连，形成皮髓交界处，此处可见弓形血管断面。从肾锥体底呈辐射状伸入皮质的条纹称为髓放线（medullary ray），髓放线之间的肾皮质称为皮质迷路（cortical labyrinth）（图 2-8、图 2-9）。一个肾锥体及其周围相连的皮质组成一个肾叶（renal lobe），每个髓放线及其周围的皮质迷路组成一个肾小叶（renal lobule），肾叶之间、肾小叶之间有叶间血管和小叶间血管走行。

镜下观察，肾实质由肾单位和集合小管系组成，肾单位又由肾小体和肾小管构成。肾小体为一球形结构，由双层的肾小囊包裹血管球形成，一端与肾小管相连。根据肾小管的位置和走行，肾小管可分为近端小管、细段和远端小管，远端小管最后与集合小管系相通连。肾小管各段和集

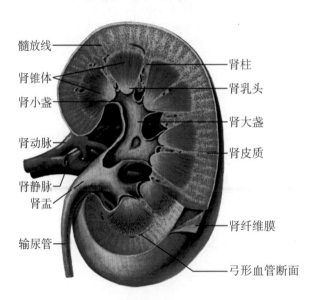

图 2-8　肾冠状剖面立体结构模式图

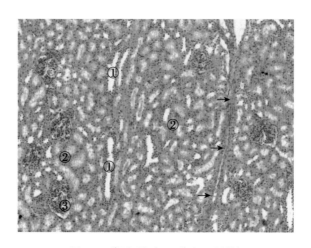

图 2-9 肾皮质（HE 染色，低倍）

① 髓放线（其中管腔大而纵切的为皮质集合管）；② 皮质迷路；③ 肾小体

箭头示小叶间动脉，可见数个分支形成入球小动脉进入肾小体；图中髓放线及其周边的皮质迷路形成肾小叶的一部分

合小管系均由上皮性管道构成，这些管道与尿液的形成密切相关，称为泌尿小管（uriniferous tubule）。肾单位虽然通过肾小管和集合小管系直接相连，但其胚胎来源不同，肾单位来自于生后肾组织，而集合小管系来源于输尿管芽，其发生将在第三节中讲解。

肾单位和泌尿小管各段在肾实质中的分布和走行有一定的规律。肾小体位于皮质迷路和肾柱内，与肾小体直接相连的肾小管称为近端小管曲部（近曲小管），盘曲在肾小体周围。近曲小管离开皮质迷路，进入髓放线直行向下进入髓质，称为近端小管直部（近直小管）。随后近直小管管径骤然变细，称为细段。细段在髓质内走行一段后，返折向皮质方向，管径又骤然增粗，称为远端小管直部（远直小管），继续走行于肾锥体和髓放线内（图 2-10）。近端小管直部、细段和远端小管直部三者共同构成的 U 形袢，称为髓袢（medullary loop），又称为亨利袢（loop of Henle）或肾单位袢（nephron loop）。髓袢由皮质向髓质方向下行的一段称为髓袢降支（descending limb），而由髓质向皮质方向上行的一段称为髓袢升支（ascending limb）。远端小管直部离开髓放线后进入皮质迷路，盘曲走行于原肾小体附近，称为远端小管曲部（远曲小管），远曲小管通过弓形集合小管汇入集合小管系（图 2-10、图 2-11）。

集合小管系（collecting tubule system）可根据形状、分布走行等分为弓形集合小管、皮质集合管和髓质集合管 3 段。弓形集合小管（arched collecting tubule）位于皮质迷路内，很短，呈弓状，其一端连接远曲小管，另一端与髓放线中的皮质集合管通连，故也称连接小管（connecting tubule）。皮质集合管沿髓放线直行进入肾锥体后，改称髓质集合管。髓质集合管在肾锥体内下行至肾锥体乳头，改称乳头管（papillary duct），开口于肾小盏。集合管从皮质下行过程中不断有远端小管通过弓形集合小管汇入，近端小管和远端小

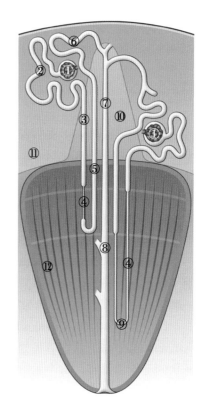

图 2-10 肾实质结构模式图

①肾小体，由血管球和肾小囊构成；②近端小管曲部；③近端小管直部；④细段；⑤远端小管直部；⑥远端小管曲部；⑦皮质集合管；⑧髓质集合管；⑨髓袢底部；⑩髓放线；⑪皮质迷路；⑫肾锥体

的直部亦加入髓放线下行至髓质（图 2-10、图 2-11）。根据髓质中泌尿小管的分布，髓质也可细分为外髓和内髓。外髓临近肾皮质，染色较深，又可细分为外纹和内纹，内髓位于皮质深部，染色较浅（图 2-10）。

　　肾实质之间，包裹在肾单位、泌尿小管、血管和淋巴管周围的少量结缔组织称为肾间质（renal interstitium）。肾间质发挥支持、营养作用，同时也参与肾泌尿功能的调节。

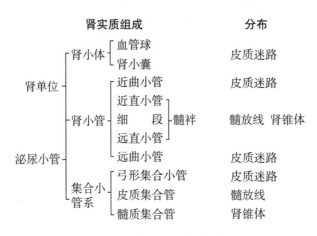

图 2-11　肾单位和集合小管系组成及其在肾实质的分布

### （二）肾单位

　　肾单位（nephron）是肾结构和功能的基本单位，每个肾有 100 万个以上的肾单位。根据肾小体在皮质中深浅位置不同，可将肾单位分为浅表肾单位（superficial nephron）和髓旁肾单位（juxtamedullary nephron）。浅表肾单位又称为皮质肾单位（cortical nephron），数量多，约占肾单位总数的 85%，在尿液的形成中起重要作用，其肾小体的体积较小，位于皮质浅部，髓袢和细段均较短。髓旁肾单位数量较少，约占肾单位总数的 15%，对尿液浓缩具有重要的生理意义，其肾小体的体积较大，位于皮质深部，髓袢和细段均较长（图 2-10）。

　　**1. 肾小体（renal corpuscle）**　呈球形，直径约 200 μm，由血管球和肾小囊组成。临床上常用"肾小球"来指代肾小体。肾小体的一端有血管出入，称为血管极（vascular pole），相对的另一端与近端小管相通连，称为尿极（urinary pole）（图 2-12）。

　　**（1）血管球（glomerulus）**：是包裹在肾小囊中的一团动脉性毛细血管网。入球小动脉（afferent arteriole）从血管极处进入肾小囊内后，先分支形成 2 ～ 5 个初级分支，再反复分支形成网状的毛细血管袢，每个血管袢之间有血管系膜（mesangium）相连。形成血管球之后，毛细血管汇集成为一条出球小动脉（efferent arteriole），从血管极处离开肾小囊（图 2-12、图 2-13）。入球小动脉的管径比出球小动脉粗，故血管球内的压力较一般毛细血管的高，当血液流经血管球时，大量水和小分子物质经由毛细血管壁滤出，进入肾小囊。电镜下，血管球为有孔毛细血管，孔径为 50 ～ 100 nm，孔上无隔膜，利于血液滤过。内皮细胞内还有微丝、微管和中间丝，微丝和微管可能与内皮窗孔形状维持有关。内皮细胞的腔面覆有一层富含唾液酸的糖蛋白（细胞衣），带负电荷，对血液中的物质具有电荷选择性通透作用。内皮基底面大部分区域有基膜，称为血管球基膜（glomerular basement membrane，GBM），而在血管系膜一侧则无基膜，此处内皮细胞与系膜直接接触（图 2-14）。光镜下，血管球基膜较厚，成人的基膜厚约 330 nm，PAS 反应阳性。电镜下，血管球基膜分为 3 层，即内疏层、致密层和外疏层。致密层厚，电子致密度高，位于基膜中间，内疏层和外疏层分别紧贴内皮细胞和肾小囊脏层细胞。基膜内含有Ⅳ型、Ⅴ型、Ⅵ型胶原蛋白，硫酸乙酰肝素蛋白聚糖，及糖蛋白如层粘连蛋白、巢蛋白及纤维连接蛋白等。形成以Ⅳ

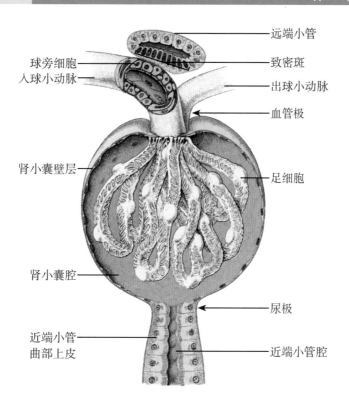

图 2-12　肾小体立体结构模式图

型胶原蛋白为骨架，孔径 4 ~ 8 nm 的分子筛，其中蛋白聚糖带负电荷，可阻止带负电荷的物质通过，故基膜对滤液中的物质有大小和电荷的双重选择性通透作用。

自身免疫性疾病如抗 GBM 肾小球肾炎中，机体产生抗 GBM 抗体，其靶抗原定位于肾血管球基膜的 Ⅳ 型胶原蛋白羧基端 NC1 区中的 α3 链，即 α3（Ⅳ）NC1。如病变局限在肾，称为抗 GBM 肾炎，如肺和肾同时受累，表现为肺出血 - 肾炎综合征（Goodpasture 综合征）。

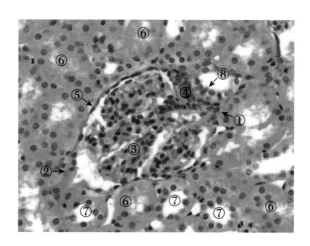

图 2-13　肾皮质迷路（HE 染色，高倍）

①血管极；②尿极；③血管球；④球外系膜细胞；⑤肾小囊壁层；⑥近端小管曲部；⑦远端小管曲部；⑧致密斑

血管系膜又称球内系膜（intraglomerular mesangium），由系膜细胞（mesangial cell）和系膜基质构成（图 2-14）。光镜下，系膜细胞（或称球内系膜细胞）与内皮细胞不易区分，可通过其位置、核圆色深、细胞周围系膜基质丰富的特点进行区别。电镜下，系膜细胞形状不规则，有突起伸至内皮细胞基膜和系膜之间；细胞核较小而圆，染色较深，胞质内有发达的粗面内质网、核糖体、高尔基复合体、溶酶体、吞噬泡等，有时还可见有少量分泌颗粒；胞体和突起内有微管、微丝和中间丝。研究表明，系膜细胞能合成基膜和系膜基质的成分，吞噬和降解沉积在基膜上的免疫复合物，防止免疫复合物的沉积，参与基膜的更新和修复；系膜细胞还有血管紧张素 Ⅱ（angiotensin Ⅱ）和心房利尿钠肽（atrial natriuretic peptide）的受体，细胞的舒缩活动可调节血管球毛细血管管径，增加或减少血管球血流量；系膜细胞还可分泌肾素和酶等生物活性物质，与血管球内血流量的局部调节有关。

系膜基质充填在系膜细胞之间，起支持作用。系膜基质的成分与基膜相似，但分子之间的孔径更大，含有蛋白聚糖，带有大量负电荷，也参与对血浆滤过物质的双重选择。

（2）肾小囊（renal capsule）：是肾小管起始部膨大凹陷而成的双层囊，又称为鲍曼囊（Bowman's capsule），形似杯状，囊内有血管球。肾小囊外层称为壁层，由单层扁平上皮细胞构成，该上皮在肾小体的尿极处与近曲小管上皮相连续，在血管极处反折为肾小囊内层，称为脏层。脏、壁两层之间的狭窄腔隙称为肾小囊腔（capsular space，urinary space），与近曲小管在尿极处相通连，肾小囊腔内容纳由血管球滤出的滤液，也称原尿（图 2-12、图 2-13、图 2-14）。某些病理情况下，如新月体性肾小球肾炎时，肾小囊壁层细胞可明显增生，出现形态学变化。肾小囊壁层细胞外有基膜，与血管球基膜相延续，某些病理情况下会出现增厚、分层等表现。

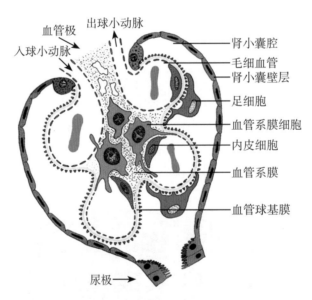

图 2-14　肾血管球毛细血管内皮细胞、足细胞与系膜细胞电镜结构模式图

肾小囊脏层细胞形态特殊，由高度特化的足细胞（podocyte）构成。光镜下，足细胞胞体较大，凸向肾小囊腔；细胞核亦较大，多呈卵圆形，染色浅淡。电镜下，细胞核较浅，胞质内含有丰富的粗面内质网、游离核糖体和高尔基复合体；细胞体伸出几个大的初级突起，继而再分成许多指状的次级突起，又称足突（foot process，pedicle）。相邻的足突交错相嵌，形成栅栏状结构，紧贴在毛细血管基膜外面，相邻足突之间有直径约 25 nm 的裂隙（slit），也称为裂孔（slit pore），孔隙覆有一层 4 ～ 6 nm 的裂隙膜（slit diaphragm，SD）（图 2-15、图 2-16）。足细胞有多种重要功能，包括：①足细胞可合成基膜相关蛋白，吞噬基膜上的沉淀物，对基膜的更新和通透性维持有重要作用；②足细胞突起内含有大量微管、微丝、中间丝和肌动蛋白丝，其收缩可调节裂孔的大小，影响血管球的滤过率；③足细胞表面覆有一层带负电荷的唾液酸糖蛋白，可防止足细胞与肾小囊壁层贴附，维持足突的交错相嵌的构型及足突裂隙的宽度。

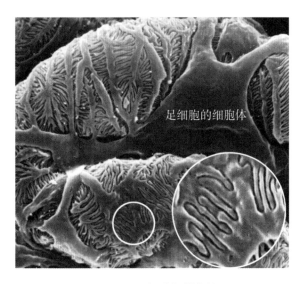

图 2-15　足细胞扫描电镜
右下角显示足细胞次级突起交叉嵌合

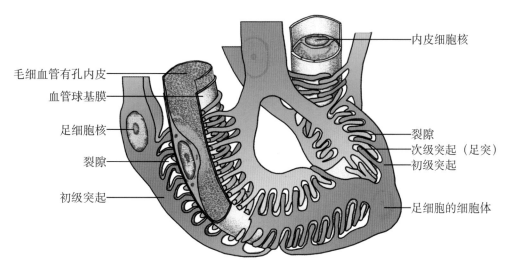

图 2-16　肾血管球毛细血管内皮细胞、足细胞和血管球基膜电镜结构模式图

## 框 2-1　足细胞的裂隙素 Nephrin

　　足细胞裂孔膜跨行于相邻足细胞次级突起——足突之间，是构成滤过膜的关键结构。在足细胞裂孔膜蛋白未被揭示之前，裂孔膜通常被描述为拉链状结构，是由中间的杆状物和两侧的横桥共同构成的蛋白质薄膜，两侧横桥之间有矩形小孔。

　　从 20 世纪 90 年代起，构成裂孔膜的蛋白质不断被发现。其中第一个被报道的裂隙素是 Nephrin。Nephrin 为一跨膜糖蛋白，属于免疫球蛋白超家族，由 1241 个氨基酸组成，分子量约 180 kDa，分为胞外区、跨膜区和胞内区 3 个部分。Nephrin 通过其胞外区与其他裂孔膜分子如 Neph 1、Neph2、P- 钙黏蛋白，以及 FAT1 和 FAT2 等的相互作用，形成足突之间的蛋白质薄膜——裂孔膜中间部的主要部分。Nephrin 借其胞质区与 podocin 和 $CD^2AP$ 的分子作用，并通过 $CD^2AP$ 将裂隙膜牢牢地固定在足突内的细胞骨架（actin）上。

　　Nephrin 的异常与肾病时蛋白尿的产生关系密切。动物实验研究表明，敲除 Nephrin 基因的小鼠出现足细胞足突融合，出生时就表现为严重的蛋白尿。人 Nephrin 由 *NPHS1* 基因编码，该基因突变导致芬兰型先天性肾病综合征，胚胎期即表现为宫内大量蛋白尿，出生后肾功能进行性恶化，如不进行肾移植，患者将在 2 岁前去世。在成人，微小病变型肾病综合征（MCNS）、局灶节段性肾小球硬化（FSGS）和膜性肾病（MN）等疾病中蛋白尿的形成都与 Nephrin 的异常表达有关。

（3）滤过膜（filtration membrane）：肾小体的主要功能是滤过血液形成原尿。当血液流经血管球毛细血管时，血浆内部分物质经有孔毛细血管内皮、血管球基膜和足细胞裂孔膜滤入肾小囊腔，这 3 层结构称为滤过膜或滤过屏障（filtration barrier）（图 2-17）。滤入肾小囊腔的滤液称为原尿，其成分与血浆相似，但不含大分子的蛋白质和血细胞。滤过膜的结构和带负电荷的特性，形成对血浆物质的分子大小及所带的电荷的双重选择性通透作用。一般情况下，分子量在 70 kDa 以下，直径小于 4 nm 的物质可通过滤过膜，如葡萄糖、多肽、尿素、电解质和水等，而大分子物质则不能通过或被选择性通透。分子量为 69 kDa 的白蛋白可少量滤过，而分子量在 150 ~ 200 kDa 的免疫球蛋白则被阻滞在基膜内不能通过。毛细血管内皮表面和足细胞表面均含有带负电荷的唾液酸糖蛋白，血管球基膜内还有带负电荷的硫酸乙酰肝素蛋白聚糖等，这些负电荷的成分可排斥血浆内带负电荷的物质通过滤过膜，防止血浆蛋白质滤出。病理情况下，滤过膜内带负电荷糖蛋白的丧失，是导致蛋白尿的原因之一。正常人两侧肾全部肾小体的总滤过面积达 1.5 m²，一昼夜两肾可形成原尿约 180 L（每分钟 125 ml）。

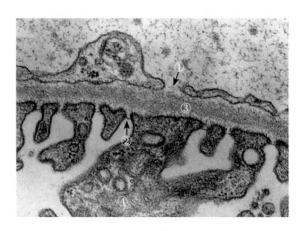

图 2-17　滤过膜透射电镜
①有孔毛细血管内皮窗孔；②裂隙和裂隙膜；③血管球基膜；④足细胞

## 框 2-2　临床关联——血液透析

各种病因导致肾功能急性、慢性受损，机体水、电解质和酸碱平衡改变时，体内毒素蓄积，出现各种急性、慢性并发症，甚至危及生命时，需要进行肾功能替代治疗。血液透析是常用的肾功能替代疗法，很多肾病终末期患者在进行肾移植前都需要进行血液透析。

血液透析时，人体的血液需要进行抗凝处理，并引至体外的透析机中，利用弥散、对流、吸附和超滤等原理，将血液中的代谢废物、有毒物质和多余的水分通过透析膜清除到透析液中，再将净化后的血液回输至患者体内。因此，血液透析至少需要透析机、透析膜、透析液等设备及耗材。其中透析膜为半透膜，临床常用中空纤维透析机——由透析膜构成的平行中空纤维束组成，血液流经纤维束内腔，而透析液在纤维束外通行，此过程中，血液中毒素和代谢终产物通过透析膜与透析液进行交换。需要特别注意的是，成年患者所需的透析膜总面积通常在 1.5 ～ 2.0 $m^2$，与人两肾的毛细血管的总滤过面积相当。透析液与人体内环境成分相似，它由透析用水和透析液浓缩液或干粉配制而成。

透析机及相关耗材长期被德、日等国垄断，其售价高昂，导致患者透析成本居高不下。我国自 2003 年开始拥有了自主品牌的透析机，但质量和数量仍有不足，相信将来能突破技术壁垒，造福广大患者。

**2．肾小管**（renal tubule）　包括近端小管、细段和远端小管，由单层上皮细胞围成。近端小管与肾小囊相连，远端小管连接集合小管系。各段肾小管在肾实质中的分布不同，上皮细胞的结构和功能也不同（图 2-18）。各段肾小管外亦有肾小管基膜（tubular basement membrane）包绕，各段厚度和构成成分略有差异。

（1）**近端小管**（proximal tubule）：是肾小管中最长、最粗的一段，管径 50 ～ 60 μm，长约 14 mm，约占肾小管总长的一半。近端小管分曲部（近曲小管）和直部（近直小管）两段。

**近曲小管**（proximal convoluted tubule）：位于皮质迷路和肾柱内，围绕在与其直接相连的肾小体周边。光镜下，管壁上皮细胞为单层立方形或锥体形，体积较大，界限不清。细胞核圆，位于基底部，胞质嗜酸性强，上皮细胞游离面有刷状缘（brush border），基底部有纵纹（图 2-13）。电镜下，近曲小管上皮细胞有以下结构特点：①细胞游离面有大量密集且排列整齐的微绒毛，构成光镜下的刷状缘。刷状缘使细胞游离面的表面积显著增加（两肾近曲小管表面积总计可达 50 ～ 60 $m^2$）。微绒毛表面覆有一层糖衣，内有丰富的碱性磷酸酶、ATP 酶和多肽酶等，与物质的重吸收有关。微绒毛基底部的细胞膜内陷形成顶小管和顶小泡，与细胞通过吞饮方式进行重吸收有关。②上皮细胞的侧面有许多侧突，相邻细胞的侧突相互嵌合，或伸入相邻细胞质膜内褶的空隙内，故光镜下细胞界限不清。③细胞基底部有发达的质膜内褶，内褶之间有许多纵行排列的杆状线粒体，形成光镜下的基底纵纹。基底部质膜上有丰富的 $Na^+$-$K^+$-ATP 酶（钠泵），可将细胞内 $Na^+$ 泵入细胞外基质。侧突和质膜内褶扩大了细胞侧面和基底面与间质之间进行物质交换的面积（图 2-18、图 2-19）。

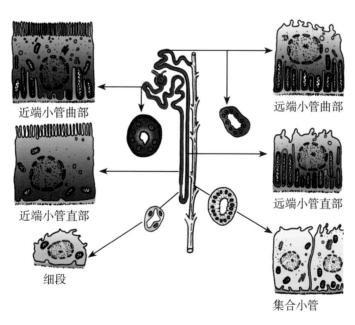

近端小管曲部

远端小管曲部

近端小管直部

远端小管直部

细段

集合小管

图 2-18　肾泌尿小管各段上皮细胞超微结构模式图

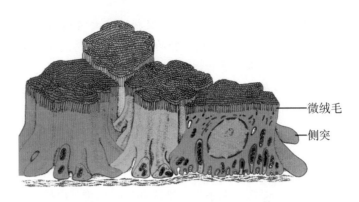

图 2-19　肾近端小管曲部上皮细胞立体结构模式图

　　近直小管（proximal straight tubule）：是近端小管曲部的延续，直行于髓放线和锥体内，其结构与近端小管曲部基本相似，但上皮细胞较矮，微绒毛、侧突、质膜内褶、细胞内吞小泡等不如近端小管曲部发达（图 2-18、图 2-20）。

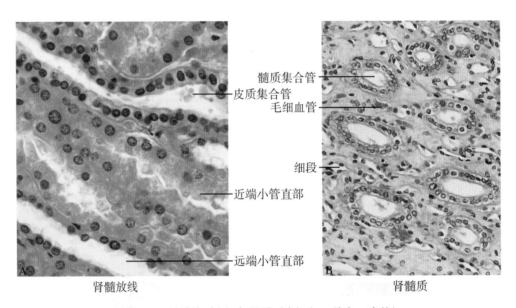

图 2-20　髓放线（左）与髓质（右）（HE 染色，高倍）

　　近端小管是原尿重吸收的主要场所，可吸收几乎全部葡萄糖、氨基酸和蛋白质以及大部分水、离子和尿素等。此外，近端小管还向腔内分泌 $H^+$、$NH_3$、肌酐和马尿酸等，并可转运和排出血液中的酚红和青霉素等药物。临床上常利用马尿酸或酚红排泄试验检测近端小管的功能状态。

　　（2）细段（thin segment）：位于髓放线和肾锥体内，管径 10～15 μm，管壁为单层扁平上皮，细胞核卵圆形，突向管腔，细胞质着色较浅，无刷状缘（图 2-20）。电镜下，上皮细胞游离面有少量微绒毛，基底面质膜内褶少（图 2-18）。细段上皮甚薄，有利于水和离子通透。

　　（3）远端小管（distal tubule）：包括远直小管和远曲小管两段。

　　远直小管（distal straight tubule）：与细段相连，位于髓质，并经髓放线上行至皮质，是髓袢升支的重要组成部分。远直小管管径约 30 μm，长约 9 mm。光镜下，远直小管管腔较大而规则，上皮细胞呈立方形，细胞体积比近端小管上皮细胞小，核圆靠近腔面，胞质嗜酸性弱。细胞分界不清，游离面无刷状缘，基底纵纹较明显（图 2-20）。电镜下，细胞表面有少量短而小的微绒毛，侧面有发达的侧突，基底部质膜内褶发达，侧突内和质膜内褶间可见较多大的长形线粒体（图

2-18），内褶的质膜上有丰富的 $Na^+$-$K^+$-ATP 酶，可将 $Na^+$ 泵入管外间质。因此，远直小管的小管液呈低渗状态，管外的髓质间质则由于 NaCl 的重吸收而维持高渗。生理状态下，肾髓质间质维持较高的渗透压，且从肾髓质浅部至深部渗透压逐渐增高，呈现一定的浓度梯度，与肾对尿液的浓缩机制有关。远直小管形成髓袢升支粗段，在髓质浅部（外髓）间质渗透压梯度的形成中发挥重要作用。

远曲小管（distal convoluted tubule）：与近曲小管一起盘曲于皮质迷路内其自身肾小体的周围，长约 5 mm，管径 20 ~ 50 μm，因长度和管径均比近曲小管短而细，故光镜下断面较少而小。电镜下，远曲小管上皮细胞的基本结构与远直小管相似，但细胞稍高，质膜内褶更深（图 2-13、图 2-18）。远曲小管是离子交换的重要部位，细胞能重吸收 $Na^+$、$Cl^-$，分泌 $K^+$、$H^+$、$NH_3$，以调节机体的水盐平衡，维持体液的酸碱平衡。之前研究认为，远曲小管和集合小管系上皮细胞的功能类似，均受神经垂体分泌的抗利尿激素（ADH）和肾上腺皮质球状带分泌的醛固酮（ALD）的调节，前者促进其对水的重吸收，后者与其重吸收水和 $Na^+$、分泌 $K^+$ 的功能相关。现在研究认为，ALD 对远曲小管可能并无调节作用，仅远曲小管的末端有抗利尿激素的 $V_2$ 受体，抗利尿激素可通过控制水通道蛋白 2（AQP2）的合成和膜转位，调控远端小管上皮细胞对水的通透性。

### 框 2-3 临床关联——药物性肾损害

肾是多种药物的代谢场所及代谢产物的排泄器官。肾容易受到药物损害与其微细结构、血液循环特点和生理功能等有关。主要原因如：①肾血流丰富，肾毒性药物更容易影响肾；②肾内酶降解药物时可降解产生有毒代谢产物；③肾髓质肾小管与集合管共同参与逆流倍增机制，使肾髓质和肾乳头部药物浓度明显增高，容易导致肾乳头坏死；④肾小管上皮细胞和肾毛细血管内皮细胞表面积大，容易产生免疫复合物大量沉积；⑤肾小管的主动分泌和重吸收功能可使药物在肾组织内蓄积等。

鉴于以上原因，药物性肾损害的机制一般包括：直接肾毒性，药物使肾小管上皮细胞的细胞膜、线粒体和细胞内酶的活性受损；血流动力学影响，如青霉素导致过敏性休克使肾血流量极度减少；梗阻，如磺胺类药物在肾内析出结晶；免疫反应，与抗原-抗体复合物的沉积有关；代谢紊乱，如利尿剂等药物引起的水电解质紊乱。药物性肾损害的主要表现类型包括：急性/慢性肾衰竭、急性间质性肾炎、肾炎/肾病综合征、肾小管功能损害、肾血管损伤和狼疮样改变等。研究肾毒性药物导致肾毒性的分子机制对于指导临床用药、保证患者健康方面具有重要的科学价值和社会意义。

### （三）集合小管系

集合小管系（collecting tubule system）全长 20 ~ 38 mm，包括弓形集合小管、皮质集合管和髓质集合管 3 段。集合小管系的管径从皮质至髓质由细逐渐变粗（由 40 μm 增至 300 μm），管壁上皮也由单层立方逐渐增高为单层柱状，至乳头管处成为高柱状上皮。光镜下，集合管上皮细胞分界清晰，胞质染色淡而明亮，核圆形或长椭圆形，着色较深（图 2-20）。电镜下，集合管上皮细胞由主细胞（principal cell）和闰细胞（intercalated cell）组成。主细胞也称亮细胞（light cell），色淡而数量多，分布于集合管全段。主细胞游离面有一根长的中央纤毛，微绒毛稀而短，基部有浅的质膜内褶，无侧褶，线粒体小而圆。闰细胞也称暗细胞（dark cell），数量少而色深，多位于皮质集合管主细胞之间，髓质集合管闰细胞数量逐渐减少至消失。闰细胞游离面有微皱褶和微绒毛，顶部胞质有较多顶小泡，线粒体多。主细胞游离面和基底面（生理学称顶端膜和基侧膜）分别有水通道蛋白 2、抗利尿激素受体和 $Na^+$-$K^+$-ATP 酶等，闰细胞 $H^+$-ATP 酶和碳酸酐酶活性较高。主细胞受抗利尿激素调节重吸收水，受 ALD 调节重吸收 $Na^+$，分泌 $K^+$。闰细胞通过对 $H^+$的分泌调节机体的酸碱平衡。

综上所述，原尿在流经肾小管和集合小管系的过程中，其中的绝大部分水、营养物质和无机盐等被重吸收入血，部分离子进行交换，代谢废物经由此过程被排出。此外，原尿在流经髓质各段时还被浓缩，最终形成的尿液称为终尿，其量为每天 1 ~ 2 L，仅占原尿的 1% 左右。

### （四）球旁复合体

球旁复合体（juxtaglomerular complex）也称肾小球旁器（juxtaglomerular apparatus），位于肾小体血管极处，远端小管经过入球、出球小动脉之间时形成的三角形区域内。是由球旁细胞、致密斑和球外系膜细胞组成的具有调节功能的复合体，多见于浅表肾单位（图 2-12、图 2-13、图 2-21、图 2-22）。

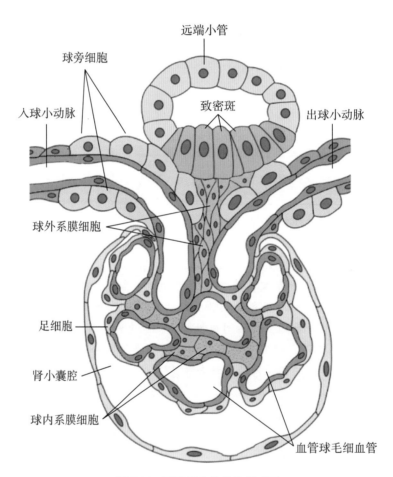

图 2-21　球旁复合体结构模式图

**1. 球旁细胞（juxtaglomerular cell）** 由入球小动脉靠近血管极处，管壁的平滑肌细胞转化而来。细胞体积较大，呈立方形，核大而圆，胞质弱嗜碱性，内含有丰富的分泌颗粒，颗粒呈 PAS 反应阳性，免疫组织化学法证明颗粒内含有肾素（renin）（图 2-22）。电镜下，细胞内肌丝少，粗面内质网和核糖体多，高尔基复合体发达。在球旁细胞和内皮细胞之间无内弹性膜和基膜相隔，故肾素易进入血液。

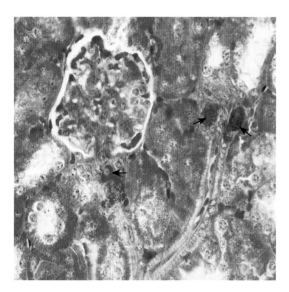

图 2-22　肾小体和球旁复合体光镜结构（Bowie 染色，高倍）
箭头所示为入球小动脉管壁上的球旁细胞

肾素为血管紧张素原酶，能水解血浆中的血管紧张素原，使其转变为血管紧张素 I。后者在血管内皮细胞分泌的血管紧张素转换酶（ACE）作用下转变为血管紧张素 II。血管紧张素 II 能使血管平滑肌收缩，血压升高，增强肾小体滤过作用。血管紧张素 II 还可以促进肾上腺皮质分泌醛固酮，促进肾远曲小管和集合小管的上皮细胞重吸收 $Na^+$ 和排出 $K^+$，同时伴有水的进一步重吸收，导致血容量增大，血压升高。因此，肾素 - 血管紧张素 - 醛固酮系统（renin-angiotensin-aldosterone system，RAAS）在肾泌尿功能和机体血压的调节中发挥重要作用。

2. 致密斑（macula densa）　由远端小管末端靠近肾小体血管极侧的上皮细胞转化而成，整体为一椭球形斑块。光镜下，与远端小管上皮细胞相比，致密斑细胞呈高柱状，细胞质色浅，核椭圆形，排列紧密，位置近细胞顶部（图 2-13、图 2-21）。电镜下，细胞基膜常不完整，细胞基底部有细小而分支的突起，并可与邻近的球旁细胞和球外系膜细胞相接触。致密斑细胞间有细胞间隙，侧面细胞膜形成的微皱褶和突起可伸入其中。细胞表面缺乏酸性糖蛋白（T-H 蛋白），是髓袢升支中唯一能通透水的上皮区。致密斑是一种离子感受器，能敏锐地感受远端小管内滤液的 $Na^+$ 浓度变化。当滤液内 $Na^+$ 浓度降低时，致密斑的细胞将此"信息"传递给球旁细胞和球外系膜细胞，促进球旁细胞分泌肾素。

3. 球外系膜细胞（extraglomerular mesangial cell）　位于出球小动脉、入球小动脉和致密斑围成的三角形区域内。细胞形态结构与球内系膜细胞相似，球外系膜与球内系膜相延续（图 2-21）。电镜研究发现，球外系膜细胞与致密斑细胞、球旁细胞和球内系膜细胞之间均有缝隙连接，起到重要的信息传递作用。

（五）肾间质

包绕在肾小体、泌尿小管、血管和淋巴管之间的少量结缔组织称为肾间质。肾间质分布不均，从肾皮质到肾乳头，间质逐渐增多（图 2-20）。肾间质由数种肾间质细胞（renal interstitial cell）、基质和纤维构成。皮质的肾间质有球后毛细血管网，髓质的肾间质可见直小血管祥断面。肾间质细胞包括成纤维细胞、巨噬细胞和载脂间质细胞等。研究表明，成纤维细胞除能产生纤维和基质外，可能也与促红细胞生成素和肾素的分泌及慢性肾病时肾纤维化有关。巨噬细胞数量少，具有吞噬和降解间质中糖胺多糖的能力和抗原呈递作用。载脂间质细胞为髓质间质的主要细胞成分，细胞有较长的突起，其长轴与肾小管及直小血管垂直，横架在这些管道之间，形成"梯架"样结构。电镜下，细胞质内除含有较多的细胞器外，还有较多的脂滴和嗜锇颗粒。髓质载脂

小测试2-3：高血压的发生机制复杂，由肾病如肾实质病变等引起者称为肾性高血压。其中，肾动脉狭窄等都能导致球旁细胞分泌大量肾素，继而激活RAAS，使机体血压持续升高。请结合球旁复合体的结构和功能，说明肾性高血压时RAAS持续升高血压的机制。现在有些抗高血压药以RAAS为靶点，你听说过哪些？它们作用于RAAS的哪个环节？

间质细胞具有合成髓质间质内的纤维和基质，分泌肾髓质血管降压脂的功能。

## 框 2-4　肾纤维化

肾纤维化是各种原发性或继发性肾病持续进展，导致肾间质内细胞外基质过度沉积，肾正常组织结构受损，伴进行性不可逆性肾功能损害的病理生理过程。正常肾间质较少且分布不均，由成纤维细胞、巨噬细胞等与细胞外基质共同构成。肾间质的细胞种类、数量以及细胞外基质的产生和降解维持动态平衡。

肾纤维化产生的原因与原发性和继发性肾病时，致病因素导致肾损伤及损伤后的修复失调有关。有研究者将肾纤维化过程分为四个阶段，即启动、激活、执行和进展阶段。启动阶段，炎症细胞如中性粒细胞和巨噬细胞等浸润，引起免疫细胞的迁移和聚集，免疫细胞释放多种细胞因子。激活阶段，各种细胞因子激活肾间质成纤维细胞成为所谓肌成纤维细胞，肌成纤维细胞也可以来源于肾小管上皮细胞的转化和骨髓的分化。执行阶段，基质生成细胞接收受损细胞的纤维化信号，如它们分泌的转化生长因子 TGF-β 等，执行细胞外基质的生成组装和抗水解修饰，导致基质中 Ⅰ 型胶原蛋白、Ⅲ 型胶原蛋白和纤连蛋白过度合成并沉积。进展阶段，肾小管细胞表现出损伤后反应，如增殖转分化、坏死、凋亡、焦亡等多种细胞事件，引发组织缺氧、微血管密度降低、局部瘢痕形成，肾功能不可逆性损伤，最终发展为肾衰竭。

### （六）肾的血液循环

肾动脉直接由腹主动脉分出，经肾门入肾后分为数支叶间动脉，在肾柱内上行至皮质与髓质交界处，横行分支为弓形动脉。弓形动脉分出若干小叶间动脉。小叶间动脉沿途向两侧分出许多入球小动脉进入肾小体，形成血管球（图 2-23、图 2-24），血管球内毛细血管再汇合成出球小动脉。小叶间动脉末端直达被膜下，形成毛细血管，最后汇合形成星形静脉。浅表肾单位的出球小动脉离开肾小体后，又分支形成球后毛细血管网，分布在肾小管周围。星形静脉与皮质毛细血管的静脉血汇合后，依次合成小叶间静脉、弓形静脉和叶间静脉，它们与相应动脉伴行，最后形成肾静脉出肾。髓旁肾单位的出球小动脉不仅形成球后毛细血管网，而且还发出若干直小动脉直行降入髓质，而后在髓质的不同深度，又返折直行上升为直小静脉，形成 U 形直小血管袢（vasa recta），与髓袢伴行（图 2-23），为尿液浓缩的结构基础。

肾血液循环与肾的泌尿功能密切相关。其特点有：①血液流速快，流量大，约占心排血量的 1/4，即每 4～5 分钟人体内的血液全部流经两肾滤过一次，利于机体代谢废物的排出。②肾小体血管球的毛细血管两端皆为微动脉，入球小动脉管径比出球小动脉粗，使血管球内的血液流量大、压力高，有利于滤过。出球小动脉的平滑肌收缩可主动调节血管球内的压力。③肾内血管通路中出现两次毛细血管网，即血管球毛细血管网和球后毛细血管网，由于血液流经血管球时大量水分被滤出，因此分布在肾小管周围的球后毛细血管内血液的胶体渗透压较高，有利于肾小管上皮细胞重吸收的物质进入血流。④髓质内直小血管袢与髓袢伴行，是形成和维持整个肾髓质间质内渗透压梯度的结构基础，利于肾小管和集合小管的重吸收和尿液浓缩。⑤肾内不同区域的血流量不同，皮质的血流量大，约占肾血流量的 90% 以上，流速快，而髓质的血流量小，仅占肾血流量的 10%，流速亦慢。故在急性肾衰竭时，常由于小叶间动脉发生痉挛收缩，大量血液流经髓质直小血管袢，致使皮质浅部供血减少甚至中断，浅表肾单位的滤过功能低下，甚至缺血性坏死，患者出现少尿甚至无尿等症状。

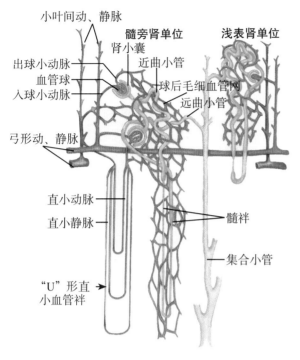

图 2-23 肾血液循环模式图

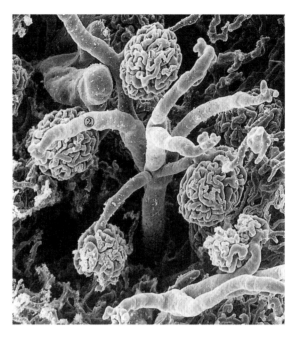

图 2-24 肾小叶间动脉、入球小动脉及血管球
（扫描电镜像）
①血管球；②入球小动脉；③小叶间动脉

## 二、排尿管道

肾产生的终尿经肾盏、肾盂、输尿管、膀胱及尿道等排尿管道排至体外。除尿道外，排尿管道各部分的组织结构基本相似，肾盏、肾盂、输尿管和膀胱的管壁均由黏膜层、肌层和外膜构成。其中，黏膜上皮均为变移上皮（transitional epithelium）或称尿路上皮（urothelium），其余各层自上而下结构稍有变化。如上皮细胞层次增多，黏膜皱襞出现，肌层由少许平滑肌纤维逐渐增厚成为内纵行、外环行，或内纵行、中环行、外纵行 3 层。

（一）输尿管

输尿管（ureter）管壁分 3 层，由内向外依次为黏膜层、肌层和外膜。黏膜常形成许多纵行皱襞，故横断面上管腔呈星形。输尿管黏膜上皮为变移上皮，有 4～5 层细胞，固有层为细密的结缔组织。输尿管肌层主要由内纵行、外环行两层平滑肌组成，下 1/3 段增厚为内纵行、中环行和外纵行 3 层。外膜为疏松结缔组织。与周围结缔组织移行（图 2-25）。

（二）膀胱

膀胱（urinary bladder）壁分黏膜层、肌层和外膜 3 层。膀胱黏膜形成许多皱襞，仅膀胱三角处的黏膜平滑，膀胱充盈时，皱襞减少或消失（图 2-26）。

膀胱黏膜上皮为变移上皮。膀胱空虚时上皮较厚，有 8～10 层细胞，表层细胞大（25～250 μm），多边形，称为盖细胞（图 2-27）。中间层细胞较大，梨形，有数层。基底层细胞小，为干细胞。膀胱充盈时变移上皮变薄，上皮层数变少，仅 3～4 层，形状变扁平。电镜下，盖细胞游离面有特殊的斑块，膀胱充盈时斑块之间细胞膜展开，膀胱空虚时盖细胞变高隆起，细胞膜在斑块间发生折叠。盖细胞顶部胞质较为浓密，内有梭形囊泡，可能为细胞膜的储存形式，细胞侧面有桥粒和紧密连接。黏膜固有层含较多的胶原纤维和弹性纤维，血管丰富。肌层由内纵行、中环行和外纵行 3 层平滑肌组成，各层肌纤维相互交错，分界不清。中层环行肌在尿道内口处增厚为括约肌。膀胱外膜多为疏松结缔组织，仅膀胱顶部为浆膜。

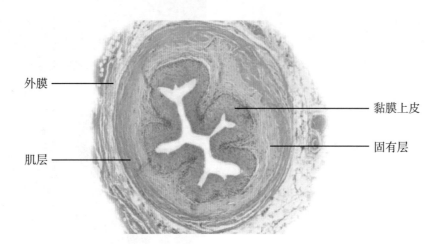

外膜

黏膜上皮

肌层

固有层

图 2-25 输尿管（HE 染色，低倍）

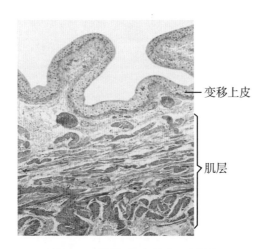

变移上皮

肌层

图 2-26 膀胱（HE 染色，低倍）

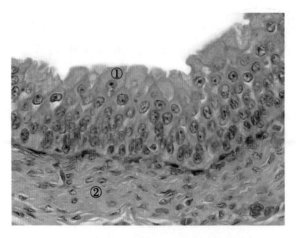

①

②

图 2-27 膀胱黏膜（HE 染色，高倍）
①膀胱黏膜上皮——盖细胞；②固有层

（三）尿道

男性和女性尿道（urethra）解剖差异较大，各段微细结构和功能略有差异。

男性尿道长约 20 cm，管壁主要由黏膜层和肌层构成，各部黏膜上皮和肌层略有差别。其中，尿道前列腺部的黏膜上皮为变移上皮，膜部和海绵体部的黏膜上皮为假复层柱状上皮，近舟状窝处的黏膜上皮移行为复层扁平上皮。尿道的黏膜上皮有散在的杯状细胞，上皮下陷可形成陷窝，形成尿道腺（urethral gland）。前列腺部、海绵体部分别有前列腺、尿道球腺和尿道腺开口。

女性尿道短，尿道壁分为 4 层，即黏膜层、黏膜下层、肌层和外膜。黏膜形成许多纵行皱襞，上皮各段不一，近膀胱处为变移上皮，中部为假复层柱状上皮，近尿道口处为复层扁平上皮。

（张晓田）

# 第三节　泌尿系统的发生与先天畸形

人体系统发生中，泌尿系统与生殖系统的发生关系密切，二者的主要器官——肾和生殖腺，均来源于胚胎发育早期的间介中胚层（intermediate mesoderm）。发生时间上，泌尿系统发生早于生殖系统，泌尿系统发生过程中的一些存留结构，如中肾参与男性生殖管道的形成。胎儿出生后两个系统的解剖关系亦极为密切，如男性尿道兼具排尿和排精的双重功能，女性尿道及阴道开口于阴道前庭。本节主要描述泌尿系统的发生及相关畸形。

人胚受精后 15 天后，三胚层胚盘开始形成。16 天左右，中胚层开始分化为轴旁中胚层、侧中胚层和位于两者之间的间介中胚层（图 2-28）。第 4 周初，随着胚体侧褶的形成，间介中胚层逐渐向腹侧移动，并与体节分离，形成左右两条纵行的索状结构。其靠近头侧的部分呈节段性增生，称生肾节（nephrotome），以后发育为前肾，靠尾侧的部分不分节，称生肾索（nephrogenic cord）。第 5 周时，生肾索继续增生，从胚体后壁突向体腔，沿中轴线两侧形成左右对称的一对纵行隆起，称尿生殖嵴（urogenital ridge）。以后尿生殖嵴的中部出现一纵沟将其分成外侧粗而长的中肾嵴（mesonephric ridge）和内侧细而短的生殖腺嵴（gonadal ridge）。中肾嵴是中肾和后肾发生的原基，生殖腺嵴未来分化为生殖腺（gonad）（图 2-29）。

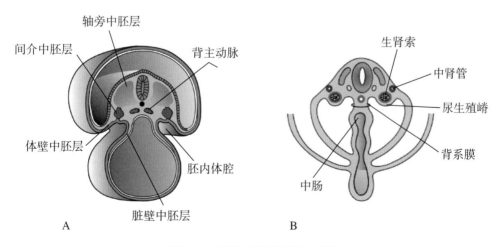

图 2-28　间介中胚层与尿生殖嵴
A．第 3 周人胚横切；B．第 5 周人胚横切

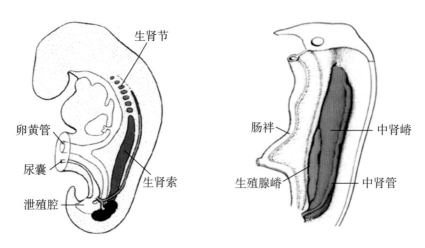

图 2-29　生肾节、生肾索与尿生殖嵴

A．透视图；B．第 5 周人胚腹面观

# 一、泌尿系统的发生

## （一）肾和输尿管的发生

人胚肾的发育分为三个阶段，即前肾（pronephros）、中肾（mesonephros）及后肾（metanephros），三者发生时间上分前、中、后肾三个阶段，空间上表现为从胚体头端至尾端不断发生和退化，结构上也有连续和重叠。前肾和中肾在出生前均退化、消失，是生物进化过程的重演，后肾最终发育为人的永久肾（permanent kidney）（图 2-30）。

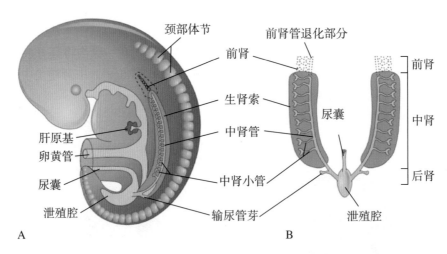

图 2-30　第 5 周人胚前、中、后肾的发育

A．侧面观；B．腹面观

1．前肾　人胚第 4 周初，第 7 ～ 14 体节的外侧的生肾节形成数条横行的上皮性小管，称为前肾小管（pronephric tubule）。前肾小管内侧端开口于胚内体腔，外侧端均向胚体尾部延伸，并相互连接形成一条纵行的上皮细胞性小管，称为前肾管（pronephric duct）。前肾在人类无功能意义，其尾部形成过程中，头部已开始退化，前肾小管于第 4 周末完全退化，但前肾管大部保留，其下部继续向尾端延伸，形成中肾管。

2．中肾　第 4 周末，继前肾开始退化后，位于第 14 ～ 28 体节外侧的中肾嵴内，间介中胚层细胞受到邻近前肾管诱导，从头至尾相继发生许多横行的小管，称中肾小管（mesonephric tubule）。两侧中肾小管共约 80 对，每个体节相应位置有 2 ~ 3 条。尾端的中肾小管形成时，头端的中肾小管已开始退化，始终保持 30 对。中肾小管呈 S 形，其内侧端膨大并凹陷形成肾小囊，内有从背主动脉分支而来的毛细血管球，即肾血管球，两者共同组成肾小体；中肾小管外侧端与向尾部延伸的前肾管相吻合，此时原来的前肾管改称为中肾管（mesonephric duct，又称 Wolffian 管），中肾管的尾端通入泄殖腔（图 2-30、图 2-31）。人类中肾有 4 周左右的功能活动，直至后肾形成。3 月末，中肾大部分退化，仅遗留中肾管及尾端小部分中肾小管。后期随着生殖系统的分化，男性胚胎的中肾管与正在发育的睾丸相连，分化形成附睾管、输精管、射精管和精囊腺，部分未退化的中肾小管则形成睾丸输出小管；女性绝大部分中肾管及中肾小管完全退化，部分残留中肾小管形成卵巢冠和副卵巢，没有功能意义。

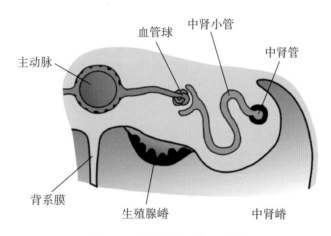

图 2-31　中肾发生过程示意图

**3. 后肾**　人胚第 5 周初，中肾仍在发育中，后肾即开始形成。人的永久肾即在后肾基础上生长、发育、分化而来。第 11 ~ 12 周，后肾开始产生尿液，其功能持续于整个胎儿期。尿液排入羊膜腔，形成羊水的主要成分。由于胚胎的代谢产物主要经胎盘排泄，故胎儿期肾的排泄功能极微。后肾起源于生后肾组织和输尿管芽，二者均源于中胚层（图 2-32 A）。

（1）输尿管芽（ureteric bud）：为中肾管尾端近泄殖腔处，向背外侧长出的一个盲管。输尿管芽形成后，不断向胚体背侧和头侧方面延伸，侵入中肾嵴尾端的中胚层组织，即生后肾组织中，并不断延伸。输尿管芽初始时呈 T 形对称分布，其后不断向外周皮质部延伸，反复分支约 15 次，形成适应肾整体结构的树状分支，至第 5 个月末，分支基本完成。输尿管芽的起始部分，分别形成输尿管及膀胱三角区组织、肾盂、肾大盏、肾小盏，后续分支形成肾锥体。输尿管芽分支的终末部分形成 100 万 ~ 300 万个集合小管，集合小管的末端呈 T 形分支，它的弓形盲端诱导邻近的生后肾组织分化为肾单位，并与生后肾组织分化而来的远端小管相连接（图 2-32 B、C、D、E）。

（2）生后肾组织（metanephrogenic tissue）：或称生后肾原基（metanephrogenic blastema），系位于中肾管尾端周围呈弥散性分布，来源于间介中胚层的间充质细胞，经输尿管芽诱导，聚集增生而成的帽状结构，称后肾组织帽（metanephric tissue cap），包绕在输尿管的末端。其后，生后肾组织的外周部分演变为肾的被膜，内侧部分则在集合小管的诱导下形成多个上皮细胞团，贴附于弓形集合小管的盲端。此后，这些上皮细胞团空腔化形成小的囊泡，囊泡继续延伸形成 S 形的后肾小管（metanephric tubule），后肾小管一端与弓形集合小管的盲端相连，另一端膨大凹陷形成肾小囊，并与伸入肾小囊内的毛细血管球组成肾小体。此后，S 形的后肾小管逐渐弯曲增长，分化成近端小管、髓袢和远端小管，与肾小体共同组成肾单位。每个远曲小管与一个输尿管芽分支

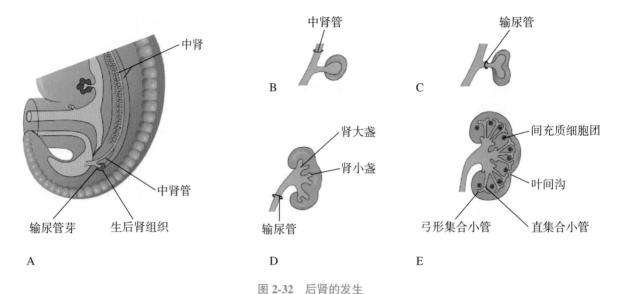

图 2-32　后肾的发生

A．第 5 周人胚尾部侧面观；B、C、D、E：第 5 ～ 8 周人胚后肾的发育

的终末端——弓形集合小管相连接，继而内腔相通连。近髓肾单位发生较早，随着集合小管末端不断向皮质浅层生长并分支，陆续诱导生后肾组织形成浅表肾单位（图 2-33）。

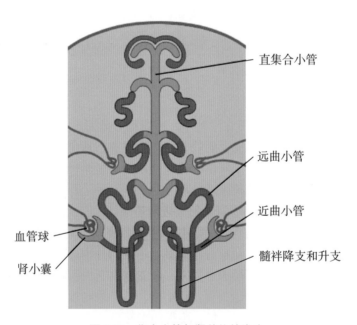

图 2-33　集合小管与肾单位的发生

由于后肾发生于中肾嵴尾端，故其原始位置较低，位于胎儿盆腔内。随着胚胎的不断生长，胚体弯曲度减少，胎儿腰骶部不断增长以及输尿管的伸展，肾位置逐渐上升，至胎儿出生时已升至腰部。肾上升的同时沿胚胎纵轴旋转 90°，肾门由原来朝向腹侧转向内侧。需要注意的是，肾的动脉最初来自髂总动脉的分支，后期随着肾的上升，腹主动脉会在较高位置不断发出新的肾动脉进入肾门，而原来较低位置的血管通常退化，但也可能保留，形成肾血管的变异。新生儿的肾呈分叶状，表面有肾叶形成的凹槽，出生后肾表面的凹槽消失，形成光滑的表面。

## 框 2-5　肾血管的发生

有关形成肾血管系统的血管内皮前体细胞的来源及血管发生机制尚存在争议。胚胎期血管发生大致分为脉管发生（vasculogenesis）和血管发生（angiogenesis）。所谓脉管发生系由分布于胚胎各处的间充质细胞直接在原位增殖分化形成内皮细胞及其血管（如胚胎卵黄囊血管、主动脉的发生）；而血管发生则指已经发育成熟的毛细血管内皮细胞及小血管侵入其他部位，经增殖、分支、重塑而形成新生血管的过程。

过去认为，肾血管发生系由肾外形成的血管或内皮细胞侵入发育的生后肾间充质（metanephric mesenchyme，MM）组织增殖、分支形成。但越来越多的研究支持肾血管可能由肾间充质细胞分化发育而来，受肾间充质细胞内内皮细胞特异性标志分子的表达，包括血管生长因子、血管内皮细胞生长因子（VEGF）和血管生成素 1（angiopoietin 1，ANGPT1）等的影响。发育的肾小球足细胞表达 VEGF-A，其与受体 flt-1 和 flk-1 结合，在诱导内皮细胞分化、毛细血管形成和小管上皮细胞增殖中发挥重要作用。足细胞不表达 VEGF-A 可导致严重的肾小球血管缺陷，而过表达 VEGF-A 可导致塌陷性肾小球疾病。血管生成素家族（angiopoietins，ANGPTs）和 TGF-$\beta_1$ 可能是通过调节内皮细胞的存活参与肾小球毛细血管的形态形成。

后肾血管生长也有其他分子的参与，包括膜受体 Eph/ephrin 家族，在细胞 - 细胞识别中起重要作用。研究表明，后肾间充质包含表达肾素的前体细胞，其作用于脉管系统，也作用于小管上皮。有生物活性的血管紧张素 II（Ang II）及其受体 AT1R 和 AT2R 也参与作用。足细胞分化中 BMP4 的适量表达是肾小球簇正常发育所必需的；BMP4 功能缺失可导致肾小球微动脉瘤和肾小球毛细血管袢塌陷；过表达 BMP4 可导致肾小球簇中内皮细胞的缺失。

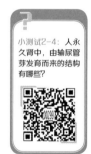

小测试2-4：人永久肾中，由输尿管芽发育而来的结构有哪些？

### （二）膀胱和尿道的发生

人胚早期，后肠末端和尿囊基部膨大形成泄殖腔（cloaca），第 4 ～ 7 周时，二者之间的中胚层组织——尿直肠隔，逐渐将泄殖腔分隔为背侧的肛直肠管（anorectal canal）和腹侧的尿生殖窦（urogenital sinus）两个部分。尿生殖窦与尿囊相连，原来与泄殖腔相连通的中肾管，此时则通入尿生殖窦。尿生殖窦又分为三段，分别参与膀胱和尿道的发生（图 2-34）。

（1）上段：或称膀胱部，最大，发育为膀胱。发育初期，膀胱顶端与尿囊相接，其后靠近脐的尿囊封闭、增粗，形成纤维条索，称为脐尿管（urachus），其余部分仍与膀胱尖相连，至成人则完全退化，形成脐正中韧带（median umbilical ligament）。左、右中肾管原来开口于泄殖腔，而输尿管芽起自中肾管尾端。随着尿生殖窦腔上段发育为膀胱，以及膀胱的扩大，输尿管起始部以下的一段中肾管也扩大并逐渐并入膀胱，成为其背壁的一部分，于是输尿管与中肾管即分别开口于膀胱。

（2）中段：或称盆部，颇为狭窄，保持管状，在女性形成尿道大部，在男性成为尿道的前列腺部和膜部。后期，由于肾向头侧迁移过程中的牵拉，输尿管开口不断移向上外侧端，而中肾管的开口在男性下移至尿道前列腺部，发育为射精管；在女性，中肾管尾端通入尿道的部位将退化。

（3）下段：或称生殖部，在两性发育中区别最大。在男性形成尿道海绵体部，女性则扩大成阴道前庭。

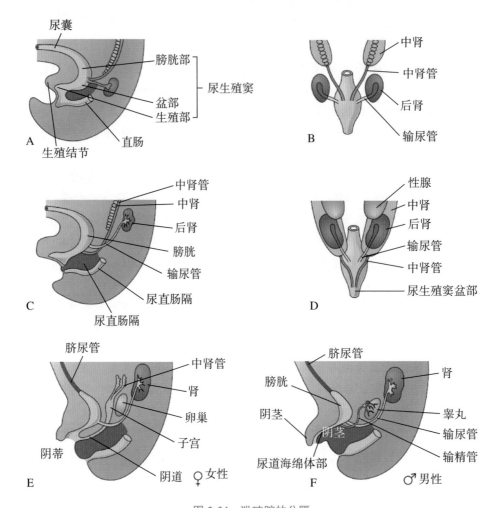

图 2-34　泄殖腔的分隔
A、C：人胚第 5～7 周；E、F：人胚第 12 周；A、C、E、F：侧面观；B、D：背面观

## 二、泌尿系统常见先天畸形

　　泌尿系统的畸形较为多见，占活产婴儿的 3%～4%。泌尿系统先天畸形多发生于胚胎发育的第 5～7 周，以肾和输尿管的畸形多见，包括肾实质畸形、肾迁移和旋转异常、输尿管的重复畸形和膀胱发育畸形等，发生原因与遗传因素、环境因素及二者的相互作用有关，有些畸形常是胚胎整体发育畸形的局部表现。

　　1. 肾缺如（renal agenesis）　常见原因是输尿管芽未能诱导生后肾组织分化为后肾，或中肾管尾端未能长出输尿管芽。肾缺如分单侧和双侧，成人单侧肾缺如发生率约 0.1%，新生儿双侧肾缺如发生率为 1/3000～1/4000，双侧肾缺如胎儿一般于出生后数天死亡。

　　2. 异位肾（ectopic kidney）　肾上升受阻，出生后肾未达到正常位置者均称为异位肾。异位肾常见位于盆腔，少数见于下髂部、腹部甚至胸部等，可发生于单侧或双侧，类型多样。如双侧异位的盆腔肾下端融合，即形成所谓的盘状肾（discoid kidney）。如双侧异位到盆腔的肾分别跨过中线移位到对侧并融合，则称为交叉异位肾（crossed renal ectopia）。大部分异位肾一般无症状，人群发病率较低（图 2-35 A）。

　　3. 马蹄肾（horseshoe kidney）　可视为异位肾的一种，表现为两肾下端异常融合形成一个马蹄铁形的大肾，其成因是肾上升时被肠系膜下动脉根部所阻。马蹄肾是最常见的肾异常融合畸形，活产婴儿中发生率约 1/400，男女比例为 2：1。马蹄肾一般没有症状，偶因输尿管感染和梗阻导致疼痛。有资料表明，7% 的特纳综合征（Turner syndrome）患者存在马蹄肾（图 2-35 B）。

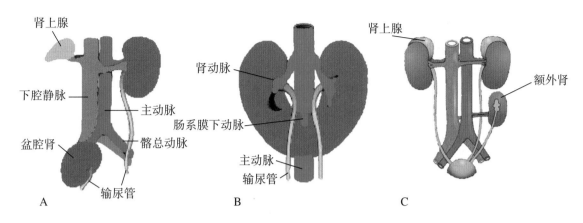

图 2-35　异位肾、马蹄肾和额外肾

A．异位肾；B．马蹄肾；C．额外肾

**4．多囊肾（polycystic kidney）**　主要成因是来自输尿管芽的集合小管未能与来自生后肾组织的肾小管接通，或者是因为集合小管发育异常，管腔阻塞，致使肾小管内尿液积聚，肾内出现许多大小不等的囊肿，正常肾组织受压而萎缩，造成肾功能障碍。多囊肾的发病原因与某些基因变异有关，根据遗传方式的不同可分为常染色体显性遗传性和常染色体隐性遗传两类。

**5．输尿管重复（duplications of the ureter）畸形**　可由同侧双输尿管芽或输尿管芽过早分支所致。按其分支的程度不同，可诱导出各种畸形。如一侧出现两个输尿管芽，则可能导致该侧出现额外肾（supernumerary kidney）。如属输尿管分支原因，则可能出现一侧肾输尿管分叉（二裂输尿管，bifid ureter）或完全性双输尿管（double ureter），后者可有两个输尿管、两个肾盂。该病发病率女性多于男性，临床表现常见尿路感染（图 2-35 C）。

**6．脐尿瘘（urachal fistula）**　发生原因为膀胱顶与脐之间的脐尿管未闭锁，出生后尿液可从脐部漏出。若仅部分脐尿管残留并扩张，则形成脐尿管囊肿（urachal cyst），若脐尿管近脐端有窦腔存留，则称脐尿管窦（urachal sinus）（图 2-36）。

**7．膀胱外翻（ectopia vesicae）**　因尿生殖窦与表面外胚层之间没有间充质长入，前腹壁缺乏肌肉、筋膜，皮肤变薄破裂，导致膀胱后壁黏膜突出外露，输尿管直接开口于体表，并有尿液间断排出。国外统计该畸形发生率约为 1/40000，男女比例相等。

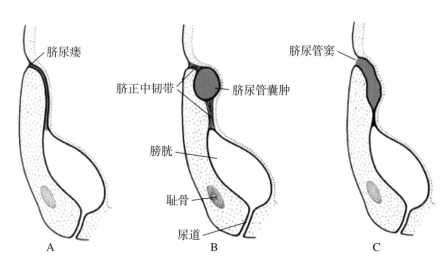

图 2-36　脐尿瘘、脐尿管囊肿和脐尿管窦

## 框 2-6　多囊肾病发生机制

　　多囊肾病按其遗传特点可将其分为常染色体显性遗传多囊肾病（autosomal dominant polycystic kidney disease，ADPKD）和常染色体隐性遗传多囊肾病（autosomal recessive polycystic kidney disease，ARPKD）。ADPKD 为继发于多发囊肿的双侧肾增大，病因是编码多囊蛋白 1 的 *PKD1* 基因突变（85%）或编码多囊蛋白 2 的 *PKD2* 基因突变（15%）。这些蛋白位于肾上皮细胞的初级纤毛上。其临床表现差异较大，大多数患者仅在成年期有显著的临床表现。但有部分患儿在宫内或出生后 1 年内发病，症状类似于 ARPKD，包括肉眼或镜下血尿、高血压、蛋白尿、囊肿感染及肾功能不全。常染色体隐性遗传多囊肾病特征为多发微小囊肿，主要累及远端集合管。病因是编码纤维囊蛋白的 *PKHD1* 基因突变。临床表现包括羊水过少、肺发育不全、高血压、充血性心力衰竭、肝病和肾衰竭。

　　多囊性肾发育不良（multicystic dysplastic kidney，MCDK）是肾出现多个不规则的不相通的薄壁囊腔，输尿管缺如或闭塞，患者肾基本无肾功能，但有报道指出可能在萎缩的肾实质中残存有功能的肾组织。目前已有报道 MCDK 人群可能存在 *CHD1L*、*HNF1B*、*ROBO*$_2$ 或 *Sall1* 等基因的突变。

（张晓田　张爱华）

# 小　结

　　泌尿系统由肾、输尿管、膀胱和尿道组成，是机体排出代谢产物的主要途径。肾兼具产尿和内分泌功能，膀胱、输尿管和尿道形成排尿管道。

　　肾实质由肾单位和集合小管系组成。肾单位由肾小体和肾小管组成，是肾的结构和功能的基本单位。肾小体由血管球和肾小囊构成，血液在肾小体内经滤过膜滤过后形成原尿，流入肾小管。肾小管与集合小管系合称泌尿小管，为连续密闭的小管。泌尿小管在肾皮质迷路、髓放线、肾锥体中规律分布和走行。泌尿小管各段的微细结构、功能、分布和走行，与原尿的重吸收、代谢产物的排泌，以及尿液的浓缩、稀释并最终形成终尿的生理过程密切相关。球旁复合体由 3 种细胞构成，球旁细胞分泌的肾素能通过启动肾素 - 血管紧张素 - 醛固酮系统调节肾泌尿功能，影响机体血压。肾间质具有支持、营养和内分泌功能。排尿管道上皮多为变移上皮。

　　泌尿系统的主要器官来自间介中胚层。肾的发生经历前肾、中肾和后肾，后肾发育为人的永久肾。后肾起源于输尿管芽和生后肾组织。输尿管芽发育为肾盂、肾盏和集合小管系。集合小管末端诱导中肾嵴细胞聚集形成生后肾组织，生后肾组织分化形成肾小体、肾小管各段，组成肾单位。后肾最初位于盆腔，后逐渐上升至腰部。膀胱和尿道由尿生殖窦发育而来。肾和输尿管的常见先天畸形发生率较高，包括异位肾、多囊肾和输尿管畸形等。

整合思考题

1．葡萄糖在肾内滤过又很快被重吸收。请问参与葡萄糖分子滤过和重吸收的结构有哪些？请描述它们的微细结构和功能。

2．描述泌尿小管各段的结构特点、功能及其在肾实质内的分布。

3．详述球旁复合体的组成、结构特点和功能。

4．肾血液循环的特点有哪些？查询资料，尝试解释肾血液循环在肾病时导致肾损害的机制。

5．肾能分泌哪些生物活性物质？查询资料，解释终末期肾病患者肾功能丧失时，与肾内分泌功能减少有关的表现。

6．人的后肾发育为永久肾，试述人后肾的发生过程和发育异常导致的先天畸形。

L2-3a
第二章整合思考题
解析

# 第三章 泌尿系统的功能

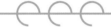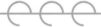 导学目标

通过本章内容的学习，学生应能够：

※ **基本目标**

1. 总结肾血流灌注的特点和调节机制；掌握管-球反馈的概念及意义。
2. 概括肾小球滤过的特点、肾小球滤过率的概念和影响肾小球滤过的因素。
3. 明确肾小管各阶段重吸收和分泌的特点；几种重要物质（如：$Na^+$、$Cl^-$、$HCO_3^-$、葡萄糖和水）重吸收的部位、机制和影响因素；肾小管和集合管分泌 $H^+$、$K^+$、$NH_3$ 和 $NH_4^+$ 的机制；肾糖阈的概念和意义。
4. 概括肾髓质高渗梯度形成的原理；尿液浓缩和稀释的过程和影响因素。
5. 理解尿生成的调节；自身调节的机制、作用和意义；神经调节的作用；几种重要的体液因素（如抗利尿激素、肾素-血管紧张素-醛固酮系统、心房利尿钠肽）在尿生成调节中的作用。
6. 明确肾清除率的概念和计算方法；测定清除率的临床意义。
7. 总结排尿反射的概念、过程及特征；列举几种常见的排尿异常及发生机制。
8. 明确肾的内分泌功能，说出肾分泌的几种重要激素（促红细胞生成素、维生素 D）的生理功能及临床意义。

※ **发展目标**

1. 分析肾小球滤过发生异常对尿生成的影响及意义。
2. 正常生理情况下，血流到达肾小球毛细血管出球端之前已经达到滤过平衡，分析剩余阶段的意义。
3. 举例说明当血容量、体液渗透压、盐负荷或 pH 出现变化时，机体通过调节尿生成过程以维持水、电解质和酸碱平衡稳定的机制。
4. 比较几种测定肾清除率的方法的优缺点。
5. 对不同的排尿异常能初步判断病变的部位或发生的原因。

# 第一节　肾的血流灌注及特点

## 一、肾血流量的特点

　　肾血流量（renal blood flow，RBF）十分丰富，按照单位重量组织的血供计算，肾是体内血供最丰富的器官。肾仅占体重的 0.5% 左右，但安静时正常成人每分钟的血流量约有 1200 ml，相当于心排血量的 1/5 ~ 1/4，是脑的 7 倍，心脏的 5 倍。肾血液供应的另一特点是血液流经两次毛细血管网，第一级毛细血管网——肾小球毛细血管网中的血压较高，约为主动脉平均血压的 40% ~ 60%，有利于肾小球的滤过；第二级毛细血管网——肾小管周围毛细血管网中的血压较低，且血浆渗透压较高，有利于水和物质的重吸收。另外，直小血管呈 U 形，血液的双向流动有利于肾髓质高渗透状态的维持。

　　肾在完成尿生成过程时需要消耗大量能量，约占机体基础氧耗的 10%，氧耗最多的是肾小管，这与肾小管上皮细胞需要完成大量物质转运有关。与氧耗相比，肾的血供远大于氧耗，可见肾血流有相当大的一部分是功能性而非营养性的。此外，肾的血流分布也很不均匀，约 94% 的血流供应肾皮质，约 5% 的血流供应外髓质部分，剩余不到 1% 的血流供应内髓质部分。

## 二、肾血流量的调节

　　**1. 肾血流量的自身调节**　　在离体肾灌注实验中，即使完全排除神经支配和外来体液因素的影响，动脉血压在一定范围（80 ~ 180 mmHg）内变动时，肾血流量仍能保持相对恒定，这一现象称为肾血流灌注的自身调节。

　　关于肾血流量自身调节的机制目前并不清楚，有多种学说试图解释这一现象的形成机制。

　　（1）肌原性学说：该学说认为，当肾灌注压升高时，肾入球小动脉因压力升高而扩张，管壁中的平滑肌受到的牵张刺激增大，平滑肌细胞膜上的机械敏感性钙通道开放增加，$Ca^{2+}$ 内流增加，使血管平滑肌的紧张性收缩加强，血管口径不会因为血压升高而增大，因此肾血流量变化不大；反之，当灌注压降低时，肾入球小动脉血管平滑肌受到的牵张刺激降低，平滑肌紧张性降低，于是肾血流量保持相对恒定。当动脉血压低于 80 mmHg 或高于 180 mmHg 时，已超出血管平滑肌的调节能力，因此，血压的显著下降或升高，会引起肾血流量随血压的变化而变化。用罂粟碱、水合氯醛或氰化钠等药物抑制血管平滑肌的活动后，肾的自身调节随即减弱或消失，表明自身调节的确与血管平滑肌的功能活动有关。

　　（2）管 - 球反馈学说：管 - 球反馈（tubuloglomerular feedback，TGF）是指流经远曲小管致密斑处小管液流量发生变化时，能反馈性影响肾小球滤过率的现象。当机体血压下降，引起肾血流灌注减少，肾小球滤过率下降，到达远端小管致密斑处的小管液流量减少时，致密斑发出信息至肾小球，使入球小动脉和出球小动脉舒张，降低血流阻力，增加血流灌注，最终使肾小球滤过恢复正常。由于管 - 球反馈引起入球小动脉舒张比出球小动脉更加明显，会使肾小球毛细血管血压升高，肾小球滤过动力增加，滤出增加。如果机体血压持续降低，肾小球滤过持续下降，管 - 球反馈的信息也可影响近球细胞的肾素释放，通过增加肾素释放和血管紧张素 Ⅱ 的生成，收缩血管，升高血压和肾的血流灌注，同时减少水钠排出，促进循环血量恢复。相反，当血压升高使肾血流量和肾小球滤过率增加时，管 - 球反馈可使肾血流阻力增加，使肾血流量和肾小球滤过率恢复正常。

管-球反馈的主要功能在于稳定单个肾小球滤过率，特别是在稳定肾小球滤过的瞬时调节中有非常重要的作用。但若肾中大量肾单位的入出球小动脉收缩和舒张状态发生变化，则可影响肾的血流阻力，从而参与稳定肾血流量的调节。管-球反馈的作用非常明确，但其发生的具体机制并不清楚，可能与局部产生的腺苷、一氧化氮（NO）和前列腺素等有关。

至今，还没有一种学说能很好地解释肾血流的自身调节现象，但肾血流量的稳定，保证了肾的尿生成在很大范围内不会因动脉血压的波动而发生明显变化，这对保持机体正常的排泄功能、维持内环境稳态具有重要意义。

**2.肾血流量的神经和体液调节**　入球小动脉和出球小动脉中的血管平滑肌受到丰富的交感神经支配。安静时，肾交感神经的紧张性活动使肾血管平滑肌处于一定程度的收缩状态。肾交感神经兴奋时，其末梢释放的去甲肾上腺素作用于肾血管平滑肌上的 α 受体，使肾血管收缩加强，肾血流量减少。体液因素中，肾上腺髓质释放的肾上腺素和去甲肾上腺素、下丘脑释放的抗利尿激素、血管紧张素 II，以及内皮细胞分泌的内皮素等，均对肾血管有收缩作用，可引起肾血流量减少；肾组织生成的前列腺素 $E_2$（$PGE_2$）、前列环素（$PGI_2$）、一氧化氮和缓激肽等，对肾血管有舒张作用，可使肾血流量增加；腺苷则引起入球小动脉收缩，肾血流量减少。

在通常情况下，血压在一定范围内变动时，肾主要依靠自身调节保持血流量的相对稳定。神经和体液调节一般只在极端情况下影响肾血流，使肾血流与全身血液循环相配合，如在紧急情况下（大出血造成的血容量明显减少、伤害性刺激引起的交感神经强烈兴奋），此时通过交感神经以及血液中肾上腺素等，使肾血管收缩，肾血流量减少，从而保证脑、心等器官的血液供应；反之，当血容量增加使容量感受器兴奋、动脉血压升高使压力感受器兴奋，可反射性抑制交感神经的活动，使肾血管舒张，肾血流量增加。

## 小　结

肾是体内血供最为丰富的脏器。生理情况下，肾的血供保持稳定，肾对自身的血供有很强的自身调节作用，在没有外来神经支配和体液因素影响的情况下，肾通过自身调节能够很好地维持血流量的稳定。血管肌源性调节作用、管-球反馈等多种机制参与肾血流量的自身调节。肾主要受到交感神经的支配，神经调节和体液调节在肾血流量的调节中处于从属地位，只在极端情况下参与肾血流量的调节。

（陆利民）

# 第二节　肾小球的滤过功能

肾尿生成过程分为肾小球滤过和肾小管重吸收与分泌两个步骤。

肾小球滤过是尿生成的第一步。肾小球滤过是指当血液流经肾小球毛细血管网时，血浆中的部分水和溶质经过滤过膜进入肾小球囊的过程。肾小球的滤过是根据分子特性决定的，控制十分精细，因此，也被称为超滤。经肾小球滤出进入肾小球囊的液体称为超滤液，也称原尿。用微穿刺的方法（图3-1）获取肾小囊内的液体进行分析，结果表明，液体中所含的各种晶体物质，如葡萄糖、NaCl、氨基酸、尿素和肌酐等的浓度与血浆基本相同（表3-1），渗透压和酸碱度也与血浆相似，说明在肾小球发生的是滤过，而非分泌。

表 3-1　正常人终尿和血浆中一些物质浓度的比较

| 成分 | 血浆（g/L） | 原尿（g/L） | 终尿（g/L） | 终尿浓缩倍数 |
|---|---|---|---|---|
| 水 | 950 | 980 | 960 | 1.1 |
| 蛋白质 | 80 | 0.3 | 0 | |
| 葡萄糖 | 1 | 1 | 0 | |
| Na$^+$ | 3.3 | 3.3 | 3.5 | 1.1 |
| K$^+$ | 0.2 | 0.2 | 1.5 | 7.5 |
| Cl$^-$ | 3.7 | 3.7 | 6.0 | 1.6 |
| 尿素 | 0.3 | 0.3 | 20.0 | 67.0 |
| 尿酸 | 0.02 | 0.02 | 0.5 | 25.0 |
| 肌酐 | 0.01 | 0.01 | 1.5 | 150.0 |
| 磷酸根 | 0.03 | 0.03 | 1.2 | 40.0 |
| 氨 | 0.001 | 0.001 | 0.4 | 400 |

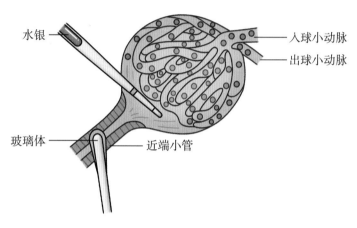

图 3-1　肾小囊微穿刺示意图

## 一、滤过膜及其通透性

肾小球毛细血管内的血浆成分到达肾小球囊所需要经过的屏障结构称为滤过膜（图 3-2）。

### （一）滤过膜的构成

滤过膜由三层结构组成，内层是毛细血管内皮细胞，中层是基膜，外层是脏层上皮细胞，也称足细胞（podocyte）。电镜下，毛细血管内皮细胞有许多直径为 70～90 nm 的小孔，称为窗孔（fenestration）。按照窗孔的大小，血浆中的水和绝大部分溶质，包括大部分蛋白质，都可通过窗孔，只有血细胞不能通过；由于内皮细胞表面富含带负电荷的唾液酸蛋白和糖蛋白，使带负电荷的血浆蛋白难以接近和通过窗孔。基膜层为非细胞性结构，膜上有直径为 2～8 nm 的多角形小孔，称为网孔，网孔的大小决定可通过基膜的分子大小，膜上带负电荷的硫酸肝素和蛋白聚糖同样也是阻碍血浆蛋白滤过的一个重要屏障。足细胞有很多突起，相互交错覆盖在毛细血管壁外侧，突起之间有滤过裂隙（filtration slit），裂隙被一层蛋白质交织形成的膜性结构覆盖，这层膜性结构称作裂隙膜（slit membrane），膜上有直径 4～6 nm 的小孔，是滤过膜的最后一道屏障。裂隙膜上的主要蛋白成分有裂隙素（nephrin）、足细胞素（podocin）等，由足细胞合成。

滤过膜的结构或功能异常时会有大量血浆蛋白滤出，形成蛋白尿。

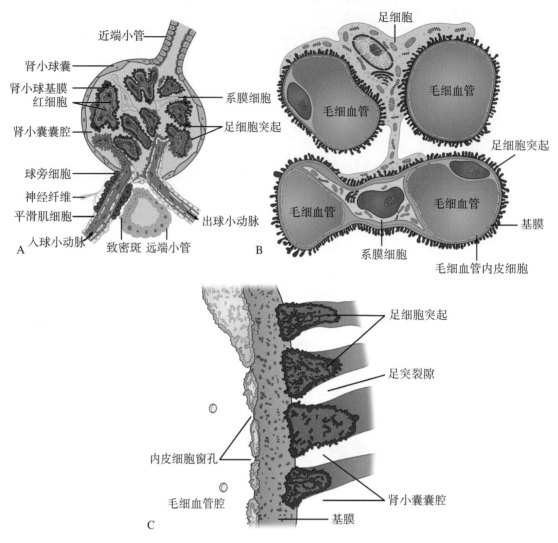

图 3-2 肾小球滤过膜结构示意图

## （二）滤过膜的通透性

人体两个肾的肾小球滤过膜总面积约 1.5 m²，正常情况下这一面积不会有明显改变，有利于稳定肾小球滤过。但肾小球肾炎时，由于肾小球毛细血管阻塞或管腔变窄，部分肾小球丧失滤过功能，致使有效滤过面积减小，肾小球滤过减少。

某种物质通过滤过膜的能力取决于分子大小及所带电荷。一般来说，物质通过滤过膜的能力与分子有效半径呈反比。分子有效半径小于 2.0 nm 的中性物质（如葡萄糖）可以自由通过滤过膜；分子有效半径大于 4.2 nm 的物质，如血浆中分子量较大的蛋白质，则不能通过滤过膜；分子有效半径在 2.0 ~ 4.2 nm 时，随分子有效半径增大，通过滤过膜的能力下降。然而，分子量为 69 kD、有效半径约为 3.6 nm 的血浆白蛋白却很少通过滤过膜，除了白蛋白有效半径较大外，还有一个重要的原因是白蛋白在血浆中带负电荷，与滤过膜上所带的负电荷相互排斥，阻碍了白蛋白接近和通过滤过膜。因此，滤过膜结构中所带的负电荷共同形成了滤过膜另一道影响滤过的屏障——电荷屏障，与机械屏障一起，共同参与肾小球滤过功能的调节。用带不同电荷的右旋糖酐进行实验可观察到，即使分子有效半径相同，带正电荷的右旋糖酐很容易通过滤过膜，而带负电荷的右旋糖酐则很难通过。在某些病理情况下，因滤过膜带负电荷的蛋白减少，电荷屏障效应下降，会导致带负电荷的血浆蛋白滤出增多，出现蛋白尿。可见，滤过膜的通透性不仅取决于滤过膜上微孔的大小，还取决于滤过膜所带的电荷（图 3-3）。

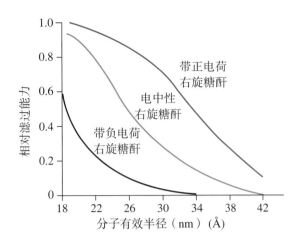

图 3-3 分子有效半径和带不同电荷对右旋糖酐通过滤过膜能力的影响

纵坐标：1.0 表示能自由通过；0 表示滤出量为 0

### （三）肾小球滤过率及滤过分数

单位时间内（每分钟）两肾生成的滤液量称为肾小球滤过率（glomerular filtration rate，GFR）。成年人肾小球滤过率约为 125 ml/min，以此计算，每天两肾滤出的滤液量达 180 L。肾小球滤过率与肾血浆流量（renal plasma flow，RPF）的比值称为滤过分数（filtration fraction，FF）。利用血细胞比容还可计算肾血浆流量。当肾血流量为 1200 ml/min 时，肾血浆流量约为 660 ml/min，如果肾小球滤过率为 125 ml/min，则滤过分数为 125/660×100 = 19%。由此看出，当血液流经肾时，约 1/5 的血浆成分经滤过进入肾小囊腔，形成超滤液，其余约 4/5 则通过出球小动脉流入肾小管周围毛细血管网。肾小球滤过率和肾小球的滤过分数是衡量肾功能的重要指标。临床上，肾小球肾炎患者肾血浆流量下降，而肾小球滤过率下降更加明显，因此滤过分数是下降的；在急性失血性休克时，由于肾血流量明显下降，肾小球滤过率也是明显下降的，但此时的滤过分数并没有明显下降。

促使肾小球滤过发生的动力是有效滤过压（effective filtration pressure，EFP）。有效滤过压是各种促进滤过的动力与对抗滤过的阻力之间的差值。滤过的动力包括肾小球毛细血管血压和肾小囊内胶体渗透压；滤过的阻力包括肾小球毛细血管内的血浆胶体渗透压和肾小囊内的静水压（图 3-4）。因此

肾小球有效滤过压 =（肾小球毛细血管血压 + 肾小囊内胶体渗透压）-（血浆胶体渗透压 + 肾小囊内压）

正常情况下，肾小球毛细血管血压为 45 mmHg，并且从入球端到出球端下降很少，肾小囊内胶体渗透压几乎为 0，肾小球毛细血管入球端的血浆胶体渗透压约为 25 mmHg，出球端约为 35 mmHg，肾小囊内的静水压约 10 mmHg。因此

肾小球入球小动脉端的有效滤过压 =（45 + 0）-（25 + 10）= 10 mmHg（图 3-4 A）

肾小球出球小动脉端的有效滤过压 =（45 + 0）-（35 + 10）= 0（图 3-4 B）

可以看出，血浆在流经肾小球毛细血管网时，随着水分和小分子物质的滤出，血浆蛋白浓度不断升高，使得血浆胶体渗透压不断升高。当毛细血管中血浆胶体渗透压达到 35 mmHg 时，有效滤过压为 0，即达到滤过平衡（filtration equilibrium）（图 3-5）。应该注意的是，不是血浆到达毛细血管出球端时才达到滤过平衡，正常生理情况下，当血浆到达肾小球毛细血管全长约 2/3 时，已经达到滤过平衡。也就是说，正常情况下，不是肾小球毛细血管全段都有滤过作用，而剩余的部分则成为肾小球滤过膜的面积储备，当肾血流量增加，毛细血管内血流速度加快时，滤过平衡点向出球端移动，实际利用的滤过膜面积增大。

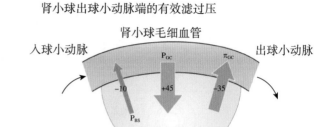

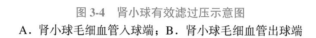

图 3-4　肾小球有效滤过压示意图

A. 肾小球毛细血管入球端；B. 肾小球毛细血管出球端

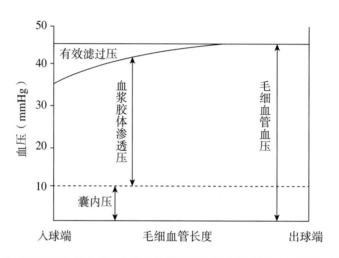

图 3-5　肾小球毛细血管血压、血浆胶体渗透压和肾小囊内压对有效滤过压的影响

## 二、影响肾小球滤过的因素

血浆成分在肾小球的滤过受多种因素的影响。

### （一）滤过膜的面积和通透性

正常情况下，肾小球滤过膜有良好的通透性。但在病理情况下，滤过膜通透性会发生明显变化。如肾小球肾炎，由于肾小球滤过膜上所带的负电荷减少，电荷屏障作用下降，造成原来不易滤出的带负电荷的血浆蛋白大量滤过，形成蛋白尿。

生理情况下，肾血流量稳定，肾所有肾小球处于活动状态，因而滤过膜的面积较为稳定。当有效滤过总面积减少，如急性肾小球肾炎时，肾小球毛细血管内皮细胞炎性增生，肿胀变狭窄或阻塞，引起有效滤过面积减少，可引起肾小球滤过率降低。

### （二）肾小球毛细血管血压

前已述及，当动脉血压在 80 ～ 180 mmHg 范围内波动时，由于肾的自身调节，肾小球毛细血管血压可保持稳定，故肾小球滤过率基本不变（图 3-6）。当血压波动超出肾自身调节范围时，肾小球毛细血管血压、有效滤过压和肾小球滤过率会发生相应的改变。在交感神经高度兴奋时，可引起入球小动脉强烈收缩，导致肾血流量下降，肾小球毛细血管血压下降，从而引起肾小球滤过率下降。

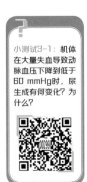
小测试3-1：机体在大量失血导致动脉血压下降到低于60 mmHg时，尿生成有何变化？为什么？

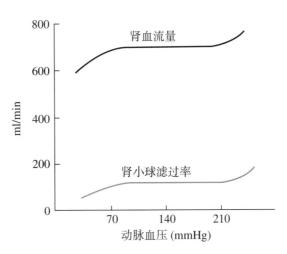

图 3-6　肾血流量、肾小球滤过率和动脉血压的关系

### （三）囊内压

正常情况下，囊内压比较稳定。当发生尿路阻塞（肾盂或输尿管结石、肿瘤压迫等）时，尿液不能顺利排出，可逆行性引起囊内压升高，使有效滤过压下降，肾小球滤过率下降。

### （四）血浆胶体渗透压

正常情况下，血浆胶体渗透压不会有大幅度变动，因此对肾小球滤过影响不大。在静脉输入大量生理盐水，或急性肾受损导致大量蛋白随尿排出，引起血浆蛋白浓度明显降低时，血浆胶体渗透压下降，会使有效滤过压升高，肾小球滤过率增加。

### （五）肾血浆流量

通常情况下，肾血浆流量对肾小球滤过率的影响并非通过改变有效滤过压，而是主要影响肾小球毛细血管滤过平衡点。当肾血浆流量增多时，毛细血管内血流速度加快，肾小球毛细血管中血浆胶体渗透压上升的速度减慢，滤过平衡点向出球小动脉端移动，相当于滤过面积增加，肾小球滤过率随之增加；如果肾血浆流量进一步增加，肾小球毛细血管全长都达不到滤过平衡，于是全长都有滤过，肾小球滤过率增加更为明显。反之，当肾血浆流量减少时，毛细血管内血液流动速度减慢，肾小球毛细血管中血浆胶体渗透压上升的速度加快，滤过平衡位置向入球小动脉端靠近，相当于滤过面积减少，故肾小球滤过率下降。

与肾血流量一样，尽管肾小球滤过率会受许多因素的调节，但在安静时能够通过自身调节维持相对稳定，只有在应急等极端状态下，肾小球滤过率才会受到神经和体液因素的调节，其调节机制与肾血流量的调节基本相同。

## 小 结

肾小球滤过是尿生成的第一步。肾小球滤过是一种超滤，取决于各种物质分子量的大小和在血浆中所带的电荷。肾小球滤过膜包括三层结构：肾小球毛细血管内皮细胞、基膜和足细胞的裂隙膜。滤过膜具有机械屏障和电荷屏障双重屏障效应。单位时间内双侧肾生成的滤液量称为肾小球滤过率，肾小球滤过率和肾血浆流量的比值称为滤过分数。促使肾小球滤过的动力是有效滤过压。肾小球的滤过受到滤过膜的面积和通透性、肾小球毛细血管血压、囊内压、血浆胶体渗透压和肾血浆流量等多种因素的影响。

（陆利民）

# 第三节　肾小管和集合管物质的重吸收和分泌

## 一、肾小管和集合管物质重吸收和分泌的方式

肾小囊中的超滤液进入肾小管后称为小管液，经肾小管和集合管的重吸收和分泌后形成终尿。正常人两肾生成的超滤液可达 180 L/d，但终尿量仅 1.5 L/d，表明超过 99% 的水被肾小管和集合管重吸收。此外，小管液中的多数溶质也被重吸收，少数溶质还可通过肾小管和集合管上皮细胞分泌到小管液中。重吸收（reabsorption）指小管液中的物质被肾小管和集合管上皮细胞转运返回血液的过程。肾小管和集合管对不同物质的重吸收具有选择性，如：葡萄糖、氨基酸全部被重吸收，$Na^+$、$Cl^-$ 和尿素被部分重吸收。分泌（secretion）是指肾小管和集合管上皮细胞将一些物质经顶端膜转运到小管液中的过程，如肌酐、$H^+$ 等可被分泌到小管液中而排出体外。

物质通过肾小管和集合管上皮细胞的转运方式包括被动转运和主动转运。被动转运指溶质顺电化学梯度通过肾小管上皮细胞的过程。水的重吸收主要通过水通道蛋白（aquaporin，AQP）完成，渗透压梯度是驱动水转运的动力。主动转运指溶质逆电化学梯度通过肾小管上皮细胞的过程，该过程需要消耗能量。根据能量的来源可分为原发性主动重吸收和继发性主动转运。肾小管和集合管的物质主要通过跨细胞途径和细胞旁途径实现重吸收。此外，肾小管上皮细胞通过入胞的方式重吸收少量小管液中的小分子蛋白质，此过程消耗能量。

## 二、肾小管和集合管中各种物质的重吸收和分泌

肾小管和集合管各节段的结构不同，对小管液中物质的转运情况也不相同，下面讨论几种重要物质的转运机制。

1. $Na^+$、$Cl^-$ 和水的重吸收　原尿中 99% 以上的 $Na^+$ 被肾小管和集合管重吸收，维持细胞外液的总量和渗透压的稳定。小管液中 65%～70% 的 $Na^+$、$Cl^-$ 和水在近端小管被重吸收，约 20% 的 NaCl 和约 15% 的水在髓袢被重吸收，约 12% 的 $Na^+$、$Cl^-$ 和不等量的水则在远曲小管和集合管被重吸收。

（1）近端小管：是 $Na^+$、$Cl^-$ 和水重吸收的主要部位。在近端小管的前半段，$Na^+$ 进入上皮细胞的过程与 $H^+$ 的分泌和葡萄糖、氨基酸的重吸收相耦联（图 3-7）。在近端小管上皮的基底侧膜上钠泵分布，在钠泵的作用下，上皮细胞中 $Na^+$ 浓度降低，小管液中的 $Na^+$ 便与葡萄糖或氨基酸等物质与管腔膜上的 $Na^+$- 葡萄糖同向转运体或 $Na^+$- 氨基酸同向转运体结合，随着 $Na^+$ 顺浓度梯度进入细胞内，将葡萄糖或氨基酸带入细胞。进入细胞内的葡萄糖或氨基酸以易化扩散的方式从基底侧膜离开细胞回到血液中。小管液中的 $Na^+$ 还可与细胞内的 $H^+$ 通过顶端膜上的 $Na^+$-$H^+$ 交换体进行逆向转运，在小管液中的 $Na^+$ 顺浓度梯度进入细胞的同时，将胞内的 $H^+$ 分泌至小管液中。

近端小管对水的重吸收主要是通过水通道蛋白 1 在渗透压作用下完成的。水通道蛋白 1 主要分布在近端小管上皮细胞顶端膜和基底侧膜，参与超滤液中 60% ~ 70% 水的重吸收。通过上述途径进入细胞内的 $Na^+$ 随即经基底侧膜中的钠泵转运至细胞间液，使细胞间液的渗透压升高，小管液中的水则在渗透压梯度的作用下经跨细胞（通过水通道蛋白 1）和细胞旁途径进入细胞间液。由于 $Na^+$ 和水的进入，细胞间隙中的静水压升高，这一压力促进 $Na^+$ 和水进入邻近的毛细血管而被重吸收。

由于绝大部分葡萄糖、氨基酸、$HCO_3^-$ 和水随 $Na^+$ 被重吸收，当小管液进入近端小管后半段时，其中的 $Cl^-$ 浓度较细胞间液中的 $Cl^-$ 浓度高 20% ~ 40%，故 $Cl^-$ 顺浓度梯度经紧密连接进入细胞间隙（细胞旁途径）。$Cl^-$ 进入细胞间隙后使小管液中正离子相对增多，造成管内、外电位差，驱使小管液中的 $Na^+$ 顺电位梯度通过细胞旁路而被动重吸收（图 3-7）。

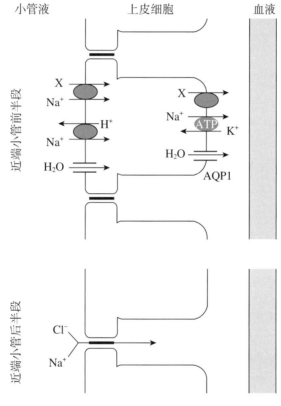

图 3-7 近端小管的物质转运示意图
X 代表葡萄糖、氨基酸、磷酸盐等

（2）髓袢：降支细段、升支细段和升支粗段具有不同的功能。髓袢降支细段对 $Na^+$、$Cl^-$ 等溶质的通透性很低，但该段上皮细胞顶端膜和基底侧膜存在大量水通道蛋白 1，对水的通透性大，随着小管液的流动，在髓质间质高渗环境的作用下水不断进入管周的组织液中，而小管液中的 NaCl 浓度则逐渐升高。髓袢升支细段对水不通透，对 $Na^+$、$Cl^-$ 则易通透，故 NaCl 可顺浓度梯度被动扩散到组织间液，参与内髓高渗透压梯度的形成。此时小管液中的渗透压浓度将逐渐降低。

髓袢升支粗段对 $Na^+$、$K^+$ 和 $Cl^-$ 具有主动重吸收作用（图 3-8）。该段上皮细胞基底侧膜上的钠泵活动使细胞内 $Na^+$ 浓度下降，造成管腔与胞内 $Na^+$ 的浓度梯度。小管液中 $Na^+$ 则与该段上皮细胞顶端膜上的 $Na^+$-$K^+$-$2Cl^-$ 同向转运体（$Na^+$-$K^+$-$2Cl^-$ cotransporter type 2，NKCC2）结合，$Na^+$ 在顺电化学梯度进入细胞的同时将一个 $K^+$ 和 2 个 $Cl^-$ 转运至细胞内。进入细胞内的 $Na^+$ 由基底侧膜中的钠泵转运至细胞间液，$Cl^-$ 顺浓度梯度经基底侧膜中的氯通道进入组织间液，$K^+$ 则顺浓度梯度经顶端膜返回小管液中。$K^+$ 的返回使小管液呈正电位，使小管液中 $Na^+$、$Ca^{2+}$ 等阳离子又可顺电位差从细胞旁途径被动重吸收。呋塞米、依他尼酸等药物可抑制 $Na^+$-$K^+$-$2Cl^-$ 同向转运体功能，使 NaCl 的重吸收受抑制，是强效利尿药。此外，髓袢升支粗段对水不通透，故小管液在该段流动时，随着 NaCl 的重吸收至组织间液，造成小管液内低渗而组织间液高渗。这种水盐重吸收分离的现象，有利于尿液的浓缩和稀释。

（3）远曲小管和集合管：此部位的 $Na^+$、$Cl^-$ 和水的重吸收可根据机体的水盐平衡的状态进行调节，其中 $Na^+$ 的重吸收主要受醛固酮调节，而水的重吸收主要受抗利尿激素的调节。远曲小管对水仍不通透，其上皮细胞的顶端膜中存在 $Na^+$-$Cl^-$ 同向转运体（$Na^+$-$Cl^-$ cotransporter，NCC），可主动重吸收 NaCl，进入胞内的 $Na^+$ 则通过基底侧膜中的钠泵泵出回收入血（图 3-9）。随着 NaCl 的重吸收，小管液的渗透压进一步降低。噻嗪类利尿剂可通过抑制 $Na^+$-$Cl^-$ 同向转运体而达到利尿的作用。

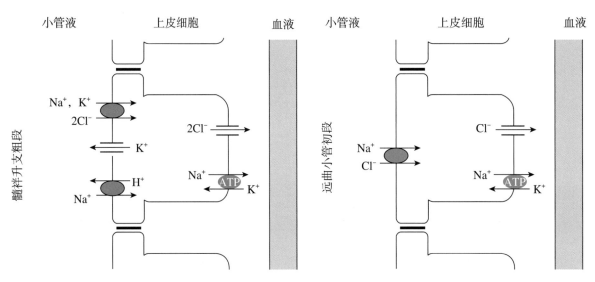

图 3-8　髓袢升支粗段对物质重吸收机制示意图　　　　图 3-9　远曲小管对 $Na^+$、$Cl^-$ 的重吸收

集合管上皮细胞分为主细胞（principle cell）和闰细胞（intercalated cell）两种类型。主细胞重吸收 NaCl 和水，分泌 $K^+$，而闰细胞主要分泌 $H^+$（图 3-10）。主细胞重吸收 $Na^+$ 主要通过顶端膜上的上皮钠通道（epithelial sodium channel，ENaC），小管液中 $Na^+$ 顺电化学梯度通过上皮钠通道进入胞内，然后再从基底侧的钠泵转运至细胞间液而被重吸收。$Na^+$ 的重吸收导致小管液中呈负电位，使得小管液中的 $Cl^-$ 顺电位差经细胞旁路被动重吸收，而细胞内的 $K^+$ 也顺电位梯度被分泌至管腔中。上皮钠通道的抑制剂阿米洛利可通过减少 $Na^+$ 和 $Cl^-$ 的重吸收，起到利尿的作用。

集合管对水的重吸收取决于主细胞对水的通透性。主细胞的顶端膜和胞质中的囊泡内含有水通道蛋白2，在抗利尿激素的作用下，囊泡中的水通道蛋白2整合到顶端膜上使顶端膜中水通道蛋白2数量增加，主细胞对水的通透性增大。进入细胞的水通过基底侧膜中的水通道蛋白3和水通道蛋白4进入细胞间液而被重吸收。

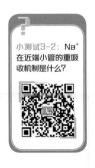
小测试3-2：$Na^+$ 在近端小管的重吸收机制是什么？

**2. $H^+$ 的分泌和 $HCO_3^-$ 的重吸收相耦联**　$HCO_3^-$ 是一种重要的碱性物质，它的重吸收对于机体酸碱平衡的维持具有重要意义。在正常情况下，肾小球滤过的 $HCO_3^-$ 几乎全部被重吸收，其中80% 由近端小管重吸收。血液中的 $HCO_3^-$ 以 $NaHCO_3$ 的形式存在，在滤过后则解离为 $Na^+$ 和 $HCO_3^-$。

在近端小管，$HCO_3^-$ 的重吸收与 $Na^+$-$H^+$ 交换密切相关（图 3-11）。进入小管液中的 $H^+$ 与 $HCO_3^-$ 结合成 $H_2CO_3$，在顶端膜上的碳酸酐酶作用下，$H_2CO_3$ 解离为水和 $CO_2$。脂溶性的 $CO_2$ 迅速过顶端膜进入细胞内，并在胞内碳酸酐酶的作用下与水结合为 $H_2CO_3$。$H_2CO_3$ 又解离为 $H^+$ 和 $HCO_3^-$，$H^+$ 通过 $Na^+$-$H^+$ 逆向转运再次进入小管液，胞内的大部分 $HCO_3^-$ 通过与其他离子同向转运的方式进入细胞间液，小部分 $HCO_3^-$ 则通过 $Cl^-$-$HCO_3^-$ 交换进入细胞间液。由此可见，近

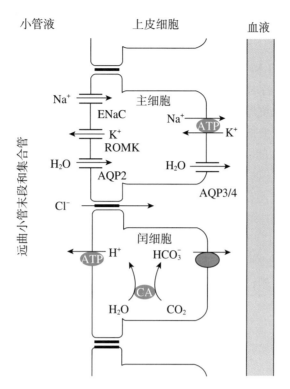

图 3-10　集合管对 $Na^+$、$Cl^-$ 的重吸收和 $H^+$、$K^+$ 的分泌

CA：碳酸酐酶

端小管对 $HCO_3^-$ 的重吸收是以 $CO_2$ 的形式进行的。由于小管液中 $CO_2$ 穿过顶端膜的速度明显高于 $Cl^-$ 的转运速度，因此 $HCO_3^-$ 的重吸收优先于 $Cl^-$ 的重吸收。近端小管是分泌 $H^+$ 的主要部位，$Na^+$-$H^+$ 交换是其主要方式，上皮细胞顶端膜中的 $H^+$-ATP 酶还可主动分泌小部分 $H^+$ 至小管液中。在髓袢升支粗段和远曲小管中 $HCO_3^-$ 的重吸收与近端小管中的机制相同。

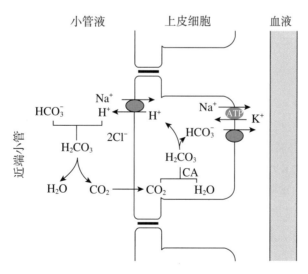

图 3-11　近端小管重吸收 $HCO_3^-$ 的机制示意图

CA：碳酸酐酶

在集合管中，闰细胞可通过其顶端膜中的 $H^+$ 泵和 $H^+$-$K^+$ 交换体将细胞内的 $H^+$ 主动分泌到小管液中。进入小管液中的 $H^+$ 与 $HCO_3^-$ 结合形成水和 $CO_2$，与 $HPO_4^{2-}$ 形成 $H_2PO_4^-$，还可与 $NH_3$ 形成 $NH_4^+$，从而降低小管液的 $H^+$ 浓度。肾小管和集合管的 $H^+$ 分泌量与小管液中的酸碱度有关。当

小管液的 pH 降低时，$H^+$ 分泌则减少。

**3. $NH_3$ 和 $NH_4^+$ 的分泌**　近端小管上皮细胞在代谢过程中，由一个谷氨酰胺分子生成 2 个 $NH_4^+$ 和 2 个 $HCO_3^-$。细胞内 $NH_4^+$ 可与 $NH_3+H^+$ 相互转换，保持平衡。$NH_4^+$ 可通过顶端膜上的 $Na^+$-$H^+$ 交换体（由 $NH_4^+$ 代替 $H^+$）进入小管液中，$NH_3$ 通过单纯扩散进入管腔，而 $HCO_3^-$ 则与 $Na^+$ 一起通过基底侧膜进入细胞间液而回收入血（图 3-12）。在集合管中，由于其对 $NH_3$ 的通透性高且小管液中 pH 较组织液低，细胞内的 $NH_3$ 容易向小管液扩散，并与 $H^+$ 结合形成 $NH_4^+$，然后进一步与小管液中的强酸盐（如 NaCl 等）的阴离子结合形成铵盐（如 $NH_4Cl$），再随尿液排出体外。而强酸盐的正离子（如 $Na^+$）则通过与 $H^+$ 交换进入上皮细胞中，再与 $HCO_3^-$ 一起回收入血。可见，$NH_3$ 的分泌过程不仅促进 $H^+$ 的排出，还促进 $NaHCO_3$ 的重吸收，因此具有"排酸保碱"的作用，成为肾调节机体酸碱平衡的一个重要机制。

在集合管，氨的分泌机制有所不同。集合管上皮细胞膜对 $NH_3$ 高度通透，而对 $NH_4^+$ 的通透性则较低，故细胞内生成的 $NH_3$ 以扩散方式进入小管液，与小管液中的 $H^+$ 结合形成 $NH_4^+$，并随尿排出体外。这一反应过程中，尿中每排出 1 个 $NH_4^+$ 可有 1 个 $HCO_3^-$ 被重吸收。

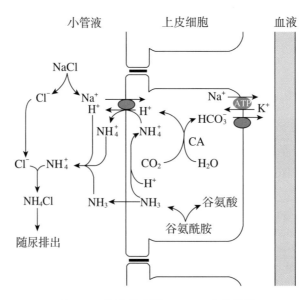

图 3-12　肾小管分泌 $NH_3/NH_4^+$ 的机制

**4. $K^+$ 的重吸收与分泌**　小管液中 $K^+$ 的重吸收主要在近端小管（占 65% ~ 70%）和髓袢（占 25% ~ 30%），并且重吸收比例较为固定，但机制不清。远曲小管和皮质集合管的上皮细胞既可重吸收 $K^+$，也可分泌 $K^+$，且重吸收和分泌的量受多种因素的调节。在钠泵的作用下，$K^+$ 不断被泵入细胞，细胞内的 $K^+$ 浓度较高，故 $K^+$ 可顺浓度梯度从顶端膜中的钾通道进入小管液。另一方面，该部位对 $Na^+$ 的重吸收造成小管液呈负电位，这种电位梯度也成为 $K^+$ 从细胞向管腔分泌的动力。尿中 $K^+$ 的排泄量由 $K^+$ 的摄入量决定。高钾饮食时，排出 $K^+$ 的量明显增多，而低钾饮食时，$K^+$ 的排出量减少，这有利于保持血钾浓度的稳定。但值得注意的是，在没有 $K^+$ 摄入时，由于细胞内 $K^+$ 浓度高，肾小管仍能分泌 $K^+$。所以，临床上对 $K^+$ 摄入不足的患者要注意补 $K^+$，以防低血钾的发生。

此外，$K^+$ 的分泌还与肾小管泌 $H^+$ 有关，两者之间存在竞争性抑制关系。当发生酸中毒时，小管上皮细胞中的 $H^+$ 浓度增高，肾泌 $H^+$ 增加，泌 $K^+$ 减少，可造成血 $K^+$ 浓度升高。相反，在发生碱中毒或用乙酰唑胺抑制碳酸酐酶时，上皮细胞内 $H^+$ 生成减少，肾泌 $H^+$ 减少，泌 $K^+$ 增加，可使血 $K^+$ 浓度降低。

**5. 葡萄糖的重吸收**　肾小球超滤液中葡萄糖的浓度与血糖浓度相同，但尿中几乎不含葡萄糖，提示滤出的葡萄糖全部被重吸收。实验表明，葡萄糖的重吸收仅发生在近端小管，特别是近端小管的前半段。因此，如果近端小管之后的小管液中仍存在葡萄糖，则尿中将出现葡萄糖。葡萄糖的重吸收是通过近端小管顶端膜上的 $Na^+$- 葡萄糖同向转运体（sodium-glucose cotransporter，SGLT），以继发性主动转运的方式进入细胞内，SGLT2 表达在近端小管 $S_1$ 和 $S_2$ 节段，负责滤过液中 90% 的葡萄糖重吸收；SGLT1 则表达在近端小管 $S_3$ 节段，负责滤过液中残余葡萄糖的重吸收。经顶端膜进入细胞的葡萄糖再在基底侧膜通过葡萄糖转运体 2（glucose transporter 2，GLUT2）转运到细胞间液。

　　由于 $Na^+$- 葡萄糖同向转运体的数量有限，近端小管对葡萄糖的重吸收有一定限度。当血糖浓度达 180 mg/100 ml 血液时，有的肾小管对葡萄糖的吸收已达到极限，尿中开始出现葡萄糖，此时的血浆葡萄糖浓度称为肾糖阈（renal glucose threshold）。不同肾单位的肾糖阈并不完全相同。在血糖浓度继续升高时，尿中的葡萄糖浓度也随之升高；当血糖浓度达到 300 mg/100 ml 血液时，全部肾小管对葡萄糖的重吸收都达到或超过了近端小管对葡萄糖的最大转运率（maximal rate of glucose transport，$T_m$），这时每分钟葡萄糖的滤过量达两肾葡萄糖重吸收的极限量，则尿中葡萄糖排出量将随着血糖浓度的升高而平行增加（图 3-13）。成年人两肾葡萄糖重吸收的极限量，男性为 375 mg/min，女性为 300 mg/min。达格列净、恩格列净和卡格列净等 SGLT2 抑制剂或 SGLT2 和 SGLT1 双靶点抑制剂索格列净，可通过抑制近端小管对葡萄糖的重吸收来降低血糖，治疗糖尿病。

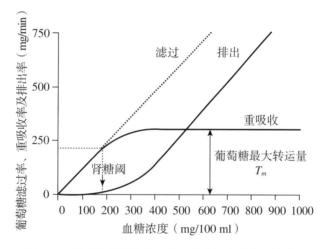

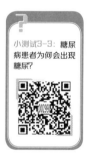

图 3-13　肾对葡萄糖的重吸收和排泄与血糖浓度的关系

　　**6. 其他物质的重吸收和分泌**　氨基酸的重吸收也几乎在近端小管的前半段，重吸收机制与葡萄糖类似，通过 $Na^+$- 氨基酸同向转运体以继发主动转运的方式进入细胞，在通过基底侧膜上的氨基酸转运体通过易化扩散的方式进入组织间液，最后回到血液。小管液中 $HPO_4^{2-}$、$SO_4^{2-}$ 的重吸收也与 $Na^+$ 的同向转运有关。体内的代谢产物如肌酐，可通过肾小球滤出，也可被肾小管和集合管重吸收（少量）和分泌。蛋白质的代谢产物尿素经肾小球滤过进入小管液中，在近端小管约 50% 被重吸收；在肾小管和集合管，由于部分节段存在尿素通道使其对尿素有通透性，造成尿素在肾内再循环，排出的量与机体状态有关，在有抗利尿激素存在的情况下，滤出的尿素约 40% 随尿液排出（详见第五节）。此外，进入体内的异物，如青霉素、酚红和大多数利尿药等，由于与血浆蛋白结合而不能被肾小球滤过，但均可在近端小管被主动分泌到小管液中而排出体外。

　　肾小管与集合管的重吸收和分泌功能总结如图 3-14 所示。

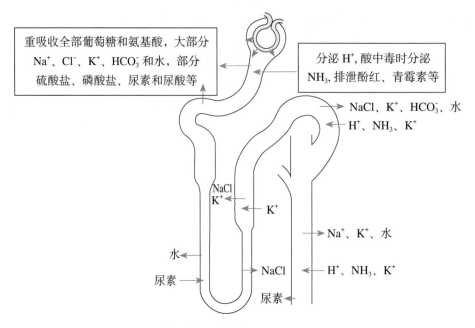

图 3-14　肾小管和集合管的重吸收和分泌示意图

## 小 结

肾小管和集合管的物质转运包括重吸收和分泌，具有高度的选择性。

近端小管重吸收超滤液中 65%～70% 的 $Na^+$，髓袢降支细段对 $Na^+$ 通透性差，髓袢升支细段 NaCl 被动扩散到组织间液，髓袢升支粗段通过 $Na^+$-$K^+$-$2Cl^-$ 同向转运体重吸收 $Na^+$，远曲小管通过 NCC 重吸收 $Na^+$，集合管通过上皮钠通道重吸收 $Na^+$。近端小管和髓袢降支细段通过水通道蛋白 1 重吸收水。集合管通过顶端膜的水通道蛋白 2 和基底膜的水通道蛋白 3/ 水通道蛋白 4 协同完成重吸收水。

葡萄糖和氨基酸只能在近端小管被主动重吸收。两者重吸收均需要 $Na^+$。近端小管吸收葡萄糖有一定的限度，当达血糖浓度达 180 mg/100 ml 血液时，尿中开始出现葡萄糖，尿中开始出现葡萄糖时的血糖浓度称为肾糖阈。

近端小管、远端小管和集合管均可分泌 $H^+$、$NH_4^+$ 或 $NH_3$。肾泌 $H^+$ 和 $NH_4^+$ 与 $HCO_3^-$ 的重吸收相耦联。尿中排出的钾主要是由远端小管和集合管的主细胞通过肾钾通道肾外髓钾离子（ROMK）所分泌的，受血钾、醛固酮和肾小管泌 $H^+$ 等调控。肾近端小管可以吸收 40%～50% 肾小球滤过的尿素。肾小管和集合管部分节段通过尿素通道（UT）增加该节段对尿素的通透性，存在肾内尿素再循环，参与尿液的浓缩和稀释。

（李春凌）

## 第四节　尿液的浓缩和稀释

肾小球滤过液经肾小管和集合管重吸收和分泌后形成终尿。随着机体水盐平衡状态的改变，尿液渗透压出现浓缩或稀释的情况，因此，尿液的渗透压可高于血浆渗透压或低于血浆渗透压，分别称为高渗尿（hyperosmotic urine）和低渗尿（hypoosmotic urine）。尿液的渗透压可波动于

50 ～ 1200 mOsm/(kg·H₂O)。当机体缺水时，尿液浓缩，尿渗透压增加，减少水的排出；当体内水过多时则通过排出低渗尿，在减少电解质丢失的情况下，排出过多的水。

超滤液从肾小球生成后基本与血浆等渗透压 [300 mOsm/(kg·H₂O)]，小管液流经近端小管时，溶质的重吸收和水的重吸收基本是等比例进行的。因而近端小管节段小管液仍然保持在 300 mOsm/(kg·H₂O) 左右。而到了髓袢升支粗段以后的肾小管节段，溶质被主动的选择性重吸收，改变小管液的渗透压。髓袢升支粗段通过 Na⁺-K⁺-2Cl⁻ 同向转运体主动重吸收小管液中的溶质，而对水不通透不易重吸收，因而小管液进入远端小管时渗透压低于血浆渗透压。

# 一、尿液的浓缩

小管液中的溶液被重吸收而溶质仍留在小管液中造成尿液浓缩。尿液浓缩的两个前提条件：肾髓质高渗透梯度和抗利尿激素促进水的重吸收。人类肾能将尿液渗透压浓缩到 1200 ～ 1400 mOsm/(kg·H₂O)，为血浆渗透压的 4 ～ 5 倍。

用冰点降低法测定鼠肾的渗透压，观察到肾皮质部的组织间液渗透浓度与血浆的渗透压之比为 1.0，说明二者是等渗的。而随着由髓质外层向乳头部深入，渗透压逐渐升高，髓质部组织间液与血浆的渗透浓度之比分别为 2.0、3.0、4.0（图 3-15）。这表明髓质渗透压从髓质外层向肾乳头部深入而不断升高，具有明确的渗透梯度。肾髓质渗透梯度是水重吸收的动力。髓质的渗透梯度的建立是浓缩尿的必要条件。髓袢是形成髓质渗透梯度的重要结构，髓袢越长，浓缩能力越强。

有抗利尿激素存在时，集合管对水通透性增加。小管液从外髓集合管向内髓集合管流动时，由于渗透作用水不断进入高渗的组织间液，使小管液不断被浓缩而变成高渗液。最后尿液的渗透浓度可高达 1200 mOsm/(kg·H₂O)，形成浓缩尿。

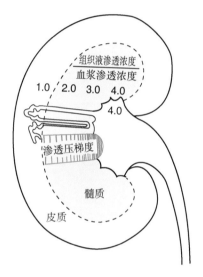

图 3-15 肾髓质渗透压梯度
线条越密，表示渗透压越高

（一）肾髓质渗透压梯度的形成与维持

**1. 肾髓质渗透压梯度的形成** 髓袢的形态和功能特性是形成肾髓质间液渗透浓度梯度的前提条件。常用逆流交换（countercurrent exchange）产生逆流倍增（countercurrent multiplication）现象解释肾髓质间液高渗透浓度梯度形成的原理。

由于髓袢的 U 形结构、髓袢和集合管各段对水和溶质的通透性和重吸收不同，以及髓袢和集合管小管液的流动方向，肾可通过逆流倍增机制建立从外髓部至内髓部间液由低到高的渗透浓度梯度。

（1）髓袢和集合管的结构排列："逆流"是指两个并行管道中液体流动方向相反。小管液从近端小管经髓袢降支向下流动，折返后经髓袢升支向相反方向流动，再经集合管向下流动，最后进入肾小盏（图 3-16 A）。髓袢和集合管的结构排列构成逆流系统。

（2）髓袢和集合管各段对水和溶质的通透性和重吸收不同（表 3-2）：在近端小管，水和各种溶质都可以进行选择性的重吸收，故小管液中的渗透压接近血浆渗透压，为 300 mOsm/(kg·H₂O)。

逆流倍增系统的原理如图 3-16 所示，含有 NaCl 的等渗液体 [300 mOsm/(kg·H₂O)] 从甲管流进，通过折返流入乙管，然后从反向流出，构成逆流系统——类似肾中 U 形的髓袢；U 形管周围充满了等渗溶液——类似于肾髓间质的组织液。在图 3-16 A 所示的逆流系统中，初始状态降支和升支小管液及小管周围液体都为等渗；当 U 形管升支上端存在对 NaCl 从内向外的主动转运时，

U形管升支中的小管液渗透压降低，而小管升支周围液体中的渗透压将增加，U形管降支对水通透、对NaCl不通透，小管液中的水向管周转移，从而使降支小管液中的渗透压增加（图3-16 B）。由于U形管降支小管开口处源源不断地接受等渗NaCl液体的灌注，随着降支小管中液体的下行，管腔中水分不断被转运至周围液体中，小管液NaCl集聚越来越多，使得渗透压不断增加，结果是在U形管周围形成了自上而下渗透压不断增加的渗透压梯度（图3-16 C）。

表3-2　髓袢、远曲小管和集合管的通透性

| 节段 | 水 | NaCl | 尿素 |
| --- | --- | --- | --- |
| 髓袢降支细段 | 高度通透 | 不易通透 | 部分通透 |
| 髓袢升支细段 | 不通透 | 高度通透 | 不通透 |
| 髓袢升支粗段 | 不通透 | 不易通透，但主动重吸收 | 不通透 |
| 远曲小管 | 不通透 | 不易通透，但主动重吸收 | 不通透 |
| 集合管 | 有抗利尿激素时高度通透 | 不易通透，但主动重吸收 | 皮质和外髓部不通透，内髓末段高度通透 |

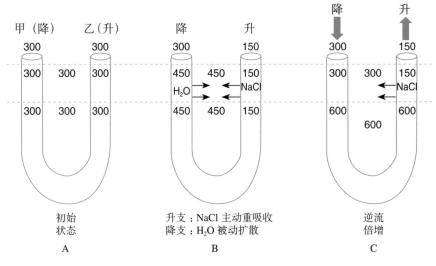

图3-16　逆流倍增

肾小管各段对水通透性不同，对溶质的通透性也不相同（表3-2）。

1）髓袢降支细段：当等渗的小管液流入髓袢降支细段时，小管液中的水通过上皮细胞中的水通道蛋白1不断地被重吸收进入组织间液。而这段肾小管对NaCl却相对不通透，同时髓质的组织间液高浓度的尿素则通过尿素通道A2从组织间液进入小管腔，这样就使小管液从上至下形成一个逐渐升高的浓度梯度，至髓袢折返处，管内液体的渗透压达到峰值。

2）髓袢升支细段：高渗的小管液从降支细段折返进入髓袢升支细段，这段肾小管对水不通透，对NaCl可通透。由于小管液中NaCl浓度较高，结果NaCl被动重吸收至髓质的组织间液，增加内髓部的渗透浓度。

3）髓袢升支粗段：小管液流经髓袢升支粗段时，上皮细胞通过$Na^+$-$K^+$-$2Cl^-$同向转运体主动重吸收NaCl，使外髓部组织间液NaCl堆积，髓袢升支粗段对水并不通透，外髓部组织间液渗透浓度升高。髓袢升支粗段通过$Na^+$-$K^+$-$2Cl^-$同向转运体对NaCl的主动重吸收是逆流倍增机制中最重要的一个环节。NaCl是维持肾外髓部高渗透压浓度的重要物质。

4）远曲小管：远曲小管上皮细胞可通过NCC对NaCl进行重吸收，而对水不通透，小管液的渗透浓度降至最低。

5）集合管：通过上皮钠通道对 Na⁺ 进行重吸收，通过水通道蛋白 2、水通道蛋白 3 和水通道蛋白 4 对水进行重吸收。皮质部和外髓部集合管对尿素没有通透性，随着水的重吸收，小管液中的尿素浓度不断升高；达到内髓部后，上皮细胞通过尿素通道 A1 和尿素通道 A3 使尿素重吸收进入内髓部组织间液，增加内髓部间液的渗透浓度。所以内髓部组织间液高渗是由 NaCl 和尿素共同形成的（各占 50%）。

持续滤过推动小管液从髓袢到集合管，进而向肾乳头方向流动，促进了肾建立从外髓部至内髓部组织间由低到高的渗透浓度梯度，机体形成浓缩的尿液。

**2. 肾髓质渗透压梯度的维持** 肾髓质间液高渗的建立主要是由于 NaCl 和尿素在小管外组织间液中积聚。这些物质能持续滞留在该部位而不被循环血液带走，只把组织间液中多余的水钠带走，才能维持肾髓质间液的高渗环境，这与直小血管的逆流交换作用密切相关。直小血管的降支和升支是并行的血管，与髓袢相似，在髓质中形成逆流系统。直小血管壁对水和溶质都高度通透。在直小血管降支进入髓质处，血浆渗透浓度接近 300 mOsm/(kg·H₂O)，当血液沿直小血管降支向髓质深部流动时，在任一平面的组织间液渗透浓度均比直小血管内血浆渗透浓度高，故组织间液中的溶质顺浓度差向直小血管内扩散，而直小血管内的水则顺渗透压差进入组织间液，使直小血管降支内各段血浆的渗透压与同一水平面髓质间隙之间趋于平衡。愈向内髓部深入，直小血管中血浆的渗透浓度越高，在折返处，其渗透浓度达最高值，约 1200 mOsm/(kg·H₂O)。当血液在直小血管升支内流动时，由于血浆渗透压比同一水平髓质间隙的渗透压要高，使得血液中的溶质扩散进入髓质间液，而髓质间液的水则渗入升支的血液。逆流交换过程仅将髓质间液中多余的溶质和水带回循环血液，这样溶质（主要是 NaCl 和尿素，尿素可以通过自身特异的直小血管尿素循环机制，详见前文）就可连续地在直小血管降支和升支之间循环，有利于髓质间液高渗透压的维持（图 3-17）。

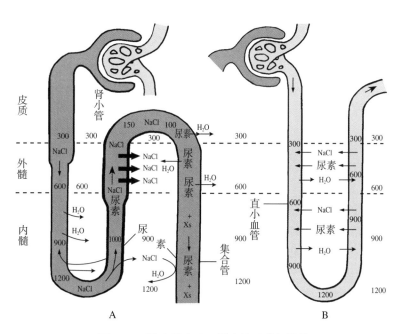

图 3-17　肾髓质渗透压梯度的形成与维持

（A）肾小管各段与集合管对水和溶质的通透能力的差异是形成髓质渗透压梯度的基础；（B）直小血管在维持髓质渗透压梯度中起的作用。图中数字为渗透压值，单位：mOsm/(kg·H₂O)

应当强调直小血管维持髓质间液高渗梯度的作用是流量依赖的。正常条件下髓质血流量减少、流速较慢，有利于 Na⁺ 和尿素在直小血管升支和降支中循环。如果直小血管的血流量增加、流速加快，会导致髓质渗透梯度的减小，从而影响尿液的浓缩。

## （二）集合管对水的通透性

髓质高渗是小管液中水重吸收的动力，但重吸收的量则取决于集合管对水的通透性。抗利尿激素是决定集合管上皮细胞对水通透性的关键激素。抗利尿激素分泌增加，集合管上皮细胞对水的通透性增加，水重吸收的量增加，小管液的渗透浓度就升高，即尿液被浓缩。当抗利尿激素分泌减少，集合管上皮细胞对水的通透性降低，水重吸收的量减少，远曲小管的低渗小管液得不到浓缩；同时，集合管还主动重吸收 NaCl，使尿液的渗透浓度进一步降低，即尿液被稀释。

## 二、尿液的稀释

知识拓展：尿崩症

小管液中的溶质被重吸收而水不易被重吸收造成尿液的稀释。当体内水过多抑制抗利尿激素释放时，集合管对水的重吸收很少，此时小管液流经集合管 $Na^+$ 和 $Cl^-$ 继续通过小管上皮细胞顶端膜 ENaC 重吸收，小管液渗透压进一步的降低。尿液渗透压可低至 50 mOsm/(kg·$H_2O$)，通过尿液稀释形成低渗尿。如果由于外伤或手术等因素损伤下丘脑，可能造成抗利尿激素缺乏，出现尿崩症。

肾的尿浓缩和尿稀释能力，在维持体液平衡和渗透压恒定中有极为重要的作用。

## 小　结

尿液的浓缩受两个因素影响：肾髓质渗透浓度梯度的形成和抗利尿激素调节水通道蛋白 2 促进水的重吸收。髓袢的形态和功能特性是形成肾髓质渗透浓度梯度的重要条件。在抗利尿激素的作用下，集合管主细胞顶端膜上的水通道蛋白 2 的数目增加，水的重吸收增加，尿量减少，渗透压升高形成高渗尿。直小血管在髓质中形成 U 形袢状结构。直小血管壁对水和溶质都有高度通透性。在直小血管通过逆流交换，只带走少量的溶质，使得髓质高渗得以维持。

（李春凌）

# 第五节　尿生成的调节

机体对尿生成的调节包括对肾小球滤过功能和肾小管重吸收及分泌的调节，通过调节改变尿液的成分和量，从而维持机体内环境相对稳定。在正常情况下，肾通过自身调节机制保持肾血流相对稳定，从而使肾小球滤过率和终尿的生成量保持相对恒定。此外，在整体状态下，尿生成的全过程都受神经和体液因素的调节，并且神经调节与体液调节之间有着密切的联系，各种体液因素之间也存在相互影响。

## 一、肾内自身调节

在正常情况下，机体对肾血流量和肾小球滤过率，以及肾小管的重吸收都存在自身调节（autoregulation）。

### （一）维持肾血流量和肾小球滤过率稳定的调节

当肾动脉灌注压在 80 ~ 180 mmHg 的范围内发生变化时，肾血流量能通过自身调节维持相对稳定，稳定的肾血流量为肾小球滤过率保持相对恒定提供了前提和保障。

### （二）小管液的流量和成分对肾小管重吸收的调节

肾小管的重吸收可因为小管液的流量和成分的改变而发生相应的改变，其中包含自身调节机制。

1. 球 - 管平衡　当肾小球滤过率增大时，肾小管（主要是近端小管）对溶质（特别是 $Na^+$）和水的重吸收率也增大；而肾小球滤过率减少时，近端小管对 $Na^+$ 和水的重吸收率也减少。因此，近端小管对溶质和水的重吸收可随肾小球滤过率的变化而改变。实验证明，近端肾小管的重吸收率始终占肾小球滤过率的 65% ~ 70%，即近端小管是定比重吸收，这种现象称为肾小球 - 肾小管平衡（glomerulo-tubular balance），简称球 - 管平衡。

球 - 管平衡的机制主要与肾小管周围毛细血管压和血浆胶体渗透压改变有关。近端小管周围毛细血管内的血液直接来源于肾小球的出球小动脉，在肾血流量不变的前提下，当肾小球滤过率增加时（如出球小动脉阻力增加而入球小动脉阻力不变，此时肾小球滤过分数增大），出球小动脉之后的近端小管管周毛细血管内血量减少、血压下降，而血浆胶体渗透压增加，有利于小管旁组织间液的水进入毛细血管，使近端小管对 $Na^+$ 和 $H_2O$ 的重吸收增加；而当肾小球滤过率减少时则发生相反的变化，近端小管对 $Na^+$ 和水的重吸收量减少。所以，无论肾小球滤过率增加还是减少，近端小管对 $Na^+$ 和水重吸收最终保证为肾小球滤过率的 65% ~ 70%。

在正常情况下，进入近端小管上皮细胞内的 $Na^+$ 经基底侧膜上的钠泵被泵出细胞，进入组织间隙，进而与 $Na^+$ 耦联转运的葡萄糖和氨基酸等溶质也进入细胞间隙，使细胞间隙中的渗透压升高，通过渗透作用，水便进入细胞间隙。由于上皮细胞间存在紧密连接，故细胞间隙内的静水压升高，一方面可促使 $Na^+$ 和水进入毛细血管而被重吸收，另一方面也有少量 $Na^+$ 和水通过紧密连接回漏到小管腔内，这一现象称为泵 - 漏现象。因管周毛细管压增加或管周毛细管胶体渗透压降低导致管周毛细管重吸收减少时，则通过小管上皮细胞的紧密连接回漏到小管腔的溶质和水的量增加，从而减少对溶质和水的净的重吸收（图 3-18）。可见泵 - 漏现象也参与了球 - 管平衡的形成机制。

球 - 管平衡具有重要生理意义，它使尿中排出的溶质和水不会因肾小球滤过率的变化而出现大幅度变化，保持尿量和尿钠排出量的相对稳定。例如，当肾小球滤过率为 125 ml/min 时，终尿量约 1 ml/min。而如果没有球 - 管平衡，则当肾小球滤过率增至 126 ml/min 时，仅增加 0.8%，终尿量可增加 1 倍为 2 ml/min，尿 $Na^+$ 排出量也增加 1 倍。反之，肾小球滤过率减至 124 ml/min 时，终尿量可减少为 0.5 ml/min。球 - 管平衡在某些情况下可被破坏，如当小管液中某些溶质的浓度增加导致发生渗透性利尿时，虽然肾小球滤过率不变，但近端小管重吸收减少，尿量和尿 $Na^+$ 排出明显增多。

2. 小管液中溶质的浓度影响肾小管重吸收　肾小管液中溶质浓度所形成的渗透压，是对抗肾小管重吸收水的力量，因为肾小管内、外的渗透压差是水重吸收的动力。当小管液中某些溶质的浓度增加使渗透压升高，可减少近端小管对水的重吸收，小管液中 $Na^+$ 浓度因部分水保留而被稀释降低，$Na^+$ 重吸收降低，最终使尿量增加，$Na^+$ 排出量增多。由于小管液中溶质浓度升高而使水的重吸收减少导致尿量增多的现象，称为渗透性利尿（osmotic diuresis）。例如，糖尿病患者由于血糖浓度较高超过肾糖阈，造成肾小管液中含有未被重吸收的葡萄糖，小管液渗透浓度升高，使水和 NaCl 重吸收减少，不仅尿量增多，尿中还出现葡萄糖。临床上利用这一原理，给患者静脉滴注甘露醇（mannitol）和山梨醇（sorbitol）等可被肾小球自由滤过而不被肾小管重吸收的物质引起渗透性利尿的效应，如治疗脑水肿或青光眼，以降低颅内压或眼内压。

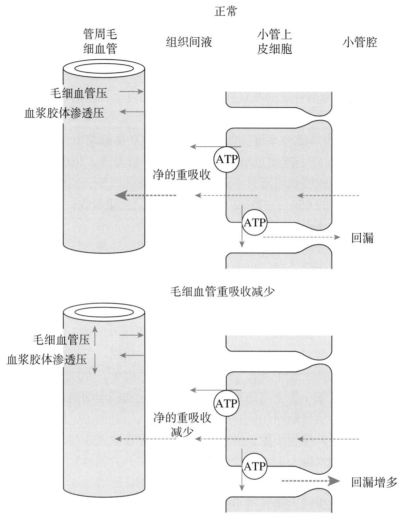

图 3-18　Na⁺ 的主动重吸收泵 - 漏现象模式图

（修改自 Textbook of Medical Physiology，2020）

## 二、神经调节

实验证明，肾交感神经不仅支配肾血管，还支配肾小管上皮细胞和球旁细胞，对肾小管的支配以近端小管、髓袢升支粗段和远曲小管为主。

当运动、高温、大出血、缺氧或剧痛等因素引起肾交感神经兴奋时，释放去甲肾上腺素，通过下列三种方式调节尿液的生成：①激活肾血管平滑肌 α 受体，引起肾血管收缩而减少肾血流量。入球与出球小动脉收缩（以入球小动脉收缩为主），导致肾小球毛细血管血浆流量减少，使毛细血管血压下降，有效滤过压降低，GFR 降低。②激活 α 受体后引起近端小管和髓袢上皮细胞重吸收水和 NaCl 增多，其机制与增强肾小管上皮细胞基底侧膜上 Na⁺-K⁺-ATP 酶活性，进而促进各种与 Na⁺ 耦联转运体活性导致重吸收增多有关。③激活 β 受体引起球旁细胞释放肾素，通过增加循环血液中血管紧张素 Ⅱ 和醛固酮的浓度，使肾小管和集合管对 NaCl 和水的重吸收增多，尿液生成减少，以保证重要器官的血液供应。

肾交感神经活动受许多因素的影响，并通过反射实现对肾功能的调节。例如，循环血量增加，可以刺激心肺感受器或容量感受器，反射性抑制交感神经的活动，肾交感神经活动抑制后导致肾血流量增多，肾排钠、排水增多以维持机体细胞外液量的稳定；动脉血压增高，可以通过压力感受器反射，减弱交感神经活动，使尿钠排出量和尿量增多。当机体出现功能紊乱，如严重失血时，机体处于应激状态，肾交感神经兴奋，通过上述作用途径减少肾血流、减少尿生成，有利于维持血容量，以保证重要器官的血供。

此外，肾也有丰富的感觉传入神经支配，主要分布在肾盂区域，感受肾盂壁的牵张变化和（或）尿液中化学成分的改变，其神经纤维走行于肾神经内，通过中间神经元换元后投射到与心血管调节相关的中枢神经系统，包括延髓孤束核、延髓头端腹外侧区、穹窿下器官和下丘脑室旁核。肾传入感觉神经释放的神经递质包括 P- 物质和降钙素基因相关肽。

实验证明，电刺激家兔肾传入神经可导致支配肾、颈和心脏的交感神经活动减弱，动脉血压降低。如果牵拉大鼠肾盂壁或肾静脉壁，可兴奋同侧的肾传入神经，导致双侧肾交感传出神经受到抑制而引起尿钠、尿量排出增加，这即为肾 - 肾反射（renorenal reflex）。如果去除双侧肾传入神经则可阻断尿钠排出增加的效应。肾 - 肾反射利钠利尿的特性提示该反射通过改变尿液中钠和水的排出量参与对机体钠和水平衡的调节。肾传入神经对同侧和对侧肾交感神经传出活动都具有紧张性抑制作用，当体内钠和水含量增多时（如高钠饮食），肾 - 肾反射活动会增强。肾交感传出神经可以调节肾传入神经的反应性，当肾交感传出神经活动（efferent renal sympathetic nerve activity，ERSNA）增强时可促进肾传入神经活动（afferent renal nerve activity，ARNA），进而通过肾 - 肾反射抑制肾交感神经的活动。

## 三、体液调节

机体对细胞外液的容量及电解质含量的精细调节需要肾能控制排出不同量的溶质和水分，甚至有时需单独调控某一种物质的分泌或重吸收。在整体状态下，尿生成的全过程，包括肾小球的滤过、肾小管和集合管的重吸收和分泌都受体液因素的调节。表3-3 总结了抗利尿激素、血管紧张素Ⅱ、醛固酮和心房利尿钠肽这 4 种激素在肾的主要作用部位和主要效应。

表 3-3 各种激素对肾功能的调控作用

| 激素 | 作用部位 | 效果 |
|---|---|---|
| 抗利尿激素 | 集合管 | 促进 $H_2O$ 重吸收 |
| 血管紧张素Ⅱ | 小动脉、近端小管上皮细胞 | 小动脉收缩<br>促进 $Na^+$、$H_2O$ 重吸收 |
| 醛固酮 | 远曲小管、集合管 | 促进 $Na^+$、$H_2O$ 重吸收<br>$K^+$ 分泌 |
| 心房利尿钠肽 | 小动脉、远端小管和集合管 | 小动脉舒张<br>抑制 $Na^+$、$H_2O$ 重吸收 |

### （一）抗利尿激素

1. 抗利尿激素（antidiuretic hormone，ADH）的产生和作用机制 抗利尿激素也称血管升压素（vasopressin，VP），是一种九肽激素。在人和某些哺乳动物，其第 8 位氨基酸残基为精氨酸，故又称精氨酸（血管）升压素（arginine vasopressin，AVP）。在下丘脑的视上核、室旁核部位的神经元胞体内先合成血管升压素的前体（包括血管升压素、运载蛋白和糖肽），前体被包装在分泌颗粒中，分泌颗粒以轴浆流动的形式沿轴突（下丘脑 - 垂体束）被运送至神经垂体贮存。在运输过程中，血管升压素与运载蛋白分离并储存在颗粒中，直至在适宜刺激下由神经垂体释放入血，经血液循环运送到靶器官，通过与靶器官细胞的受体结合而发挥生理效应。抗利尿激素的受体有 $V_1$ 和 $V_2$ 两种。$V_1$ 受体分布于血管平滑肌，被激活后可引起平滑肌收缩，血流阻力增大，血压升高；$V_2$ 受体主要分布在集合管主细胞基底侧膜，属于 G 蛋白偶联受体，被激活后增加肾小管对水的重吸收，浓缩尿液。此外，抗利尿激素还能增加内髓部集合管对尿素的通透性，有助于提高内髓部细胞间液渗透浓度，增加对水的重吸收，有利于尿液的浓缩。

水通道蛋白 2（aquaporin2，AQP2）是调节肾集合管对水通透性的关键蛋白，主要受抗利尿激素调节。当抗利尿激素与肾主细胞基底侧膜 $V_2$ 受体结合后，可通过兴奋性的 G 蛋白激活腺苷酸环化酶，使胞内环磷酸腺苷（cAMP）增加，进而激活蛋白激酶 A 使某些蛋白发生磷酸化，导致位于管腔膜附近的含有水通道蛋白 2 的囊泡转移并镶嵌到细胞的管腔膜上，增加管腔膜上水通道的数量，从而增加膜对水的通透性。小管液中的水重吸收进入细胞内，随即通过表达在基底侧膜的水通道蛋白 3 和水通道蛋白 4（不受抗利尿激素的调控）的作用，进入组织间隙，最后被重吸收入血（图 3-19）。这个过程可以在几分钟内发生，持续几个小时。一旦刺激消失，管腔膜上的水通道向胞膜的衣被凹陷处集中，衣被凹陷进一步向胞质侧凹入，与细胞膜脱离形成囊泡进入胞浆，导致管腔膜上的部分水通道消失，管腔膜对水的通透性下降。抗利尿激素水平升高后，对集合管还存在长期调节（几个小时到几天的时间）效应，能增加水通道蛋白 2 基因的转录及蛋白的合成，细胞内的水通道蛋白 2 分子数量增多。因此，抗利尿激素通过调节集合管主细胞水通道蛋白 2 的蛋白表达量和转位，调节集合管对水的通透性，从而影响尿量和尿渗透压。

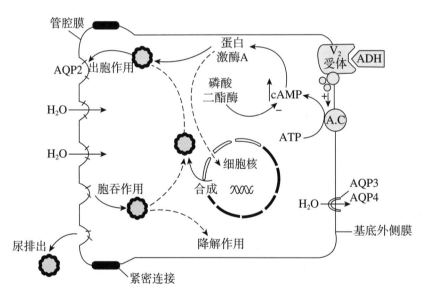

图 3-19　抗利尿激素作用机制模式图

## 框 3-1　水通道蛋白

　　水通道蛋白是一种位于细胞膜上高效转运水分子的特异通道蛋白。水分子在没有水通道蛋白协助的情况下可以缓慢的跨膜扩散，而水通道蛋白可以使水分子快速地流出或流入细胞膜，帮助细胞调整胞内渗透压。

当体内抗利尿激素合成和释放减少，如创伤、感染或者手术引起的下丘脑、垂体柄和垂体后叶损伤，会导致集合管对水的通透性降低，水的重吸收减少，出现大量的稀释尿，尿量可超过15 升 / 天，称为中枢性尿崩症（central diabetes insipidus）；而如果是肾小管上皮细胞无法对抗利尿激素作出反应，尽管此时抗利尿激素水平正常或偏高，同样也可导致尿量明显增加，尿渗透压降低，称之为肾性尿崩症，例如集合管主细胞的 $V_2$ 受体缺陷（X 染色体连锁的肾性尿崩症，X -linked nephrogenic diabetes insipidus）。两种尿崩症都需要补充大量的水分以防止脱水的发生。可以通过注射抗利尿激素类似物以区别中枢性和肾性尿崩症，如果注射后，尿量没有减少，尿渗透浓度没有增加，则提示为肾性尿崩症。

　　2. 抗利尿激素分泌的调节　　血浆晶体渗透压升高和循环血量减少是抗利尿激素释放的两个主要调节因素（图 3-20）。

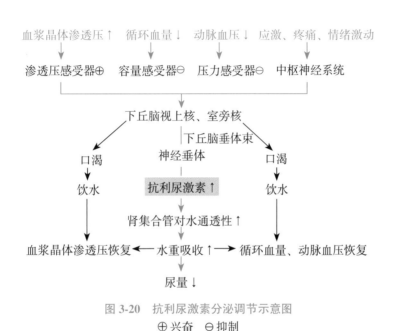

图 3-20　抗利尿激素分泌调节示意图
⊕兴奋　⊖抑制

　　（1）血浆晶体渗透压的改变：在正常生理状态下，血浆晶体渗透压是调节抗利尿激素分泌最重要的因素。正常人血浆渗透压为 280 ～ 290 mOsm/（kg·$H_2O$），血浆渗透压只要升高 1% ～ 2%，就能兴奋下丘脑前部室周器中的渗透压感受器（osmoreceptor），刺激邻近的视上核和室旁核神经元分泌抗利尿激素（图 3-21）。渗透压感受器对不同溶质引起的血浆晶体渗透压升高的敏感性有差异，对 $Na^+$ 和 $Cl^-$ 形成的渗透压变化最为敏感，静脉注射甘露醇和蔗糖也能刺激渗透压感受器，而对葡萄糖或尿素的敏感性较弱。

　　大量出汗、严重呕吐或腹泻、高热等情况可引起机体失水多于溶质的丢失，导致血浆晶体渗透压升高，视上核及其周围区域渗透压感受器受到刺激，促进抗利尿激素的合成和释放，集合管上皮细胞管腔膜对水通透性增加，水的重吸收增多，尿液浓缩，尿量减少。相反，当大量饮清水后，血液被稀释，血浆晶体渗透压降低，引起抗利尿激素分泌减少，集合管对水的重吸收减少，尿液稀释，尿量增加。正常人一次饮用 1000 ml 清水后，约过 30 分钟尿量就开始增加，到第 1 小时末尿量可达最高峰，2 ～ 3 小时后尿量恢复到原水平。如果饮用的是 1000 ml 生理盐水，则排尿量不出现饮清水后那样的变化（图 3-22）。饮用大量清水后引起尿量增多的现象，称为水利尿（water diuresis），临床上可利用此现象来检测肾的稀释能力。

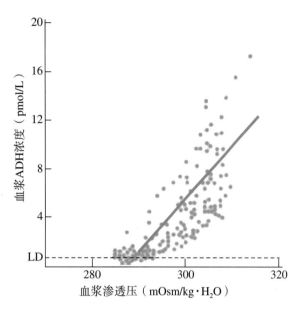

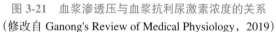

图 3-21 血浆渗透压与血浆抗利尿激素浓度的关系
（修改自 Ganong's Review of Medical Physiology，2019）

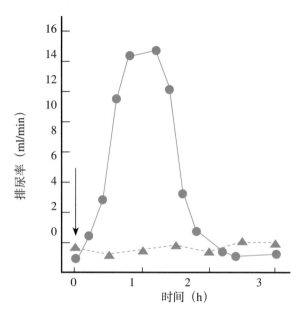

图 3-22 一次饮 1 L 清水（实线）和饮 1 L 生理盐水
（虚线）后的排尿率
箭头表示饮水时间

（2）循环血量的改变：是调节抗利尿激素释放的另一个重要因素。参与调节的感受器主要位于心房和肺循环大血管壁内，对心房、心室或肺循环大血管的机械牵张刺激敏感，是一种容量感受器。正常生理状态下，心肺感受器接收信息经迷走神经传入下丘脑，紧张性地抑制抗利尿激素的释放。当失血等原因使循环血量减少时，静脉回心血量降低，对心肺感受器的刺激减弱，经迷走神经传入至下丘脑的冲动减少，对抗利尿激素释放的抑制作用被减弱或消除，故抗利尿激素释放增加；反之，当循环血量增多时，静脉回心血量增加，可刺激心肺感受器，抑制抗利尿激素释放。动脉血压的改变也可通过压力感受性反射对抗利尿激素的释放进行调节。当动脉血压在正常范围时（平均压为 100 mmHg），压力感受器传入冲动对抗利尿激素的释放起抑制作用，当动脉血压低于正常水平时，这种抑制作用减弱，抗利尿激素释放增加，通过减少尿量有助于血容量和血压的恢复。

中枢接受细胞外液渗透浓度和容量信息后，通过改变抗利尿激素的释放量，并继而改变尿量，以维持细胞外液渗透浓度和容量的稳态。心肺感受器和压力感受器在调节抗利尿激素释放中的敏感性要低于渗透压感受器，一般需要循环血量或动脉血压降低 5% ～ 10% 以上时，才能刺激抗利尿激素释放；而血浆晶体渗透压只上升 1% 就可以引起抗利尿激素分泌增加。但循环血量或动脉血压降低时，可降低引起抗利尿激素释放的血浆晶体渗透浓度阈值，渗透压感受器对相应刺激更敏感；反之，当循环血量或动脉血压升高时，可升高引起抗利尿激素释放的血浆晶体渗透浓度阈值，降低渗透压感受器的敏感度。

此外，下丘脑存在渴觉中枢，渴感机制也参与机体对体液容量和渗透浓度维持相对稳定的调节。当血浆晶体渗透压升高，可刺激、兴奋下丘脑前部室周器的渗透压感受器引起口渴和主动饮水，使体内水分增加，血浆渗透压回降；有效循环血量的明显减少和血管紧张素 Ⅱ 的增多也可通过兴奋下丘脑的穹隆下器和终板血管器，产生渴觉和饮水。但血管紧张素 Ⅱ 的阻断剂并不能完全阻断渴反应，说明渴觉的产生可能还有其他机制参与。渴觉的主要抑制因素是血浆晶体渗透压降低和细胞外液量增加。

（3）其他因素：恶心是引起抗利尿激素分泌的有效刺激；疼痛、窒息、应激刺激、呕吐、低血糖和血管紧张素 Ⅱ 等均可刺激抗利尿激素分泌；某些药物，如尼古丁、吗啡、环磷酰胺等，也能刺激抗利尿激素分泌；乙醇则可抑制抗利尿激素分泌，故饮酒后尿量可增加。

### （二）肾素－血管紧张素－醛固酮系统

肾素-血管紧张素系统不仅参与对心血管功能活动的调节，而且在肾功能调节中也发挥着重要的作用，并与肾上腺皮质激素醛固酮的释放密切相关，因此称为肾素-血管紧张素-醛固酮系统（renin-angiotensin-aldosterone system，RAAS）。

肾素由肾球旁器的球旁细胞合成、储存和释放，是一种蛋白水解酶，可以作用于血浆中的血管紧张素原（angiotensinogen），生成一个十肽，即血管紧张素Ⅰ（angiotensin Ⅰ，Ang Ⅰ）；血管紧张素Ⅰ在肺组织血管紧张素转换酶作用下脱去2个氨基酸残基，成为八肽，即血管紧张素Ⅱ（angiotensin Ⅱ，Ang Ⅱ），血管紧张素Ⅱ可刺激肾上腺皮质球状带合成和分泌醛固酮；血管紧张素Ⅱ在氨基肽酶A的作用下，再失去1个氨基酸残基，成为七肽血管紧张素Ⅲ（angiotensin Ⅲ，Ang Ⅲ）。

肾素-血管紧张素-醛固酮系统对肾功能的调节作用，是通过调节肾素的释放来实现的。肾素释放增加，使血管紧张素Ⅱ和醛固酮合成增多，进而影响肾小球滤过、肾小管和集合管重吸收与分泌功能。

**1. 肾素分泌的调节**　肾素的分泌受多方面因素的调节，包括肾内机制、神经和体液机制。

（1）肾内机制：是指在没有外来神经和体液因素参与的情况下可以在肾内完成的调节机制，也就是肾内自身调节机制。入球小动脉管壁中球旁细胞对肾素的合成和分泌与血管壁被牵张的程度有关，而小动脉管壁被牵张的程度又与动脉的灌注压有关。当有效循环血量减少，入球小动脉血压降低时，入球小动脉壁受牵拉的程度减小，可刺激肾素释放；反之，当有效循环血流增多，灌注压升高使血管壁被牵张的程度增大时肾素释放减少。此外，致密斑感受器也参与了肾素释放的调节。位于远曲小管起始部的致密斑是化学感受器，能感受流经该处小管液中的 $Na^+$ 量，当肾小球滤过率减小或其他原因导致流经致密斑的小管液中 $Na^+$ 量减少时，肾素释放增加；反之则肾素释放减少。

（2）神经机制：当肾交感神经兴奋时，其末梢释放去甲肾上腺素，作用于球旁细胞的 β 肾上腺素受体，可直接刺激肾素释放。如急性大失血、循环血量减少，血压下降，可反射性地使交感神经活动加强，肾素释放增加。

（3）体液机制：体内有许多体液因素可影响球旁细胞对肾素的释放。循环血液中的肾上腺素和去甲肾上腺素（类似交感神经的作用）、肾内生成的前列腺素 $E_2$（$PGE_2$）和前列环素（$PGI_2$）都能刺激球旁细胞释放肾素。血管紧张素Ⅱ、抗利尿激素、心房利尿钠肽、内皮素和 NO 则可抑制肾素的释放。

**2. 血管紧张素Ⅱ调节尿生成的功能**　血管紧张素Ⅱ具有高度的生物活性，对尿生成的调节包括以下几个方面。

（1）对肾小球滤过率的影响：血管紧张素Ⅱ可以引起肾小动脉的收缩，降低肾血流量。血管紧张素Ⅱ对肾小球滤过率的影响较为复杂，取决于入球和出球小动脉收缩的程度。血管紧张素Ⅱ浓度较低时，由于出球小动脉对血管紧张素Ⅱ的敏感性高于入球小动脉，血管紧张素Ⅱ主要引起出球小动脉收缩，虽然肾血流量减少，但肾小球毛细血管血压却升高，因此肾小球滤过率变化不大，这有利于肾灌注压降低时保持肾小球滤过率的稳定；血管紧张素Ⅱ浓度较高时，入球小动脉强烈收缩，导致肾小球毛细血管血压降低，故肾小球滤过率减小。血管紧张素Ⅱ还能引起系膜细胞收缩，$K_f$ 值减小，也可使肾小球滤过率降低。此外，在入球小动脉，血管紧张素Ⅱ可使血管平滑肌生成前列环素（$PGI_2$）和一氧化氮，而这些物质又能减弱血管紧张素Ⅱ的缩血管作用。当肾动脉血压降低时，肾内局部血管紧张素Ⅱ生成增加，由于出球小动脉收缩明显，故滤过分数增加，肾小球滤过率能维持正常，这是肾小球滤过率自身调节的机制之一。

（2）促进近端小管对 $Na^+$ 的重吸收：生理浓度的血管紧张素Ⅱ可通过作用于近端小管上皮细

胞的血管紧张素受体而直接促进 $Na^+$ 的重吸收；血管紧张素Ⅱ还可通过影响肾血流动力学，以收缩出球小动脉为主引起肾小球毛细血管血压升高，使肾小球滤过增加，这样，在近端小管周围毛细血管内血压较低而血浆胶体渗透压较高，从而间接促进近端小管的重吸收。

（3）刺激肾上腺皮质合成和分泌醛固酮：血管紧张素Ⅱ和血管紧张素Ⅲ均可作用于肾上腺皮质球状带细胞，刺激细胞合成和释放醛固酮。醛固酮促进远端小管和集合管对 $Na^+$、水的重吸收和 $K^+$ 的分泌。

（4）作用于神经系统间接影响肾功能：血管紧张素Ⅱ作用于下丘脑内一些部位的血管紧张素受体，可刺激抗利尿激素的释放，并能引起渴觉和饮水行为，导致尿量生成减少和水的摄入增多。

3. 醛固酮（aldosterone）的功能　醛固酮是促进肾重吸收 $Na^+$ 和分泌 $K^+$ 的一种重要激素，其合成和分泌部位是肾上腺皮质球状带。醛固酮能增加远曲小管和集合管对 $Na^+$ 的通透性，促进 $Na^+$ 的重吸收，同时排出 $K^+$，发挥保钠、保水、排钾的作用。肾素 - 血管紧张素系统和血 $K^+$ 浓度升高或血 $Na^+$ 浓度降低是醛固酮分泌的有效刺激条件，其中醛固酮分泌对血 $K^+$ 浓度的变化比血 $Na^+$ 浓度改变更为敏感（图 3-23）。

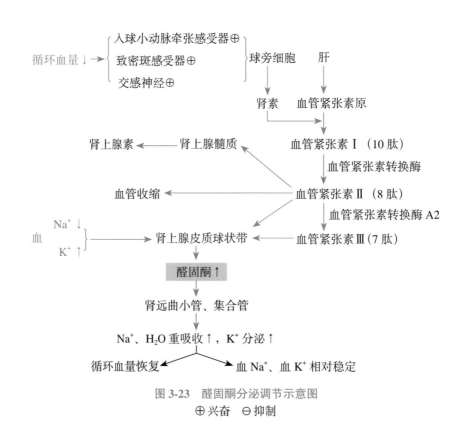

图 3-23　醛固酮分泌调节示意图
⊕兴奋　⊖抑制

醛固酮可进入远曲小管和集合管的上皮细胞，与胞质内的醛固酮受体结合，形成激素 - 受体复合物，复合物穿过核膜进入核内，通过基因调节机制，促进一些蛋白质 mRNA 的转录，生成多种醛固酮诱导蛋白（aldosterone-induced protein）。这些诱导蛋白包括：①主细胞管腔膜上皮钠通道（ENaC），有利于小管液中的 $Na^+$ 向细胞内扩散。由于 $Na^+$ 的重吸收，导致小管腔内的负电位增大，能间接促进 $K^+$ 的分泌，同时有利于 $Cl^-$ 和水的重吸收。②线粒体中合成 ATP 的酶，有利于 ATP 的生成，为基底侧膜钠泵提供生物能。③基底侧膜上的钠泵，加速将 $Na^+$ 泵出细胞和 $K^+$ 泵入细胞，增大细胞内与小管液之间的 $K^+$ 浓度差，有利于促进 $K^+$ 的分泌（图 3-24）。醛固酮还可增强管腔膜上 $H^+$-ATP 酶的活动，远端小管和集合管上皮闰细胞的管腔膜上存在 ATP 酶，醛固酮可使 $H^+$-ATP 酶的活动加强，促进 $H^+$ 的分泌。

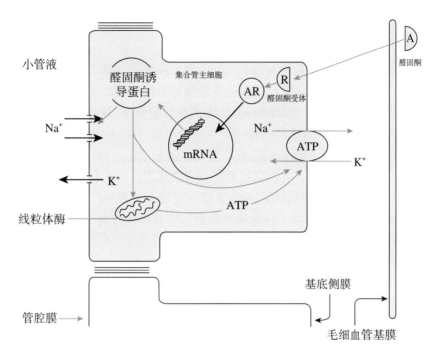

图 3-24　醛固酮作用机制模示图

　　当体内细胞外液量和（或）循环血量不足时，或动脉血压明显下降时，反射性引起交感神经兴奋，肾上腺髓质激素（肾上腺素、去甲肾上腺素）释放增多，肾血流量减少，均可进而通过上述各种机制（包括肾内机制、神经和体液机制）刺激肾素释放，激活肾素 - 血管紧张素 - 醛固酮系统，调节尿液生成，使细胞外液量和（或）循环血量以及动脉血压得以恢复正常。

　　醛固酮分泌除了受到肾素 - 血管紧张素系统的刺激外，还对血 $K^+$ 浓度升高较为敏感。当血钾浓度升高时，可使肾上腺皮质球状带细胞发生去极化而分泌醛固酮，促进肾分泌 $K^+$，从而降低血钾水平。当肾上腺损伤或功能减退（如 Addison's disease，艾迪生病）引起醛固酮缺失时，肾小管对 $Na^+$ 重吸收减少，$Na^+$ 随尿大量排出，而 $K^+$ 分泌减少导致 $K^+$ 的蓄积。相反，肾上腺肿瘤患者（如 Cushing syndrome，库欣综合征）因过量分泌醛固酮引起 $Na^+$ 潴留而 $K^+$ 缺乏。

### （三）心房利尿钠肽

　　心房利尿钠肽（atrial natriuretic peptide，ANP）是由心房肌细胞合成并释放的一种 28 个氨基酸残基的肽类激素。当心房壁受牵拉（如血量过多、头低足高位、中心静脉压升高和身体浸入水中等）时可刺激心房肌细胞释放心房利尿钠肽。此外，乙酰胆碱、去甲肾上腺素、降钙素基因相关肽（CGRP）、抗利尿激素和高血钾也能刺激心房利尿钠肽的释放。心房利尿钠肽的主要作用是使血管平滑肌舒张和促进肾排钠和排水，尿量增加，有助于减少循环血量。心房利尿钠肽对肾的作用主要有以下几个方面。

　　**1. 增加肾小球滤过率**　心房利尿钠肽能使血管平滑肌胞质中的 $Ca^{2+}$ 浓度下降，使入球小动脉舒张，并可使滤过分数增加，因此肾小球滤过率增大，$Na^+$ 的滤过量也增大。另外，心房利尿钠肽还能使系膜细胞舒张，导致滤过系数 $K_f$ 值增大。

　　**2. 抑制集合管对 $Na^+$ 的重吸收**　心房利尿钠肽可通过第二信使 cGMP 使集合管上皮细胞管腔膜上的钠通道关闭，抑制 $Na^+$ 的重吸收，水的重吸收也随之减少，使尿钠和尿量排出增多。

　　**3. 对其他激素的影响**　心房利尿钠肽能抑制抗利尿激素的合成和分泌，对抗其所引起的抗利尿作用，使肾排水增加。此外，心房利尿钠肽不仅可抑制球旁细胞分泌肾素，导致血管紧张素 Ⅱ 和醛固酮减少，还可直接抑制肾上腺皮质分泌醛固酮，使肾排 $Na^+$ 增多。

## （四）其他因素

肾可生成多种局部激素，影响肾自身的血流动力和肾小管的功能。

**1. 肾内的激肽释放酶 - 激肽系统** 肾内存在激肽释放酶 - 激肽系统。肾组织中的激肽释放酶（kallikrein）作用于底物激肽原（kininogen），生成血管舒张素（kallidin），也称赖氨酰缓激肽（lysylbradykinin）。血管舒张素在氨基肽酶作用下生成缓激肽（bradykinin）。缓激肽可使肾的小动脉舒张，也能促进肾内 NO 和前列腺素的生成，使肾血流量增加，肾小球滤过率增大。缓激肽还可抑制集合管对 $Na^+$ 和水的重吸收，并对抗抗利尿激素的作用，产生利钠和利尿效果。

肾素 - 血管紧张素系统和激肽释放酶 - 激肽系统在功能上互相制约、协调，存在密切的联系。血管紧张素转换酶不仅将血管紧张素 I 转化为血管紧张素 II，同时也可以降解缓激肽。在临床上治疗某些心血管疾病或肾病时，常用血管紧张素转换酶抑制剂减少血管紧张素 II 的生成，同时还减少缓激肽的降解，后者在治疗效果中也起一定的作用。

**2. 前列腺素** 肾内前列腺素（PGE 和 $PGI_2$）主要是在肾髓质乳头部的间质细胞和集合管细胞产生。在正常安静的情况下，前列腺素并不对肾血管产生紧张性的舒血管作用。当交感神经兴奋或肾素 - 血管紧张素系统活动加强时（例如失血、低 $Na^+$、禁水等），去甲肾上腺素或血管紧张素 II 释放增多，后两者都能在肾内刺激前列腺素 $E_2$（prostaglandin $E_2$，$PGE_2$）和前列环素（prostacyclin，$PGI_2$）的生成，$PGE_2$ 和 $PGI_2$ 可反过来减小去甲肾上腺素和血管紧张素 II 的缩血管作用，使缩血管效应不致过强，防止过度的肾血流降低。如果预先用前列腺素合成酶抑制剂抑制前列腺素的合成，则刺激交感神经或肾素 - 血管紧张素系统引起的缩血管效应会非常强，甚至引起肾缺血。$PGE_2$ 和 $PGI_2$ 还能抑制近端小管和髓袢升支粗段对 $Na^+$ 的重吸收，导致尿钠排出增多；在集合管，$PGE_2$ 和 $PGI_2$ 能对抗抗利尿激素的作用，导致尿量增加；另外，$PGE_2$ 和 $PGI_2$ 还能刺激球旁细胞释放肾素。临床对于本身存在肾损害或肾小球灌注不足的患者，应慎用抑制前列腺素合成的非甾体抗炎药如阿司匹林，避免因前列腺素合成减少引起肾血管收缩、肾血流量减少和肾小球滤过率的降低，造成缺血性肾损伤、水钠潴留而加重患者的病情。

**3. 内皮素（endothelin，ET）** 是已知的最强烈的缩血管物质之一，由血管内皮细胞合成和释放，不仅存在于血管内皮，还广泛存在于各种组织和细胞中。在肾中起作用的内皮素是内皮素 -1，其主要作用是使小动脉收缩，血管阻力升高，导致肾血流量减少，肾小球滤过率降低。内皮素 -1 还能轻度抑制集合管上皮细胞的 $Na^+$-$K^+$-ATP 酶活性，当肾小球滤过率变化不大时，$Na^+$ 的重吸收减少，因此给予小剂量内皮素 -1 可以产生利尿和增加尿钠排出的效应。此外，内皮素可以刺激心房细胞释放心房利尿钠肽，间接引起尿钠排出增多；内皮素还可抑制球旁细胞释放肾素。

内皮素在内皮细胞内合成后不能储存，被立即释放。血管内皮所受的切应力增加时，内皮素释放增多。此外，一些体液素，如血管紧张素 II、缓激肽、儿茶酚胺、凝血酶等，也可刺激内皮素释放；而一氧化氮、心房利尿钠肽、前列腺素 $E_2$、前列环素等则能抑制其释放。

**4. 一氧化氮（nitric oxide，NO）** 是由血管内皮细胞合成和释放的一种舒血管物质。在生理情况下，血管内皮释放的 NO 使血管平滑肌舒张，并对抗血管紧张素 II 和交感神经递质去甲肾上腺素等的缩血管作用，在局部对血管的紧张性进行精细调节。肾小球入球小动脉血管内皮生成的 NO 可使入球小动脉舒张，肾小球毛细血管压升高，肾小球滤过率增高。一些体液因素，如乙酰胆碱、缓激肽、组胺、ATP 等，能促进内皮细胞生成 NO，导致入球小动脉舒张。

**5. 肾上腺素（epinephrine）和去甲肾上腺素（norepinephrine）** 肾上腺髓质分泌的肾上腺素和去甲肾上腺素被释放入血，交感神经末梢释放的递质去甲肾上腺素有小部分也可进入血液。血液中的肾上腺素和去甲肾上腺素对肾的作用和交感神经的作用是一致的，能使肾小动脉的阻力增加，减少肾血流量，并能促进近端小管和髓袢升支粗段等部位对 $Na^+$ 和水的重吸收。

多巴胺对肾的作用和肾上腺素、去甲肾上腺素的作用不同，可作用于肾小管上皮细胞，抑制 $Na^+$-$K^+$-ATP 酶的活性和抑制 $Na^+$-$H^+$ 交换，因此能减少肾小管对 $Na^+$ 的重吸收，同时也减少对水的重吸收。

## 四、尿生成调节的生理意义

机体的新陈代谢过程离不开水和电解质，体内的水和电解质广泛分布于细胞内液和细胞外液，参与机体代谢和生理功能的完成。细胞外液构成了机体的内环境，是沟通组织细胞之间和机体与外界环境之间的媒介。内环境的构成和理化性质保持相对稳定是维持细胞正常生理功能和机体正常生命活动的必要条件。通过机体的调节机制，水和电解质的摄入和排出处于动态平衡，酸碱度保持适宜，以维持细胞正常的代谢和功能。肾通过生成尿液，将体内的代谢产物和多余物质排出体外，并生成多种体液因素，以维持细胞外液容量和成分（包括水、电解质、酸碱等）的相对恒定，因此在维持内环境稳态中起着十分重要的作用。

### （一）在保持机体水和钠平衡中的作用

水是机体的重要组成成分和生命活动的必需物质，体内的水分在细胞内、外都有分布。体液总量的改变，或者体液的总量不变，但水分在细胞内、外的分布发生明显的改变，都会引起机体和细胞生理功能的改变。

正常人每日水的摄入和排出处于动态平衡。机体水的来源包括饮水、食物中的水和代谢产生的水。成人每日饮水量为 1000 ~ 1400 ml，食物水含量为 700 ~ 1000 ml，糖类、脂肪和蛋白质等物质在体内氧化生成的代谢水每日约为 300 ml。机体向外界环境排出水分的途径有多条，包括肾排水（1000 ~ 2000 ml）、肺排水（呼出气中的水分 350 ml）、皮肤排水（不感蒸发 500 ml 和出汗）以及消化道排水（粪便中的水分 100 ~ 200 ml）等，在适宜室温环境下，可感蒸发（出汗）的量为 50 ~ 100 ml。上述途径中，只有肾排水可受机体调节，是水平衡的调节机制，而呼吸、出汗等则不参与水平衡的调节，每天通过呼出气和不感蒸发带走的水量变化较小。通过机体的调节，体内的水量可控制在一个相对稳定、较窄的范围内。

如果进水量超过排水量，例如在很短的时间内饮 1 ~ 2 L 清水，很快因水利尿肾将多余的水排出体外。如果机体进水量少于排水量，如在炎热环境中进行剧烈的体力活动，则肾会减少水和 $Na^+$ 的排出，保留体内的水分，减少进一步的失水；但需补充水分和 $Na^+$ 后，才能恢复体内的水量和机体的水平衡。通过肾的调节，尿量可视水分摄入和其他途径排水的多少而增减，最终使得机体内液体容量处于动态平衡。因此机体内液体容量的精细调节主要是通过对尿生成的调节来实现。

体内水的含量与钠的含量密切相关。$Na^+$ 的移动总是带着水分子一起进行，体内 $Na^+$ 的含量是决定细胞外液量的主要因素。细胞外液中的 $Na^+$（以 NaCl 的形式）是形成细胞外液渗透浓度的最主要的成分，占 90% 以上，其浓度为 135 ~ 145 mmol/L。天然食物中含钠较少，故摄入的钠主要来自食盐。体内的 $Na^+$ 大部分经肾随尿排出，正常情况下排出和摄入钠量维持平衡。水的平衡和 $Na^+$ 的平衡密切相关。当细胞外液容量改变时，可因水的增多或减少导致渗透压出现相应的改变；同样，渗透压发生变化亦可引起容量出现相应的改变。例如，机体水分不足或摄入较多的食盐，会导致细胞外液渗透压升高，刺激下丘脑渗透压感受器，引起抗利尿激素分泌，使肾排水量减少，同时反射性引起口渴而饮水量增多，机体水分得到补充恢复或导致体内水分增多，此时细胞外液渗透压恢复到正常范围。抗利尿激素分泌对于渗透压变化敏感性非常高。另外，非渗透性刺激和许多体液因素也可调节抗利尿激素的分泌。非渗透性刺激是指血容量和血压改变，如急性大失血，容量减少，但渗透浓度变化不明显。血容量和血压改变可通过神经和体液因素调节尿的生成。例如，当血容量减少和（或）血压降低时可通过心肺容量感受器和压力感受器反射性兴奋肾交感神经，并激活肾素 - 血管紧张素 - 醛固酮系统以及刺激抗利尿激素分泌，促进肾对 $Na^+$ 和水的重吸收；此外，低血容量以及血管紧张素 II 还可刺激渴觉中枢，引起渴觉而主动饮水。另外，心房利尿钠肽也是影响水钠平衡的重要体液因素，通过促进肾排 $Na^+$ 和排水，与抗利尿激素、肾素和血管紧张素 II 相互拮抗，共同发挥调节作用。

此外，肾小球滤过率的改变可通过球 - 管平衡使尿钠和尿量保持稳定，也起相当重要的作用。如当肾小球滤过率从 125 ml/min 增加到 126 ml/min（变化不足 1%），如果没有球 - 管平衡，则尿量和尿钠都将增加 1 倍，从而使机体的水和 $Na^+$ 平衡遭受破坏。

上述这些调节都为负反馈调控，能精确控制肾对水和 $Na^+$ 的重吸收能力。所以肾通过尿生成来保持机体水和 $Na^+$ 平衡，是多种因素共同调节的结果。

### （二）在保持机体钾和钙磷平衡中的作用

**1. $K^+$ 的平衡**　体内重要的盐类均以电解质的形式存在于体液中，其中 $K^+$ 是最重要的无机阳离子之一。正常人体内的 $K^+$ 约 90% 存在于细胞内，细胞外液的 $K^+$ 占比约 1.4%。钾的摄入与排出处于动态平衡，保持血浆 $K^+$ 浓度在 3.5 ～ 5.5 mmol/L 正常范围内。在尿生成的调节中，醛固酮是肾调节 $K^+$ 和 $Na^+$ 排出量最重要的体液因素。醛固酮的分泌可受血 $K^+$ 和血 $Na^+$ 浓度的负反馈调控，其中对血 $K^+$ 浓度的变化更为敏感，血 $Na^+$ 浓度明显降低时才能引起醛固酮分泌增多。当血 $K^+$ 浓度升高和（或）血 $Na^+$ 浓度降低时，可直接刺激醛固酮分泌；而当血 $K^+$ 浓度降低和（或）血 $Na^+$ 浓度升高时，则醛固酮分泌减少。因此，醛固酮通过促进肾排 $K^+$ 和保 $Na^+$ 的功能活动可对血 $K^+$ 和血 $Na^+$ 浓度起到精确的调控作用。饮食中 $K^+$ 摄入量增加，尿中 $K^+$ 的排出也相应地增加，反之亦然，这主要依靠醛固酮对肾的调节作用。

**2. 钙磷的平衡**　经肾小球滤过的 $Ca^{2+}$ 绝大部分被重吸收，随尿排出的 $Ca^{2+}$ 量不足 1%。肾对 $Ca^{2+}$ 排泄受多种因素影响，最主要的因素是甲状旁腺激素。甲状旁腺激素能促进肾小管对 $Ca^{2+}$ 的重吸收，其主要作用部位是髓袢升支粗段和远端小管。而甲状旁腺激素的分泌又受血 $Ca^{2+}$ 浓度的调控。当血浆中 $Ca^{2+}$ 浓度降低时，能刺激甲状旁腺激素的分泌，血浆中 $Ca^{2+}$ 浓度升高时，甲状旁腺激素的分泌减少。机体可通过下列机制精确调控血钙的水平：①细胞外液中 $Ca^{2+}$ 浓度升高一方面增加肾小球的滤过，使 $Ca^{2+}$ 排出量增加，同时又抑制甲状旁腺激素的分泌，使 $Ca^{2+}$ 重吸收减少；②血浆磷浓度升高可刺激甲状旁腺激素的分泌，使肾小管对 $Ca^{2+}$ 的重吸收增加，减少 $Ca^{2+}$ 的排泄；③细胞外液量增加或动脉血压升高可减少近端小管对 $Na^+$ 和水的重吸收，也能减少 $Ca^{2+}$ 的重吸收，这是因为 80% 的 $Ca^{2+}$ 是由溶剂水拖曳而被重吸收的；④血浆 pH 的改变能影响远端小管对 $Ca^{2+}$ 的重吸收，代谢性酸中毒时 $Ca^{2+}$ 的重吸收增加，而代谢性碱中毒时 $Ca^{2+}$ 的重吸收减少。除甲状旁腺激素外，肾对 $Ca^{2+}$ 重吸收和排泄还受维生素 $D_3$ 和降钙素的调控，但作用不及甲状旁腺激素重要。维生素 $D_3$ 可促进远端小管对 $Ca^{2+}$ 的重吸收，而降钙素能增加尿中 $Ca^{2+}$ 的排出，减少骨钙进入血液，降低细胞外液中的 $Ca^{2+}$ 浓度。

肾是排磷的主要器官，约占总磷排出量的 70%。经肾小球滤过的磷大部分被肾小管（主要为近曲小管）重吸收，随尿排出的量约为 10%。血浆中钙、磷浓度关系密切，正常时，两者的乘积为 30 ～ 40。如乘积大于 40，则钙磷以骨盐形式沉积于骨组织；若乘积小于 35，则骨骼钙化障碍，甚至发生骨盐溶解。血液中的磷以无机磷和有机磷两种形式存在，血磷一般指血浆中的无机磷，而无机磷酸盐的 80% ～ 85% 以 $HPO_4^{2-}$ 形式存在。甲状旁腺激素可通过抑制肾小管上皮细胞管腔膜上 $Na^+$-$HPO_4^{2-}$ 转运蛋白转运，从而减少近曲小管对磷酸盐的重吸收。因此，当血浆甲状旁腺激素升高时，肾小管对磷酸盐重吸收减少，排出更多的磷酸盐，血磷水平降低。另外，维生素 $D_3$ 可促进肾小管对磷的重吸收，而降钙素则能增加尿中磷的排出。

## （三）在维持机体酸碱平衡中的作用

内环境必须具有适宜的酸碱度才能维持机体正常的代谢和生理功能。正常状态下，机体在代谢活动中不断摄入和产生酸性或碱性物质，且酸性物质的产生量远多于碱性物质，但血液的 pH 总能维持在 7.35～7.45 较窄的范围内波动，这主要是依靠体内各种缓冲系统以及肺和肾的调节功能来实现的。通常，细胞外液中的缓冲系统首先发挥作用，缓冲过多的酸性物质，但它只能起即时效应，是机体维持酸碱平衡的第一道防线；肺主要通过改变可挥发性酸（$CO_2$）排出量来缓冲体内的酸性产物，但不能缓冲非挥发性酸，也只有即时和部分作用。体内缓冲酸碱最重要、作用最持久的器官是肾，它可将体内除 $CO_2$ 外的多余酸性物质（固定酸）排出体外并保留 $HCO_3^-$，从而保持细胞外液中的 pH 于正常范围内。

肾小管和集合管通过 $Na^+$-$H^+$ 交换和质子泵将 $H^+$ 主动分泌到小管液中，且泌 $H^+$ 与 $HCO_3^-$ 的重吸收相耦联。此外，肾还能泌 $NH_3$ 和 $NH_4^+$，这一过程不仅能使小管液中的 $H^+$ 浓度降低，使泌 $H^+$ 和泌 $NH_3$ 持续不断地进行，而且也能促进 $HCO_3^-$ 重吸收。小管上皮细胞管腔膜和胞质中的碳酸酐酶在上述过程中发挥重要作用。肾小管和集合管对 $H^+$ 的分泌随体内酸碱平衡状态而改变。酸中毒时，肾小管和集合管上皮细胞中的碳酸酐酶活性增高，催化生成更多的 $H^+$，加速 $Na^+$-$H^+$ 交换和质子泵分泌 $H^+$。酸中毒也能刺激谷氨酰胺酶的活性，使上皮细胞生成更多的 $NH_3$，同时促进 $HCO_3^-$ 的生成和重吸收。$NH_3$ 是脂溶性分子，可自由扩散至小管腔，中和小管液中的 $H^+$；$NH_3$ 还可与细胞内 $H^+$ 结合形成 $NH_4^+$，通过 $NH_4^+$-$Na^+$ 交换进入小管腔，随尿排出，从而起到保持酸碱平衡的作用。此外，长期循环血量减少可刺激 $Na^+$-$H^+$ 交换而增加对 $H^+$ 的分泌，但其机制尚不清楚。

## 小 结

影响尿生成的因素包括肾内自身调节、神经调节和体液调节。

当机体动脉血压发生波动时，可通过肾血管收缩或舒张以及管-球反馈的调节，使肾血流量和肾小球滤过率能保持相对恒定；球-管平衡因近端小管定比重吸收肾小球滤过量，可防止因肾小球滤过率的波动使终尿量及溶质发生太大的变动；小管液中溶质浓度可影响肾小管对水的重吸收量。

交感神经通过兴奋 α 受体改变肾血管阻力而影响肾血流量和肾小球滤过率，通过 β 受体刺激肾素释放，经血管紧张素和醛固酮而影响肾血流动力学和重吸收。交感神经还可直接作用近端小管和髓袢对 NaCl 和水的重吸收。

体液调节因素中，抗利尿激素是调节水重吸收最重要的激素，抗利尿激素主要通过增加集合管对水通透性而改变水的重吸收量。刺激抗利尿激素释放的主要因素是血浆晶体渗透压和循环血量的变化，以晶体渗透压最为有效。肾素-血管紧张素-醛固酮系统除调节血管阻力外，也调节肾的重吸收能力。当系统被激活后，血管紧张素 Ⅱ 可减少肾小球滤过并促进近端小管对水钠的重吸收，还可刺激醛固酮的分泌，醛固酮可促进保 $Na^+$、保水和排 $K^+$，使细胞外液量和 $Na^+$ 增加。醛固酮分泌还受血 $K^+$ 水平的影响。心房利尿钠肽主要通过降低肾小球滤过率和抑制 NaCl 的重吸收而调节肾的功能。肾还可生成多种局部激素，影响肾自身的血流动力和肾小管的功能。

通过对肾尿生成过程的调节，机体细胞外液容量和成分（包括水、电解质、酸碱等）维持相对恒定。

（暨 明）

## 第六节　肾清除率测定及功能评价

### 一、清除率的概念和计算方法

清除率（clearance，C）是指两肾在单位时间（每分钟）内能清除的某物质换算成血浆浓度时血浆的毫升数（ml/min），是一个推算的数值。由清除率的定义可知，计算某物质（X）的清除率，是把尿中该物质浓度 $U_X$（mg/100 ml），乘以每分钟尿量 $V$（ml/min），再除以血浆中该物质浓度 $P_X$（mg/100 ml）。即：

$$C_X = U_X \times V/P_X$$

各种物质的清除率不同。正常生理情况下，终尿中没有葡萄糖，因此葡萄糖的清除率是 0，$Na^+$ 的清除率大约是 0.73 ml/min，$K^+$ 的清除率大约是 15.2 ml/min，$Na^+$ 和 $K^+$ 的清除率与机体电解质平衡状态有关，肌酐的清除率是 125 ml/min。

### 二、测定清除率的意义

测定清除率不仅可以了解肾的功能，通过测量不同物质的清除率还可以推测肾小球滤过率、肾血流量和肾小管转运功能。

#### （一）测定肾小球滤过率

通过测定菊粉清除率或内生肌酐清除率测定肾小球滤过率。从尿生成过程可知，肾每分钟排出某物质（X）的量（尿中该物质的浓度 $U_X$ 与尿量 $V$ 的乘积）应等于肾小球滤过量减去肾小管、集合管的重吸收量，加上分泌量。假设 X 的血浆浓度为 $P_X$；重吸收量为 $R_X$；分泌量为 $E_X$；肾小球滤过率为 GFR；X 在肾小球能自由滤出，超滤液中的浓度与血浆浓度一致，则：

$$U_X \times V = P_X \times GFR - R_X + E_X$$

如果 X 物质在肾小球滤出后，在肾小管不被重吸收（$R_X = 0$），也不被分泌（$E_X = 0$），其每分钟肾排出的量等于滤过量。即：

$$U_X \times V = P_X \times GFR$$

而该物质清除率就等于肾小球滤过率。

$$C_X = \frac{U_X \times V}{P_X} = GFR$$

菊粉（inulin，也称菊糖）是符合这个条件的物质，因此测定菊粉清除率（$C_{In}$）就相当于测定肾小球滤过率（GFR）。前文提到肾小球滤过率约为 125 ml/min，此数值就是根据菊粉的清除率测得的。例如，通过静脉滴注菊粉让受试者血浆菊粉浓度（$P_{In}$ 为 1 mg/100 ml）保持稳定，再分别测得受试者每分钟尿量（$V$）为 1 ml/min，尿中菊粉浓度（$U_{In}$）为 125 mg/100 ml，菊粉清除率 $C_{In}$ 可用下式计算：

$$C_{\text{In}} = \frac{U_{\text{In}} \times V}{P_{\text{In}}} = \frac{125 \text{ mg/100 ml} \times 1 \text{ ml/min}}{1 \text{ mg/100 ml}} = 125 \text{ ml/min}$$

由于菊粉清除率试验操作繁杂，临床上改用较为简便的测定内生肌酐（endogenous creatinine）清除率试验测定肾小球滤过率。所谓内生肌酐是指体内组织代谢所产生的肌酐。肌酐的分子量为 113，能自由通过肾小球滤过，在肾小管中很少被重吸收，但近曲小管能分泌少量肌酐。正常情况下，内生肌酐在血浆中的浓度比较低，在 40 ~ 110 μmol/L，且水平较为稳定，近曲小管分泌的肌酐量可忽略不计，因此，内生肌酐清除率与菊粉清除率相近，可以代表肾小球滤过率。

通过测定内生肌酐清除率测定肾小球滤过率时，受试者需要在试验前 2 ~ 3 日禁食肉类，以免从食物中摄入过多的外来肌酐。可从事一般工作，但要避免剧烈运动或体力劳动。在这种情况下，受试者血浆中的肌酐浓度以及一昼夜尿中肌酐的排出总量都比较稳定。在进行肌酐清除率试验时，只需从第二天清晨起收集 24 小时的尿量，计算出单位时间的尿量（ml/min），并测定混合尿中的肌酐浓度（ml/min）。抽取少量静脉血，测定血浆中的肌酐浓度（mg/L），按下式可算出肌酐清除率（ml/min）。

$$\text{内生肌酐清除率} = \frac{\text{尿肌酐浓度（mg/L）} \times 24 \text{ h 尿量（L/24 h）}}{\text{血浆肌酐浓度（mg/L）}} = 125 \text{ ml/min}$$

## 框 3-2　eGFR 计算法

用内生肌酐测定肾小球滤过率需要收集 24 小时尿液，常因尿量记录不准确、防腐剂使用等因素导致测得的肾小球滤过率出现偏差，且操作繁琐、费时长、不能及时得知患者滤过率数据。用模拟公式计算得出估算肾小球滤过率（estimated GFR，eGFR）成为目前临床常用的肾功能评估方法。计算 eGFR 的公式有多种，常用的有 CKD-EPI 公式、Cochcroft-Gault 公式、MDRD 公式等。

### （二）测定肾血流量

如果某物质经过肾循环后，通过滤过和分泌可以被完全清除掉，亦即在肾静脉中其浓度接近于 0，则该物质每分钟的尿中排出量（$U_X \times V$）应等于每分钟通过肾的血浆中所含该物质的量。假设每分钟通过肾的血浆流量为 $RPF$，血浆中该物质浓度为 $P_X$，则该物质的清除率（$C_X$）即为每分钟通过肾的血浆流量。即：

$$U_X \times V = C_X \times P_X = RPF \times P_X$$

如果把对氨基马尿酸（para-aminohippuric acid，PAH）钠盐的血浆浓度维持较低水平（1 ~ 3 mg/100 ml），当对氨基马尿酸经肾循环后，几乎全部被肾清除掉，肾静脉中的浓度将接近于 0。实际上对氨基马尿酸在肾静脉中的浓度不是 0，这是因为只有供应肾泌尿部分（肾单位）的血液（约占 90%）中的对氨基马尿酸能被清除，而通过肾的非泌尿部分（如肾被膜、肾盂等）的血液既不被肾小球滤过，也不被肾小管重吸收和分泌，其中的对氨基马尿酸不能被清除。因此，用对氨基马尿酸测定的清除率代表有效肾血浆流量（有效 $RPF$），即：

$$C_{PAH} = 有效\ RPF = \frac{U_{PAH} \times V}{P_{PAH}}$$

如测得有效 $RPF = C_{PAH}$ 为 594 ml/min，则

$$RPF = 有效\ RPF/90\% = C_{PAH}/90\% = (594\ ml/min)/90\% = 660\ ml/min$$

前述滤过分数（$FF$）就是根据肾小球滤过率和肾血浆流量来推算的。已知 $GFR$ 为 125 ml/min，那么滤过分数为：

$$FF = \frac{GFR}{RPF} = \frac{125\ ml/min}{660\ ml/min} = 19\%$$

如果血细胞比容为 45%，按下式推算出肾血流量（$RBF$）为：

$$RBF = \frac{RPF}{100\% - 45\%} = \frac{660\ ml/min}{55\%} = 1200\ ml/min$$

因此，安静状态下，肾血流量占心排血量的 1/5 ～ 1/4。

### （三）推测肾小管的功能

通过肾小球滤过率及其他物质清除率的测定，可以推测出哪些物质能被肾小管重吸收，哪些物质能被肾小管分泌。以 $C_{In}$ 值代表肾小球的滤过率，某一物质的清除率为 $C_X$，根据 $C_X/C_{In}$ 比值可以推测肾小管对该物质的转运过程。如果 $C_X/C_{In} = 1$，提示肾小管不会重吸收和分泌该物质，或者分泌和重吸收的量正好相等；若 $C_X/C_{In} > 1$，则肾小管能够分泌该物质，或者分泌的量大于重吸收的量，存在净分泌；若 $C_X/C_{In} < 1$，说明肾小管能够重吸收该物质，或者重吸收的量大于分泌量，出现净重吸收。

### （四）自由水清除率

自由水清除率（free-water clearance，$C_{H_2O}$）是指肾在尿生成过程中，单位时间内（每分钟）产生无溶质水（又称自由水）的速率。机体在摄入大量水分后，肾通过产生稀释尿，尿液的渗透压（$U_{Osm}$）低于血浆渗透压（$P_{Osm}$），使机体内过多的水排出体，实现机体的水平衡。例如，一个人每分钟产生的尿量为 6 ml，尿液的渗透压为 100 毫摩尔 / 升，如果将尿液的渗透压换算成血浆渗透压 300 毫摩尔 / 升，相对于 2 ml，用 6 ml 减去 2 ml 等于 4 ml，相对于肾以 4 ml/min 的速率将体内过多的水分清除体外，即自由水清除率为 4 ml/min。

可见，当 $U_{Osm}/P_{Osm} < 1$，即肾产生稀释尿时，自由水清除率为正值；当 $U_{Osm}/P_{Osm} = 1$，即等渗尿时，自由水清除率为 0；当 $U_{Osm}/P_{Osm} > 1$，即肾产生浓缩尿时，自由水清除率为负值。在抗利尿激素发挥最大抗利尿作用时，自由水清除率值可降至 –1.3 ml/min（–1.9 L/d）；而在缺乏抗利尿激素时，自由水清除率值可高达 14.3 ml/min（20.9 L/d）。

## 小　结

清除率是指两肾在单位时间内清除的某物质换算成血浆浓度时的毫升数。如果某种物质在肾小球能够自由滤出，并且不会被肾小管重吸收或分泌，该物质的清除率就等于肾小球滤过率；如果某物质经肾动脉进入肾，在肾静脉中的浓度接近为 0，表明该物质经肾循环被全部清除，那么该物质的清除率就等于肾血浆流量。各种物质的清除率不同，利用测定不同物质

的清除率，可以测定肾小球滤过率、肾血浆流量，也可以用于分析和判断肾小管功能。

（张　春　暨　明）

# 第七节　尿的排放

尿液是连续不断生成的，由集合管进入肾盏、肾盂，再经输尿管进入膀胱，在膀胱内暂时贮存。当膀胱内的尿液积聚到一定量时，可引起反射性排尿（micturition），尿液经尿道排出体外。

## 一、输尿管的运动

输尿管是连通肾盂和膀胱的肌性管道，其末端（1～2 cm）在膀胱的后下部斜行穿过膀胱壁，开口于膀胱腔。输尿管开口处的膀胱黏膜呈活瓣状，形成了一个生理性的阀门，其作用是当膀胱内压升高或膀胱收缩时，尿液不会从膀胱倒流入输尿管。该段输尿管平时受膀胱壁平滑肌张力的压迫而关闭，仅在输尿管蠕动波到达时才开放。

输尿管的平滑肌属于内脏平滑肌，可产生规则的每分钟 1～5 次的蠕动波。蠕动波起源于位于肾盏处的平滑肌活动起步点。当肾盏因尿液充盈而被牵张时，起步点产生动作电位，引起平滑肌蠕动。输尿管平滑肌细胞之间有低电阻的通道即缝隙连接（gap junction），细胞之间的电活动以 2～6 cm/s 的速度传播，引起输尿管平滑肌规律性蠕动。蠕动波下行至肾盂和输尿管，直至输尿管的末端，将尿液从肾盂输送入膀胱。在基础状态下，输尿管内的压力波动于 0～5 $cmH_2O$，输尿管平滑肌蠕动时输尿管内压可升高至 20～80 $cmH_2O$，推送尿液通过输尿管末端的生理性阀门进入膀胱内。

## 二、膀胱逼尿肌的收缩

膀胱是储存尿液的有平滑肌壁的囊状器官，其大小、形状和位置可随其充盈程度而变化。正常成年人膀胱的容量为 300～500 ml，最大容量可达 700～800 ml。女性膀胱容量较男性小，老年人因膀胱肌张力降低而致容积增大。

膀胱的平滑肌称为逼尿肌（detrusor），平滑肌细胞之间几乎不存在缝隙连接，属多单位平滑肌（muliunit smoth muscle），神经末梢与所支配的肌细胞之间的比例约 1：1，因此膀胱逼尿肌的收缩源于多个部位的许多肌细胞的同时兴奋。平滑肌呈纵行、环行和螺旋形多种方向排列，最后向膀胱颈部会聚，构成尿道内括约肌（internal sphincter）。内括约肌不受意识控制，有一定的紧张性。一般情况下膀胱颈和后尿道内没有尿液，直到膀胱体部足够的充盈，使膀胱内压达到一定的临界水平时，膀胱逼尿肌收缩，尿液才进入膀胱颈和后尿道，并开始排尿。尿道穿越尿生殖膈（urogenital diaphragm），尿生殖膈具有骨骼肌层，形成尿道外括约肌（external sphincter），尿道外括约肌受意识的控制。即使膀胱逼尿肌强烈收缩，尿道括约肌的收缩也能阻止排尿。

## 三、膀胱和尿道的神经支配

膀胱逼尿肌和尿道内括约肌受副交感神经和交感神经的双重支配（图 3-25）。副交感神经节前神经元的胞体位于第 2 ~ 4 骶段脊髓，节前纤维行走于盆神经（pelvic nerve）中，在膀胱壁内换元后，节后纤维分布于逼尿肌和尿道内括约肌，其末梢释放的递质为乙酰胆碱，后者激动逼尿肌的 M 胆碱能受体，使逼尿肌收缩，但尿道内括约肌舒张，故能促进排尿。盆神经中也含感觉纤维，能传递膀胱壁牵拉、膀胱充胀程度的信息。支配膀胱的交感神经起自腰段脊髓，经腹下神经（hypogastric nerve）到达膀胱。交感神经末梢释放的递质为去甲肾上腺素，后者通过作用于 β 肾上腺素能受体使膀胱逼尿肌松弛，同时通过作用于 α 肾上腺素能受体引起尿道内括约肌收缩，从而阻抑膀胱内尿液的排放。交感神经亦含感觉传入纤维，可将引起膀胱痛觉的信号传入中枢。

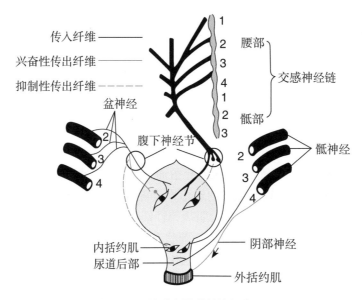

图 3-25　膀胱和尿道的神经支配

尿道外括约肌的骨骼肌纤维受阴部神经（pudendal nerve）支配，其活动可受意识控制。阴部神经是由骶髓（$S_2 \sim S_4$）发出的躯体运动神经，兴奋时尿道外括约肌收缩；反之，外括约肌则处于松弛状态。排尿反射时可反射性抑制阴部神经的活动。传导尿道感觉的传入纤维走行在阴部神经中（图 3-25）。

## 四、排尿反射

排尿反射（micturition reflex）是一种脊髓反射，该反射在脊髓水平就可以完成，但在正常情况下，排尿反射受脑的高级中枢的易化或抑制，包括有意识地加强或抑制其反射过程。

在一般情况下，膀胱逼尿肌在副交感神经紧张性冲动的影响下，处于轻度收缩状态，使膀胱内压经常保持在 10 cmH₂O 以下。在正常成人，当膀胱内尿液量小于 50 ml 时，其内压增加不明显；膀胱内尿液量增加到 200 ~ 300 ml 时，膀胱内压也只有少许增加，这种不明显的压力变化与膀胱平滑肌具有较大的伸展性有关，膀胱内压稍升高后可很快回降；当尿量增加到 400 ~ 500 ml 时，膀胱内压才超过 10 cmH₂O；如果膀胱内尿量增加到 700 ml，膀胱内压随之增加到 35 cmH₂O 时，逼尿肌便出现节律性收缩，排尿欲将明显增强，但此时还可有意识地控制排尿，脑干和大脑皮质一些部位的神经元的活动可以抑制或者易化排尿反射。如膀胱充盈后引起尿意，而条件不许可排尿时，人可有意识地通过高级中枢的活动来抑制排尿。随着膀胱进一步充盈，当膀胱内压达到 70 cmH₂O 以上时，便出现明显的痛感以至于不得不排尿。可见引起排尿反射的主要因素是膀胱内压的升高。

在多数情况下，高级中枢对脊髓骶段的排尿反射初级中枢保持一定的抑制作用，甚至当排尿正在进行时也能够有意识地加强尿道外括约肌的收缩而中止排尿。在有意识排尿时，脑的高位中枢对脊髓的排尿反射初级中枢发生易化作用，使膀胱逼尿肌发生强烈的收缩，而尿道内括约肌则舒张，同时阴部神经的传出活动抑制，尿道外括约肌舒张，于是发生排尿，即使在膀胱内的尿液很少时，也可以有意识地排尿。

当膀胱内尿量充盈达一定程度时（400 ~ 500 ml 或以上），膀胱壁的牵张感受器受到刺激而兴奋，其冲动沿盆神经传入到达骶段脊髓的排尿反射初级中枢；同时，冲动也上传到脑干和大脑皮质的排尿反射高位中枢，并产生排尿欲。排尿反射进行时，冲动沿盆神经传出，到达并引起逼尿肌收缩、尿道内括约肌松弛，于是尿液进入后尿道。这时尿液还可以刺激后尿道的感受器，冲动沿传入神经再次传到脊髓排尿中枢，进一步加强其活动，使膀胱逼尿肌收缩加强，尿道外括约肌更松弛开放，于是尿液被强大的膀胱内压（可高达 150 cmH₂O）驱出。尿液对尿道的刺激可进一步反射性地加强排尿中枢活动。这是一个正反馈过程，它使排尿反射反复加强，直至膀胱内的尿液排完为止。排尿后期，残留在尿道内的尿液，在男性可通过球海绵体肌的几次收缩将其排尽；女性则靠重力作用排尽。此外，在排尿时，腹肌和膈肌的强力收缩也可产生较高的腹内压，协助克服排尿的阻力（图 3-26）。在一般情况下，交感神经的活动在排尿反射中并不起重要作用。

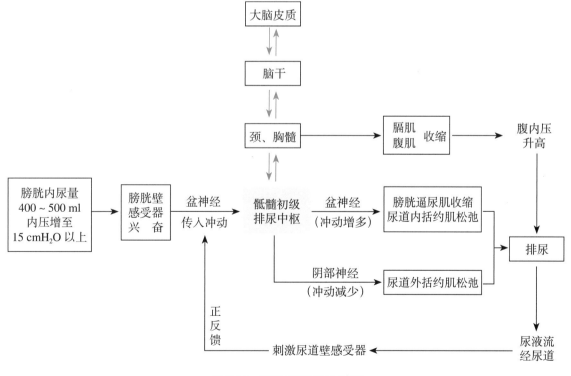

图 3-26　排尿反射过程示意图

## 五、排尿异常

由于排尿是一个反射过程，且受高位中枢的随意控制，所以当排尿反射弧的任何组成部分发生损害时，或骶段脊髓排尿中枢与高位中枢失去联系，都将造成排尿异常（abnormality of micturition）。

例如，当膀胱的传入神经受损，膀胱充盈的传入信号将不能传到骶段脊髓，则膀胱充盈时不能反射性引起张力增加，故膀胱充盈膨胀，膀胱壁张力低下，称为无张力膀胱（atonic bladder）。当膀胱过度充盈时，可发生溢流性滴流，即尿液不受意识控制而从尿道溢出数滴尿液，称为溢流性尿失禁（overflow incontinence）。如果支配膀胱的副交感神经或骶段脊髓受损，则排尿反射也不能发生，膀胱变得松弛扩张，大量尿液滞留在膀胱内，导致尿潴留（urine retention）。若高位脊髓受损，骶部排尿中枢的活动不能得到高位中枢的控制，虽然脊髓排尿反射的反射弧完好，但排尿活动不受意识控制，此时可出现尿失禁（urine incontinence），这种情况主要发生在脊髓休克恢复后。在脊髓休克期间，由于脊髓骶段排尿中枢处于休克状态，排尿反射消失，膀胱壁失去张力而变得非常松弛，膀胱可充盈膨胀，主观意识不能控制排尿，可发生溢流性尿失禁。婴幼儿脑发育未完善，对初级中枢的控制能力较弱，所以排尿活动不受意识控制，而出现排尿次数多，且易发生夜间遗尿现象。

## 六、尿流动力学测定

尿流动力学检查是一种泌尿系统很常见的检查方法，它主要借助于电生理学和流体力学方法，研究和检测尿路运输、储存及排出尿液的功能，可以为排尿异常原因分析、治疗方式选择及疗效评定提供客观依据。常用的尿流动力学测定主要包括：①尿流率的测定；②各种压力测定；③肌电图测定；④动态放射学观察等。目前临床尿流动力学检测主要用于诊断下尿路（膀胱和尿道）梗阻性疾病（如良性前列腺增生）、神经源性排尿功能异常、尿失禁，以及遗尿症等。

如膀胱压力测定，通过测定膀胱内压力与容积间的关系反映膀胱的功能。检查时用生理盐水或 $CO$ 气体逐渐充盈膀胱，注意受试者对膀胱充盈的感觉与反应、膀胱容量不断增加时膀胱内压的变化、有否无抑制性收缩，还需在加快充盈速度、改变体位、咳嗽等情况下重复检查。膀胱充盈到受试者出现强烈排尿感时为膀胱充盈最大容量，即停止继续充盈，然后做排尿动作，观察其逼尿肌能否有意识地收缩；接着让受试者抑制排尿，观察能否主动松弛其逼尿肌。有时为进行鉴别诊断，还可给予某些药物（M 胆碱能受体拮抗剂和激动剂）重复本项检查。将膀胱充盈（贮尿功能）及收缩（排尿功能）过程描记成膀胱压力容积曲线，可以了解膀胱的容量及顺应性，膀胱的稳定性，膀胱的感觉、运动神经支配等情况。该检查主要用于神经源性膀胱患者的诊断与分类。对排尿时压力的检测则可准确判断逼尿肌的收缩能力及下尿路是否有梗阻。

尿流动力学各项检查只能侧重反映下尿路某个方面的功能，为了全面了解下尿路功能，需结合受试者具体情况有选择地将检查技术联合使用。另外，尿流动力学检查对尿路的正常生理活动有干扰，并影响着受试者的精神和心理，因此检查结果并不一定反映受试者的实际情况，因此决不能忽视详细的病史、全面的查体和必要的其他检查。

小　结

肾尿的生成是连续的，由集合管进入肾盏、肾盂，再通过输尿管的运动推送尿液进入膀胱，当膀胱中的尿液达一定容量时才引起排尿反射。排尿反射的基本中枢在脊髓骶部。排尿时尿液对尿道的刺激可进一步反射性地加强排尿中枢活动，是一个正反馈过程。支配膀胱的副交感神经支配膀胱逼尿肌，兴奋时引起膀胱收缩。交感神经兴奋可引起逼尿肌舒张。阴部神经属躯体运动神经，可随意控制尿道外括约肌。

排尿反射受高位中枢的随意控制，当排尿反射弧的任何组成部分发生损害时，或骶段脊髓排尿中枢与高位中枢失去联系，都将造成排尿异常。可利用电生理学和流体力学方法研究和检测尿路运输、储存及排出尿液的功能，为排尿异常原因分析、治疗方式选择及疗效评定提供客观依据。

（杨　莉）

# 第八节　内分泌功能

## 案例 3-1

男性，53 岁，高血压 20 余年，诊断高血压肾病 10 年，近 1 年监测血肌酐波动在 240～280 μmol/L，否认其他疾病史。门诊查血红蛋白 75 g/L，尿蛋白（+），血肌酐 271 μmol/L，白蛋白 40 g/L，血钾 4.8 mmol/L，血碳酸氢盐 19 mmol/L，血清铁 8 μmol/L，铁蛋白 124 ng/ml，总铁结合力 66 μmol/L，血磷 2.09 mmol/L，血钙 1.91 mmol/L，全段甲状旁腺激素（intact parathyroid hormone，iPTH）117 pg/ml。血清叶酸、维生素 B$_{12}$ 水平正常。泌尿系统 B 超示双肾缩小，皮髓质交界不清。门诊口服铁剂 2 个月复诊查血红蛋白 80 g/L，血清铁 20 μmol/L，铁蛋白 260 ng/ml，总铁结合力 68 μmol/L。

案例 3-1 解析

**问题：**
1. 该患者贫血的主要原因是什么？
2. 该患者下一步贫血治疗方案是什么？

## 一、肾的内分泌功能

肾除了通过排泄代谢产物，调节水、电解质及酸碱平衡外，也是重要的内分泌器官。肾可产生多种激素或生物活性物质，如促红细胞生成素、活性维生素 D、前列腺素、激肽、肾素等，在前述机体稳态或平衡的调节中起重要作用。本节中将重点阐述促红细胞生成素和活性维生素 D。

## 二、促红细胞生成素

促红细胞生成素（erythropoietin，EPO）是一种多功能因子，90% 由肾分泌，通过与全身各器官组织表达的 EPO 受体结合发挥作用。1953 年，Erslev 首次发现注射贫血家兔的血清可以使正常家兔红细胞数量增加，将血液中有促进红细胞生成作用的因子命名为 EPO；1977 年，EPO 首次从再生障碍性贫血患者的尿液被成功提纯；而现阶段，外源性补充重组人促红细胞生成素（recombinant human erythropoietin，rHuEPO）已广泛用于治疗内源性 EPO 分泌不足引起的贫血。

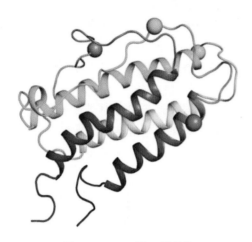

图 3-27　EPO 的三维结构
球状标示为糖基化位点

**1. EPO 的结构及生物学特性**　人类 *EPO* 基因位于 7 号染色体长臂 21 ～ 22 区，含 5 个外显子和 4 个内含子。*EPO* 基因编码一段 193 个氨基酸残基的多肽，在分泌过程中经剪切掉信号肽后成为 166 个氨基酸残基组成的成熟蛋白质，含有 4 个糖基化修饰的位点（图 3-27）。rHuEPO 则缺失末端精氨酸，具有 165 个氨基酸。EPO 糖基化程度很高，糖基成分主要为带负电荷的唾液酸，唾液酸的存在降低了 EPO 的降解速度，其含量越高，EPO 在循环中半衰期越长。

在胚胎早期，EPO 由肝生成，然后逐渐向肾转移。出生后，EPO 主要由肾皮质和外髓部小管周围的成纤维细胞产生，肾中这部分生成 EPO 的细胞又被称为 REP 细胞（renal erythropoietin producing cell，REP）。成人循环系统中 90% 的 EPO 源自肾，余少量来自肝、脾、脑、视网膜及成骨细胞等。

EPO 通过与 EPO 受体结合发挥生物学作用，其中通过与骨髓 EPO 受体结合调节红细胞生成为最重要的作用。此外，已知 EPO 受体在全身多器官和组织中表达，包括中枢神经系统、视网膜、心脏、血管内皮、肾、肺、肝和胃肠道等。

**2. EPO 生成的调控**　EPO 的生成主要受组织的氧合状态调节。在正常生理状态下，多数 REP 细胞处于非分泌状态，不表达 EPO，但保留生成 EPO 的潜力。当缺氧因素刺激时，REP 细胞开始参与 EPO 的合成，当缺氧刺激消除后再次恢复非分泌状态。这一过程中最主要的调控因子为缺氧诱导因子（hypoxia-inducible factor，HIF）。HIF 是由一个 α 亚基（包括 1α、2α 和 3α）和 β 亚基构成的异源二聚体，其中 HIF-β 在细胞中的表达不受氧含量的影响。在常氧状态下，HIF-α 处于不断合成和降解的动态过程中，HIF-α 亚单位的两个脯氨酸残基被脯氨酰羟化酶（prolyl hydroxylase，PHD）羟基化，从而使其迅速经泛素 - 蛋白酶途径被降解，阻止 EPO 进一步转录，防止出现过高的血细胞比容。在缺氧条件下，脯氨酰羟化酶的活性受到抑制，HIF-α 的降解速度减慢，造成其在细胞内积聚，并由胞质进入胞核，与 HIF-β 形成二聚体，并与低氧反应原件结合从而诱导 *EPO* 基因的表达，促进 EPO 的生成。

**3. EPO 的生理作用**　EPO 的生理作用极其广泛，通过 JAK/STAT、JNK/p38 MAPK、RAS/MAPK、JAK/NF-κB 等多种信号通路发挥作用。除介导红细胞生成外，还可通过抗凋亡、抗氧化、促进血管生成等发挥器官保护作用。

（1）促进红细胞生成：促进红细胞生成是 EPO 最早发现和最重要的作用。肾 EPO 生成后随机体血液循环运输至骨髓中，骨髓中 EPO 受体主要表达于红系祖细胞，随着红系分化增殖和成熟，其表达逐渐减少，网织红细胞和成熟红细胞表面则没有受体表达。EPO 与 EPO 受体结合后，EPO 受体发生同种二聚体反应，与其相连的 JAK2 自身磷酸化而被激活。活化的 JAK2 进一步使 EPO 受体被酪氨酸磷酸化，磷酸化的 EPO 受体可结合胞质内信号传导分子，促进红系祖细胞增殖与分化，加速网织红细胞的发育，从而促进成熟红细胞的生成。正常人血浆 EPO 浓度为 10 ～ 30 U/L，以维持循环中红细胞的最佳恒定水平。在缺血缺氧时，血浆 EPO 浓度可呈指数级升高，为 100 ～ 1000 倍。骨髓红细胞的生成则相对缓慢，网织红细胞升高多在 EPO 升高 3 ～ 4 天后才能显现（图 3-28）。

（2）器官保护作用：如前所述，EPO 受体分布并不局限于红细胞，在中枢神经系统、心脏、视网膜、肾等多个器官和组织中广泛表达。现已发现，在这些器官中 EPO 可能通过旁分泌或自分泌的方式发挥独立于造血之外的器官保护作用，主要包括减少细胞凋亡和坏死、抑制炎症反应、促进细胞再生和血管生成等。

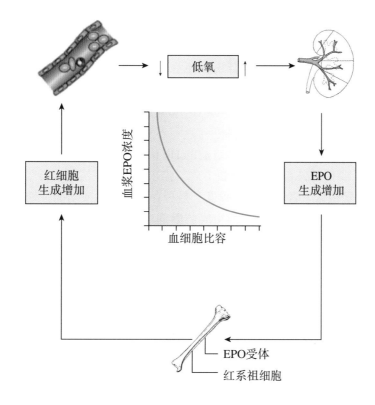

图 3-28　EPO 与红细胞生成

脑缺血缺氧时，脑细胞自身产生的 EPO 可通过 JAK 及 NF-κB 等途径的抗凋亡作用保护神经元，增强 NO 的扩血管效应，并通过激活 VEGF 信号通路、AMPK-KLF2 信号通路及血管生成因子的表达促进血管新生，建立侧支循环，以帮助缺血部分神经细胞存活。在肾缺血 - 再灌注损伤动物模型中，EPO 可以减少肾小管细胞凋亡，促进损伤部分细胞再生，减轻肾间质纤维化。在心肌梗死动物模型中同样观察到 EPO 可显著减少心肌梗死后细胞凋亡，抑制心肌纤维化，减轻心室重构。

**4. EPO 缺乏与肾性贫血**　肾是产生 EPO 最主要的器官。肾病状态下 REP 可转化为 EPO 生成能力较弱的肌成纤维细胞，从而导致 EPO 生成的相对或绝对不足，进而引起贫血。在疾病前期，由于残存的肾组织对于贫血时的缺氧刺激无法产生足够的应答反应，虽然血浆中监测 EPO 仍在正常范围，但是低于非肾病引起的同等程度贫血时 EPO 所应达到的水平，即 EPO 相对缺乏。而随着肾病进一步进展，患者血浆 EPO 可低于正常范围，也就是 EPO 绝对缺乏。

肾性贫血是指由各类肾病造成的 EPO 相对或绝对不足，以及尿毒症毒素等毒性物质通过干扰红细胞生成及寿命引起的贫血。肾性贫血的严重程度与肾功能下降幅度及基础肾病的病因相关。根据我国流行病学数据，非透析慢性肾病（chronic kidney disease，CKD）患者贫血的患病率为 28.5% ～ 72%，在透析患者则高达 90% 以上。

除 EPO 生成不足外，铁缺乏及代谢障碍、叶酸等其他营养物质的缺乏、尿毒症毒素导致的红细胞寿命缩短、甲状旁腺功能亢进、慢性炎症状态、透析相关溶血及失血等同样会导致红细胞生成减少、破坏及丢失增加，亦为引起慢性肾病患者贫血的重要原因。

（1）肾性贫血的诊断与评估：肾性贫血需要通过系统规范的检查评估，才能正确诊断。诊断流程包括：①明确是否存在贫血。居住海平面地区的成年人，以男性血红蛋白（hemoglobin，Hb）＜ 130 g/L，非妊娠女性＜ 120 g/L，妊娠女性＜ 110 g/L，可以诊断贫血。②明确是否存在肾性贫血之外的贫血性疾病，除外营养不良性贫血、溶血性贫血、出血性贫血及血液系统疾病引起的贫血。③评估肾性贫血加重的危险因素，包括甲状旁腺功能、炎症及营养状态、透析充分性等。

2012 年发布的肾脏疾病改善全球预后（Kidney Disease Improving Global Outcomes，KDIGO）慢性肾病贫血临床实践指南，对于慢性肾病合并贫血的患者，建议初始评估包括：①全血细胞计数；②网织红细胞绝对计数；③血清铁蛋白（serum ferritin，SF）水平；④转铁蛋白饱和度（transferrin saturation，TSAT）；⑤血清维生素 $B_{12}$ 和叶酸水平。后续指标监测频率则需要根据慢性肾病分期、贫血程度及治疗方案综合判断。

（2）肾性贫血的治疗目标与药物 肾性贫血的 Hb 治疗靶目标多建议维持在 110 g/L 以上，但不超过 130 g/L。但需要根据患者年龄、透析方式、需求及并发症情况进行个性化调整。

治疗方案选择需要根据患者贫血严重程度、是否存在绝对性或功能性铁缺乏症以及合并疾病情况综合制定。主要治疗药物包括红细胞生成刺激剂（erythropoiesis-stimulating agents，ESAs）、铁剂及低氧诱导因子脯氨酰羟化酶抑制剂（HIF-PHI）。

1）ESAs 治疗：ESAs 是 EPO 的类似物，第一代 ESAs 即 rHuEPO，为短效 ESAs，皮下给药半衰期约 19 小时，通常需要每周 1 ~ 3 次给药，临床常用的有 rHuEPO-α 和 rHuEPO-β；第二代 ESAs 即达依泊汀 -α，为长效 ESAs，其半衰期为第一代 ESAs 的 2 ~ 3 倍，给药间期可延长至每 1 ~ 2 周 1 次；第三代 ESAs 为 CERA，即甲基聚二醇重组人 EPO，皮下注射半衰期 133 小时，可每月 1 ~ 2 次给药。上述 ESAs 临床上均可有效治疗贫血，我国以 rHuEPO 应用最为普遍。

ESAs 治疗目的是补充 CKD 患者的 EPO 生成不足，如前所述，CKD 患者贫血原因多样，需要排除其他原因，评估是否适用 ESAs 治疗。同时需要注意 ESAs 治疗可能引起高血压、脑卒中及肿瘤等，需要评估获益与风险。

ESAs 治疗初始及维持剂量需要根据患者 Hb 水平和临床情况决定。ESAs 皮下给药虽然生物利用度下降，但药物代谢动力学上优于静脉注射，维持目标 Hb 水平所需剂量比静脉注射减少约 30%，且可减少反复血管穿刺，因此 2012 年 KDIGO 指南推荐对于非透析慢性肾病患者及腹膜透析患者采用皮下注射给药。

ESAs 低反应性是指患者接受超过常规剂量的 ESAs 也未达到满意的 Hb 水平，或需要不断增加 ESAs 剂量以维持目标 Hb。铁缺乏是 ESAs 低反应性最常见原因，此外与 ESAs 低反应性相关的危险因素包括慢性炎症、透析不充分、甲状旁腺功能亢进、左卡尼汀缺乏、恶性肿瘤、骨髓疾病及抗 EPO 抗体介导的纯红细胞再生障碍性贫血等，需要临床上进行仔细评估并纠正可逆因素。

2）铁剂治疗：元素铁是骨髓成红细胞向成熟红细胞分化过程中合成 Hb 必要原料物质。当机体铁缺乏时，即使补充足够的 EPO 仍难以纠正贫血。慢性肾病患者由于食欲缺乏或饮食控制可导致铁摄入减少，同时肠道铁吸收下降，铁调素升高导致铁利用障碍，铁缺乏的发生率高达 50%。铁缺乏类型包括绝对性铁缺乏和功能性铁缺乏，前者指机体铁元素储备量绝对减少，后者则为炎症、铁调素升高导致铁元素在网状内皮细胞滞留，铁利用障碍。

铁代谢指标的靶目标为 SF > 100 μg/L 且 TSAT > 20%，但需要注意避免铁超载，即 SF > 800 μg/L 且 TSAT > 50%。静脉铁剂纠正铁缺乏效果优于口服给药。

3）HIF-PHI 治疗：如前所述，HIF 是调控 EPO 生成最重要的因子，HIF 的作用受 PHD 调控。HIF-PHI 通过取代 PHD 必需的协同底物，或通过阻断酶催化位点干扰与 PHD 底物连接，模拟体内缺氧状态，减弱 PHD 对 HIF-α 的羟化，抑制 HIF-α 降解，促进内源性的 EPO 生成。此外，HIF-PHI 还可通过上调十二指肠细胞色素 B 和二价金属离子转运体增加肠道对铁的吸收，通过上调转铁蛋白、转铁蛋白受体和胞浆铜蓝蛋白促进铁的转运及利用；同时抑制铁调素表达，促进干细胞和巨噬细胞释放铁，增加机体可利用的铁，从而改善铁代谢紊乱。HIF-PHI 口服给药，其中罗沙司他已在中国上市。但由于 HIF 通路可调节许多生物学过程或与之相互作用，因此长期使用 HIF-PHI 在理论上仍有可能额外造成多种不良事件，包括癌症、血栓形成、心血管疾病和糖尿病性视网膜病变进展，仍需要长期的安全性观察数据支持。

**5. EPO 升高与红细胞增多症**　红细胞增多症可发生于红细胞自主产生过多（原发性红细胞增多症）或是对血清 EPO 升高的反应（继发性红细胞增多症），前者是一种骨髓增殖性肿瘤，不在本节展开叙述。

继发性红细胞增多症则是由于血清 EPO 升高所致红细胞增多，多为对组织缺氧的恰当生理反应，如心肺疾病、居住高海拔地区等导致的全身缺氧，或由于肾动脉狭窄等导致的肾组织缺氧。此外，肿瘤可产生 EPO 导致副肿瘤性红细胞增多，最常见肿瘤为肝细胞癌、肾细胞癌、血管母细胞瘤、嗜铬细胞瘤和子宫肌瘤。治疗目标主要为改善基础病因和诱因，缓解症状（静脉放血疗法）及降低血栓形成风险（阿司匹林）。

## 三、维生素 D 及其生理功能

肾是产生活性维生素 D 的主要场所，也是影响维生素 D 代谢的重要器官。维生素 D 不仅对钙、磷、甲状旁腺功能及骨骼代谢有调节作用，对细胞增殖、免疫系统、肾素 - 血管紧张素系统（RAS）也有复杂的调节作用。维生素 D、钙、磷、甲状旁腺、骨骼、肾等多种因素相互影响，形成了精密复杂的调节网络。任何一个因素出现改变，都会对其他因素产生相应的影响。

**1. $1,25(OH)_2D$ 的生成及其代谢**　维生素 D 是固醇类衍生物，是一种对人类健康有重要影响的脂溶性维生素。人体 80% ~ 90% 的维生素 D 是由皮肤中的 7- 脱氢胆固醇经太阳紫外线照射转化而来的维生素 $D_3$（胆钙化醇）。另外的 10% ~ 20% 维生素 D 从食物获得，一种为植物来源的维生素 $D_2$（麦角钙化醇），另一种是动物来源的维生素 $D_3$（胆钙化醇）。维生素 $D_2$ 和 $D_3$ 的分子差异在于 $D_2$ 在侧链碳 22 和 23 之间存在双键。维生素 $D_2$ 和 $D_3$ 进入血液后，与维生素 D 结合蛋白（vitamin D binding protein，DBP）按 1 : 1 的比例相结合，运输并储存于肝。维生素 D 在肝经肝细胞线粒体内 25- 羟化酶（25 hydroxylase，*CYP27A1*）的作用，形成 25（OH）D，即骨化二醇。25（OH）D 在肝合成后进入血液中，绝大部分与 DBP 和白蛋白相结合，结合后可以保持稳定状态，因此半衰期较长（2 ~ 3 周），常用于监测人体内维生素 D 的营养状态。25（OH）D 在肾产生的 $1\alpha$- 羟化酶（$1\alpha$-hydroxylase，*CYP27B1*）的作用下生成 1,25- 二羟维生素 D [$1,25(OH)_2D$]，即骨化三醇（即活性维生素 D），它是最具有生物活性的维生素 D，半衰期只有 8 ~ 12 h。$1\alpha$- 羟化酶主要分布于肾近端小管上皮细胞线粒体内膜，因此肾是影响维生素 D 代谢的重要器官。此外，在其他器官也可以完成从 25（OH）D（骨化二醇）向 $1,25(OH)_2D$（骨化三醇）的转化，如成骨细胞、乳腺上皮细胞、前列腺、肺泡和循环巨噬细胞、胰岛细胞、滑膜细胞和动脉内皮细胞。

25（OH）D 主要在肾灭活，肾内还有 24- 羟化酶（*CYP24A1*），可将 25（OH）D 转变为活性很低的 $24,25(OH)_2D$。$1,25(OH)_2D$ 主要在肝代谢，经 24 位羧基化并氧化后降解，代谢产物经胆道排出。在小肠内有一部分被吸收入血，形成维生素 D 的肝肠循环。

**2. $1,25(OH)_2D$ 生成的调控因素**　当肾受损、有效肾单位减少时，肾 $1\alpha$- 羟化酶产生减少导致 $1,25(OH)_2D$ 水平降低。低血钙可促进肾 $1\alpha$- 羟化酶的活性，使 25（OH）D 转化为 $1,25(OH)_2D$；高血钙则使肾 24 羟化酶的活性增强，$24,25(OH)_2D$ 产生增多，$1,25(OH)_2D$ 产生减少。此外，低磷血症、增高的甲状旁腺激素（PTH）均可刺激肾 $1\alpha$ 羟化酶活性，而高血磷、PTH 下降可减弱 $1\alpha$- 羟化酶活性，从而减少 $1,25(OH)_2D$ 的合成。$1,25(OH)_2$ 对自身的生成也具有负反馈调节作用，当其血中水平升高时，可抑制肾 $1\alpha$- 羟化酶活性，增强 24- 羟化酶活性，使得 $24,25(OH)_2D$ 产生增加。此外，雌激素、催乳素、生长激素对 $1,25(OH)_2D$ 的合成也有调节作用。

近来发现，由骨细胞、成骨细胞及破骨细胞分泌的成纤维细胞生长因子 23（fibroblast growth factor23，FGF23）也是调控磷及 $1,25(OH)_2D$ 的重要因素。FGF23 由 251 个氨基酸组成，分子量 32 kDa，高磷血症及血中 $1,25(OH)_2D$ 水平升高时分泌增加。在肾近端小管细胞，FGF23 通过与成纤维细胞生长因子受体（FGFR）及其辅助受体 Klotho（由骨细胞产生的一种跨膜蛋白，是 FGF23 受体激活所必需的）结合，抑制钠 - 磷同向转运体（Na/Pi cotransporter）的表达，减少近曲小管对磷的重吸收。FGF23 也可抑制 $1\alpha$- 羟化酶的表达，降低肾对 $1,25(OH)_2D$ 的合成，进而抑制消化道和肾对磷的吸收（图 3-29）。

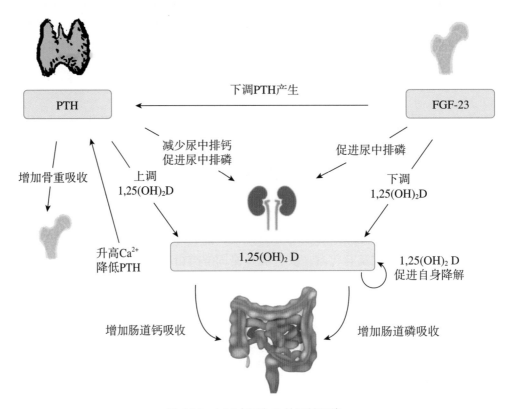

图 3-29 $1,25(OH)_2D$ 的调控因素

由于血钙、磷、PTH、FGF23 等均可独立影响肾 $1\alpha$- 羟化酶的活性，因此，健康人血浆 $25(OH)D$ 与 $1,25(OH)_2D$ 水平一般不相关，两者测定值也不平行。如在维生素 D 缺乏时，低钙血症、低磷血症、增高的 PTH 水平可单独或共同通过增强肾 $1\alpha$- 羟化酶的活性，促进 $1,25(OH)_2D$ 的生成，因此，尽管 $25(OH)D$ 的水平降低，$1,25(OH)_2D$ 仍保持正常甚至升高水平。除非存在严重的维生素 D 缺乏，$25(OH)D$ 很少影响 $1,25(OH)_2D$ 的生成。

3. $1,25(OH)_2D$ 对矿物质及骨代谢的调节作用 $1,25(OH)_2D$ 的生物学效应是通过基因调控和非基因调控两条途径介导的。前者指 $1,25(OH)_2D$ 与细胞质中维生素 D 核受体（nVDR）结合形成复合物，转运至细胞核内，与共激活因子类视黄醇 X 受体（RXR）形成异二聚体（VDR-RXR），进而与靶基因启动子区域 DNA 特异性核苷酸序列，即维生素 D 反应元件相结合，影响 mRNA 的表达和蛋白质的合成。由 nVDR 介导的基因调控作用需数小时，是活性维生素 D 发挥生理功能的主要途径。后者指 $1,25(OH)_2D$ 与细胞膜上的维生素 D 膜受体（mVDR）结合，通过激酶、磷酸酯酶、磷酸肌醇、胞质内 $Ca^{2+}$ 浓度、环磷鸟苷等信号通路发挥作用。mVDR 介导的非基因调控作用发生迅速但不持久，通常为数秒到数分钟。VDR 广泛分布于人体内的肠道上皮细胞、甲状旁腺细胞、肾小管细胞、成骨细胞及中枢神经系统和免疫系统的多种细胞，因此，$1,25(OH)_2D$ 可以作用于多种靶组织，发挥不同的生物学效应。

（1）维生素 D 对钙、磷及甲状旁腺的调节作用：肠道上皮细胞和肾远曲小管上皮细胞上的电压依赖性 V5、V6 型钙瞬时受体电位香草醛通道（transient receptor potential vanilloid channel，TRPV5，TRPV6）是负责钙主动吸收的重要通道。TRPV6 和 TRPV5 基因的启动子有维生素 D 反应元件（VDREs），维生素 D 可通过影响 TRPV5 和 TRPV6 的表达，实现对钙吸收的调节。钙摄入量下降时，$1,25 (OH)_2D$ 可增加 TRPV5 和 TRPV6 的活性促进钙的吸收。$1,25 (OH)_2D$ 还能上调钙转运蛋白、钙结合蛋白（小肠中为 9 kD，肾中为 28 kD）以及肠上皮细胞基底侧钙 -ATP 酶促进钙的细胞转运。

维生素 D 对肠道磷吸收的影响经由钠 - 磷同向转运体实现，这一过程由 $Na^+-K^+$-ATP 酶供能，经钠 - 磷共转运系统，使磷穿过上皮细胞刷状缘膜而促进肠道磷的吸收。$1,25 (OH)_2D$ 对肾磷的转运调节比较复杂，它对肾小管磷重吸收的调节可能是通过改变 PTH、FGF23 及钙的水平间接地调节。不同状态下 $1,25 (OH)_2D$ 对肾磷重吸收的调节并不一致。长期给予活性维生素 D 可降低肾小管上皮细胞表达钠 - 磷同向转运体，导致磷重吸收下降，尿磷增多。短期给予活性维生素 D 则减少肾磷的排出。

$1,25 (OH)_2D$ 抑制 PTH 合成。$1,25 (OH)_2D$ 可以减少 PTH 前体蛋白的 mRNA 合成。$1,25 (OH)_2D$ 对甲状旁腺的增生也有抑制作用，在维生素 D 基因敲除的动物模型中，即使血钙水平正常，甲状旁腺组织仍进行性增生。外源性给予 $1,25 (OH)_2D$ 后则可抑制甲状旁腺增生。$1,25 (OH)_2D$ 还可以上调甲状旁腺细胞钙敏感（CaSR）表达，增强甲状旁腺细胞对钙离子的敏感性，升高血钙水平，间接抑制 PTH 分泌。

（2）维生素 D 对骨代谢的调节作用：成骨细胞和破骨细胞是骨代谢的基础，正常骨代谢是成骨细胞不断分泌类骨质与破骨细胞的酸化效应及蛋白水解酶引起的骨吸收之间的平衡。$1,25 (OH)_2D$ 对骨代谢影响具有双重性，既能促进骨形成，又能刺激骨吸收，机制与其作用于成骨细胞、破骨细胞的 nVDR 引起的生物学效应有关。

$1,25 (OH)_2D$ 对成骨细胞的作用主要依赖于其所处的分化阶段。$1,25 (OH)_2D$ 抑制处在早期阶段成骨细胞的分化，下调 I 型胶原、骨钙素和碱性磷酸酶等分化标志的表达，还能通过促进分泌无机焦磷酸、骨桥蛋白等因子抑制成骨细胞形成矿化结节。当成骨细胞处于成熟期时，$1,25 (OH)_2D$ 则促进其分化，并增加骨钙素的表达和矿物质的沉积，间接抑制骨吸收，促进矿物质沉积。

在破骨细胞的分化形成、成熟活化过程中，核因子 κB 受体活化因子配体（receptor activator of NF-κB ligand，RANKL）是一个重要的因子，它由成骨细胞分泌，与破骨细胞产生的 NF-κB 受体活化因子（RANK）结合后，可促进破骨细胞的活性。$1,25 (OH)_2D$ 与 VDR 结合后，可上调 RANKL 的表达。基因芯片分析发现，$1,25 (OH)_2D$ 促进 RANKL 表达的作用可能与下调 Kruppel 样因子 4（Kruppel-like factor 4，KLF4）的表达有关。在骨代谢过程中，KLF4 可与 VDR 竞争性结合到 RANKL 基因启动子区域，从而减少 $1,25 (OH)_2D$-VDR 信号途径介导的 RANKL 表达。当加入 $1,25 (OH)_2D_3$（10 nmoL/L）后，KLF4 与 RANKL 基因启动子结合减少，而 VDR 与其结合率增加，从而诱导 RANKL 的高表达，促进破骨细胞的形成及骨吸收活性。

**4. 活性维生素 D 的其他生理作用**　活性维生素 D 除了发挥经典的调节钙磷代谢的作用之外，还可以调控细胞分裂、增殖，影响细胞功能，从而发挥多种复杂的生理作用。

（1）调控细胞增殖：维生素 D 与 nVDR 结合后可增强或抑制调控细胞生长的关键基因的转录因子。已发现上百种直接或间接影响细胞周期、增殖、分化和凋亡的基因含有维生素 D 受体反应元件（vitamin D responsive element，VDRE）。活性维生素 D 还可通过与其他重要的转录调节蛋白或细胞信号系统相互作用间接影响细胞周期、凋亡和分化。

（2）调节免疫：维生素 D 抑制 B 细胞前体向浆细胞分化，从而抑制浆细胞增殖、减少免疫球蛋白产生。维生素 D 可以抑制 T 细胞增殖，尤其是抑制 Th1 细胞产生 γ 干扰素和 IL-2 以及激活巨噬细胞，从而抑制抗原呈递、IFN-γ 募集 T 淋巴细胞和 IL-2 刺激 T 细胞增殖等生理作用。另一方面，维生素 D 还通过活化表达于多核细胞、单核细胞和巨噬细胞的 Toll 样受体（TLRs）来激活天然免疫反应。TLRs 的活化使上述细胞表达抗微生物肽和活性氧，从而杀灭微生物。

（3）调控肾素 - 血管紧张素系统：cAMP 是刺激肾球旁细胞表达肾素的主要信号分子，cAMP 与蛋白激酶 A（protein kinase A，PKA）的调节亚单元结合后，PKA 释放出催化亚单元，此催化亚单元进入细胞核影响 cAMP 反应元件结合蛋白（cAMP response element binding，CREB）的激活，CREB 激活后可与肾素基因启动子 cAMP 反应元件（CRE）结合，促进肾素基因转录。而 $1,25(OH)_2D$ 可通过激活维生素 D 受体与 CREB 结合，阻断 CRE 对肾素基因启动子的活化，进而抑制肾素转录及表达。

5．维生素 D 与慢性肾病

（1）慢性肾病（CKD）时活性维生素 D 水平下降：肾功能受损时，随着肾小球滤过率的下降，肾骨化三醇的产生也逐渐下降，这是由于多种机制导致的。$1\alpha$- 羟化酶存在于近端小管，肾小球滤过率下降可直接减少 25（OH）D 的输送，另一方面肾实质减少可以导致肾小管 $1\alpha$- 羟化酶产生受损，因此 25（OH）D 向 $1,25(OH)_2D$ 的转化减少，循环中 $1,25(OH)_2D$ 水平降低，减少了对 PTH 基因转录的抑制以及减少了肠道钙的吸收，从而上调 PTH 的合成。另一方面，$1,25(OH)_2D$ 浓度下降也能减少甲状旁腺细胞的 VDR 数量，使甲状旁腺细胞对 $1,25(OH)_2D$ 的作用产生抵抗。这种绝对和相对的 $1,25(OH)_2D$ 不足是慢性肾病患者发生继发性甲状旁腺功能亢进的重要原因之一。

慢性肾功能不全对血钙、血磷都有直接的影响，由于肾排磷减少，血清磷水平早在 CKD 早期就可出现升高，甚至早于 $1,25(OH)_2D$ 下降。磷的水平也直接或间接的影响 $1,25(OH)_2D$。在 CKD 早期，$1,25(OH)_2D$ 水平的降低并不是因为肾实质减少直接引起的 $1\alpha$- 羟化酶减少，而很可能是高磷导致 FGF23 水平升高，FGF23 抑制了 $1\alpha$- 羟化酶表达，从而降低了 $1,25(OH)_2D$ 水平，高磷血症也可直接降低 $1\alpha$- 羟化酶的活性。此外，慢性肾病患者饮食减少可导致维生素 D 摄入不足，户外活动减少、日照不足可导致皮肤合成胆钙化醇减少，也会使 25（OH）D 缺乏，25（OH）D 严重缺乏时可导致 $1,25(OH)_2D$ 水平降低（图 3-30）。

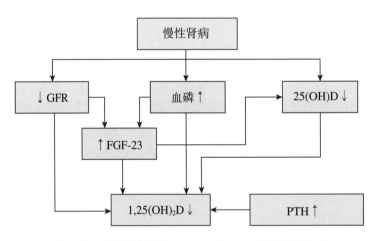

图 3-30　慢性肾病导致 $1,25(OH)_2D$ 水平下降的原因

除肾功能受损时可造成维生素 D 的减少，某些肾病也可导致维生素 D 水平下降。例如，肾病综合征时由于维生素 D 结合蛋白及维生素 D 从尿中丢失，血浆 25（OH）D 水平降低（游离的维生素 D 水平通常正常）；肾小管酸中毒时，骨离子成分发生变化，磷、钠、钾盐含量减少，抑制与成骨相关的基质基因表达，破骨细胞活性增加，并能通过抑制肾 $1\alpha$- 羟化酶，减少 $1,25(OH)_2D$ 的生成。

（2）维生素 D 在慢性肾病中的应用：对于慢性肾病患者，维生素 D 主要用于纠正维生素 D 缺乏及继发性甲状旁腺功能亢进，患者的血清 25（OH）D 建议维持在 75 nmol/L 以上。慢性肾病时，除了出现维生素 D、钙、磷、PTH 水平的异常，也会出现骨代谢异常以及血管或软组织钙化，统称为矿物质和骨代谢异常（mineral and bone disorder，MBD）。除了需纠正维生素 D 的缺乏，也需纠正钙、磷、PTH 的水平，使这些指标达标（表 3-4）。

表 3-4　不同分期 CKD 患者维生素 D 治疗血钙、血磷、iPTH 理想目标参考范围

| CKD 分期 | 血钙 [mg/dl（mmol/L）] | 血磷 [mg/dl（mmol/L）] | iPTH（pg/ml） |
| --- | --- | --- | --- |
| CKD3 期 | 8.4 ~ 10.0<br>(2.1 ~ 2.5) | 2.5 ~ 4.5<br>(0.81 ~ 1.45) | 35 ~ 70 |
| CKD4 期 | 8.4 ~ 10.0<br>(2.1 ~ 2.5) | 2.5 ~ 4.5<br>(0.81 ~ 1.45) | 70 ~ 110 |
| CKD5 期 | 8.4 ~ 10.0<br>(2.1 ~ 2.5) | 3.5 ~ 5.5<br>(1.13 ~ 1.78) | 150 ~ 300 |

注：CKD 为慢性肾病；iPTH 为全段甲状旁腺激素。

临床常用的维生素 D 包括普通维生素 D 及活化维生素 D，普通维生素即维生素 $D_2$ 及 $D_3$，后者生物利用度更高，应用更为广泛，主要用于治疗维生素 D 缺乏，以及早期慢性肾病合并低钙血症、低磷血症、骨软化症、轻中度甲状旁腺功能亢进、骨质疏松。活化维生素 D 主要包括 25 (OH) $D_3$（骨化二醇）、1α (OH) $D_2$（多西骨化醇）、1α (OH) $D_3$（阿法骨化醇）、1,25 (OH)$_2D_3$（骨化三醇）及 19-nor-1,25 (OH)$_2D_2$（帕立骨化醇）、1,25 (OH)$_2$OXAD$_3$（马沙骨化醇）等。骨化二醇需经肾活化、多西骨化醇和阿法骨化醇需经肝活化后才具有生物学活性；骨化三醇属于活性维生素 D，帕立骨化醇和马沙骨化醇属于活性维生素 D 类似物，此三者本身具有生物学活性。活性维生素 D 及其类似物主要用于中晚期慢性肾病合并严重甲状旁腺功能亢进、中重度低钙血症和骨质疏松。骨化二醇、多西骨化醇、阿法骨化醇及骨化三醇对肠道黏膜细胞和甲状旁腺细胞的 VDR 亲和力无明显差别，应用上述药物（骨化二醇一般不用于慢性肾病患者）抑制 PTH 的同时，易发生高钙血症、高磷血症。而帕立骨化醇和马沙骨化醇对甲状旁腺细胞的 VDR 亲和力强于肠道黏膜细胞，促进肠道钙、磷吸收的作用弱，高钙血症、高磷血症的发生率低。此外，帕立骨化醇还具有上调甲状旁腺上钙敏感受体（CaSR）表达、增强甲状旁腺细胞对钙离子敏感性的作用，抑制 PTH 分泌作用强于骨化三醇。

另外，也有文献报道活性维生素 D 及其类似物可减少蛋白尿、延缓肾功能进展和降低终末期肾病患者的死亡率，但需进一步的临床研究证实。

（杨　莉）

# 小　结

肾具有分泌多种激素的功能，除了肾素以外，促红细胞生成素、维生素 D 也主要依赖肾生成，促红细胞生成素的功能是调节机体红细胞生成。促红细胞生成素分泌不足可引起贫血，过多则可引起红细胞增多症。维生素 D 主要调控机体的钙磷代谢。

## 整合思考题

1. 试述肾小管和集合管重吸收 $Na^+$ 和水的特点。
2. 试述肾髓质高渗透浓度梯度形成的过程和意义。

3．小管液流经近曲小管、髓袢降支、髓袢升支和远曲小管时，其渗透浓度发生什么变化？为什么？

4．为什么肾集合管中的小管液渗透压可高渗，也可低渗？其机制是什么？

5．急性大失血后造成低血压性休克，患者动脉血压降至约 50 mmHg，尿量和尿渗透压有何变化？为什么？

6．糖尿病患者因未服用降糖药导致其血液中葡萄糖浓度为 200 mg/100 ml。该患者的尿量和尿糖有何变化？为什么？

7．一次饮清水 1000 ml 后对尿量和尿渗透压有何影响？为什么？

8．谈谈测定肾小球滤过率、肾血浆流量的原理、方法和临床意义。

9．排尿异常有哪些原因？

10．慢性肾病患者贫血的主要病因及发病机制是什么？

11．哪些因素可以影响活性维生素 D 的水平？

12．男性，51 岁，烦渴、多饮、多尿半年，体检发现空腹血糖 12 mmol/L，尿糖阳性。诊断为糖尿病。

(1) 该患者出现尿糖阳性的原因是什么？

(2) 该患者出现烦渴和多尿的原因是什么？

(3) 该患者出现尿糖阳性的最低血糖值应该大于多少？

第三章整合思考题解析

# 第四章　泌尿系统的基本病理过程与疾病

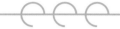

导学目标

通过本章内容的学习，学生应能够：

※ **基本目标**

1. 描述并总结归纳几种重要的水、电解质代谢紊乱（高渗性脱水、低渗性脱水、水中毒、水肿、低钾血症、高钾血症、低钙血症、高钙血症、低磷血症、高磷血症、低镁血症、高镁血症）的概念、原因、机制和对机体的影响。

2. 描述并总结归纳四种单纯型酸碱平衡紊乱（代谢性酸中毒、呼吸性酸中毒、代谢性碱中毒、呼吸性碱中毒）的概念、原因、机制、机体的代偿调节和对机体的影响。

3. 解释急性肾衰竭的概念，比较按发病环节分类的急性肾衰竭的特征。

4. 总结急性肾衰竭的主要机体功能代谢变化和临床表现。

5. 总结慢性肾衰竭的发展过程、发病机制及机能代谢变化。

6. 能列举出以肾病综合征或肾炎综合征为主要表现的肾小球肾炎。

7. 能陈述每一种肾小球肾炎的病理特点。

8. 能解释肾小球肾炎的不同发病机制。

9. 能描述急性肾小管损伤和间质性肾炎的病理变化。

10. 列举引起急性肾小管损伤和间质性肾炎的原因。

11. 能描述急性肾盂肾炎和慢性肾盂肾炎的病理变化。

12. 了解并能列举各种常见的泌尿系统肿瘤的病理特征。

※ **发展目标**

1. 依据病例信息判断患者出现水、电解质、酸碱平衡紊乱的类型，并阐述患者出现相应临床表现的病理生理学机制。

2. 理解非少尿型急性肾衰竭。

3. 理解尿毒症毒素与尿毒症临床表现的关系。

4. 能说出 IgA 肾病牛津分型的病理指标和评分标准。

5. 能区分狼疮性肾炎的不同病理类型。

6. 能解释急性肾盂肾炎和慢性肾盂肾炎的发病机制。

# 第一节　水与电解质代谢紊乱

## 一、体液平衡

体液（body fluid）是由水和溶解于其中的电解质、低分子有机化合物以及蛋白质等组成的。体液负责转运气体、营养物质和代谢废物，并维持正常生物电活动、物质和能量代谢等复杂的人体生理功能。人体内体液的容量、分布、电解质成分和渗透压通过机体的自稳调节机制控制在相对稳定的状态，这对维持正常生命活动具有十分重要的意义。

### （一）体液的容量和分布

体液容量受到年龄、性别、胖瘦等因素的影响。儿童体液含量相对较成人高，由于脂肪组织含水量低于肌肉组织，因此男性较女性体液含量较高，肥胖者的体液含量少于肌肉发达者。健康成年男性体液总量约占体重的60%，其中细胞内液（intracellular fluid）约占体重的40%，细胞外液（extracellular fluid）约占体重的20%，后者中的血浆约占体重的5%，其余15%为组织液（tissue fluid）。有大约占体重1%的组织液，被称为第三间隙液或跨细胞液，包括脑脊液和分布于胸膜腔、腹膜腔、心包腔和关节腔等密闭的腔隙中的体液。

### （二）体液的电解质成分

细胞外液和细胞内液的电解质成分差异很大。细胞外液含有大量的 $Na^+$ 和 $Cl^-$，其次是 $HCO_3^-$，以及少量的 $K^+$、$Mg^{2+}$、$Ca^{2+}$ 和 $HPO_4^{2-}$；而在细胞内液中，$K^+$ 是最重要的阳离子，其次是 $Mg^{2+}$，$Na^+$ 浓度远低于细胞外液，几乎不含 $Ca^{2+}$，主要阴离子是 $HPO_4^{2-}$ 和蛋白质。

### （三）体液的渗透压

体液的渗透压取决于溶质的分子或离子的数目。水总是从渗透压低的部位向高的部位流动，以维持渗透压平衡。90% ~ 95%的细胞外液渗透压来自 $Na^+$、$Cl^-$ 和 $HCO_3^-$ 等单价离子，称为晶体渗透压（crystalloid osmotic pressure），剩余的5% ~ 10%由葡萄糖、氨基酸、尿素以及蛋白质等构成，称非晶体渗透压。血浆蛋白质产生的血浆胶体渗透压（colloid osmotic pressure）仅占血浆总渗透压的0.5%，但对于血管内、外液体的交换和血容量的维持具有十分重要的作用。正常血浆渗透压（plasma osmotic pressure）在 280 ~ 310 mOsm/(kg·H₂O)，在此范围内为等渗，低于此范围为低渗，高于此范围为高渗。

### （四）水和电解质的生理功能

水可以促进物质代谢、调节体温，具有润滑作用，体内的水有相当大的一部分是以结合水的形式存在。机体的无机电解质的主要功能是维持体液的渗透压平衡和酸碱平衡；维持神经、肌肉和心肌细胞的静息电位并参与其动作电位的形成；参与新陈代谢等生理功能活动。

在神经 - 内分泌系统的作用下，以肾为主的器官组织调节水、电解质代谢平衡，以保证人体内体液的容量、分布、电解质成分和渗透压控制在相对稳定的状态。外界环境的剧烈变化或疾病往往会引起自稳态的破坏，导致水和电解质代谢紊乱。这些紊乱若得不到及时纠正，常会引起严重后果，甚至危及生命。

# 二、水、钠代谢紊乱

## 案例 4-1

男性，18 岁。1 年前因水肿 5 天第一次入院，诊断为单纯性肾病综合征，经泼尼松治疗后缓解出院。近日因肾病复发再次入院，入院前患者一直限盐，入院前 2 天于感冒后出现水肿、少尿。入院后查尿蛋白 +++，血浆白蛋白 13 g/L（正常值为 35 ~ 50 g/L），尿素氮 11.1 mmol/L（正常值为 3.2 ~ 7.1 mmol/L）。再次给予足量泼尼松治疗。入院第 9 天头痛加剧，同时伴恶心、呕吐、嗜睡，有时烦躁不安。实验室检查：血 $Na^+$ 110 mmol/L，$K^+$ 4.3 mmol/L，$Cl^-$ 85 mmol/L。给予 NaCl 溶液、血浆、甘露醇治疗。经上述处理，患者神经系统症状消失，尿量增多，复查血 $Na^+$ 135 mmol/L，$K^+$ 3.4 mmol/L，$Cl^-$ 95 mmol/L。

案例 4-1 解析

**问题：**

1. 该患者发生水肿的机制是什么？
2. 该患者出现了哪些水、电解质代谢紊乱？为什么？

## （一）正常水、钠平衡

**1. 体内水的平衡**　正常人每天水的摄入和排出处于动态平衡之中。水的主要来源包括口服摄入（饮水、固体食物含水）和代谢途径产生。糖、脂肪、蛋白质等营养物质在体内氧化生成的水，每日约 300 ml。在严重创伤如挤压综合征时，大量组织破坏可使体内迅速产生大量内生水。每破坏 1 kg 肌肉约可释放 850 ml 水。

水的排出包括以下四个途径。①皮肤：每日由皮肤蒸发的水，即非显性汗，约为 500 ml，大量出汗时的显性汗含有 $K^+$ 及约 0.2% 的 NaCl；②消化道：成人每日经粪便排出的水分约为 150 ml；③肺：每日通过呼吸蒸发的水分约为 350 ml，其中几乎不含电解质；④肾：此为最重要的排出途径，尿量视水分的摄入情况和其他途径排水的多少而增减。正常成人每日必须至少排出 500 ml 尿液才能清除体内的代谢废物。鉴于每日通过非显性汗、肺、粪便和尿液至少排出 1500 ml 水，机体每日至少需水 1500 ~ 2000 ml。

**2. 体内钠的平衡**　正常成人含钠总量为 40 ~ 50 mmol/kg 体重，其中 40% 结合于骨骼的基质，约 50% 存在于细胞外液，约 10% 存在于细胞内液。血清 $Na^+$ 浓度的正常范围是 135 ~ 150 mmol/L。人体摄入的钠主要来自食盐。摄入的钠几乎全部由小肠吸收，$Na^+$ 主要经肾随尿排出。肾对钠平衡具有强大的调节作用，摄入多，排出亦多；摄入少，排出亦少。

**3. 机体水、钠平衡的调节**　机体通过渴感、抗利尿激素、肾素 - 血管紧张素 - 醛固酮系统、心房利尿钠肽等机制维持体液容量和渗透压的相对恒定。

（1）渴感：当体内水分摄入不足或摄入较多的食盐使细胞外液的渗透压升高 1% ~ 2% 即可刺激位于下丘脑前区的渗透压感受器，进而引起口渴中枢的兴奋，机体产生口渴的感觉而主动饮水以使细胞外液渗透压恢复正常。非渗透性刺激，如血容量减少和血压下降也可直接刺激容量感受器和压力感受器而刺激渴感，该效应可不依赖于渗透压的改变。

（2）抗利尿激素（antidiuretic hormone，ADH）：也被称为精氨酸血管升压素（arginine vasopressin，AVP），由下丘脑视上核和室旁核产生，并由垂体后叶释放，通过血液循环分布于全身，与受体结合而发挥生理效应。如同渴感，细胞外液渗透压升高、血容量减少、血压下降均可刺激 ADH 合成分泌。细胞外液容量的变化可以影响机体对渗透压变化的敏感性。当血容量减少和血浆晶体渗透压降低同时发生时，促使 ADH 分泌的作用远超过渗透压对 ADH 分泌的抑制，说明机体优先维持正常的血容量。此外，血管紧张素Ⅱ、剧烈疼痛、严重外伤、大手术及某些药物也能促进 ADH 合成和分泌。

## 框 4-1　水通道蛋白的发现

　　19 世纪 20 年代以前，人们认为水分子只是以自由扩散形式透过细胞膜，当时人们提出细胞膜上很可能存在调控水分子和其他小溶质分子进出细胞的某种通道。19 世纪 50 年代，科学家通过大量实验证实水分子能快速、大量地通过选择性通道进入红细胞、唾液腺、肾和膀胱的细胞中。1988 年，美国约翰斯·霍普金斯大学的生物化学教授彼得·阿格雷（Peter Agre）和他的团队在红细胞膜上寻找 Rh- 因子的组分蛋白，偶然得到一种含量丰富、与脂质双分子层紧密结合的蛋白质"不速之客"，并将其分离出来，命名为 CHIP28（28 表示它的分子量大小是 28 kD）。随后，研究团队通过一系列实验证实 CHIP28 为专一性水通道蛋白，被重新命名为 aquaporin，CHIP28 是第 1 个被鉴定的水通道蛋白，因而称为 aquaporin1，简称 AQP1。2003 年，彼得·阿格雷教授由于发现细胞膜水通道，以及对离子通道结构和机制研究方面做出的开创性贡献而被授予了诺贝尔化学奖。诺贝尔奖评选委员会认为他的研究工作开启了细菌、植物和哺乳动物水通道的生物化学、生理学和遗传学研究之门。

　　（3）肾素 - 血管紧张素 - 醛固酮系统（RAAS）：有效循环血量减少可导致肾动脉压下降、致密斑钠负荷减少、交感神经兴奋等，这些因素刺激肾小球球旁细胞分泌肾素，肾素入血后促进血管紧张素原转换成血管紧张素Ⅰ，后者在肺内血管紧张素转换酶的作用下生成血管紧张素Ⅱ。血管紧张素Ⅱ刺激肾上腺皮质产生醛固酮，后者促进肾远端小管和集合管对钠进行重吸收。

　　（4）心房利尿钠肽（ANP）：当心房扩大、血容量增加、血 $Na^+$ 水平增高或血管紧张素增多时，心房肌细胞合成并释放心房利尿钠肽。心房利尿钠肽入血后，在肾中，心房利尿钠肽和其受体 NPR-A 结合后，提高鸟苷酸环化酶活性，增加细胞内 cGMP 水平，进而发挥利钠和肾保护效应。在肾小球，心房利尿钠肽可提高肾小球毛细血管通透性和滤过率，拮抗肾素 - 血管紧张素 - 醛固酮系统活化的有害效应。此外，心房利尿钠肽还作用于近曲小管、髓袢升支粗段和集合管等部位中参与钠、水重吸收的关键转运体和通道，抑制钠、水重吸收。

### （二）水、钠代谢紊乱

　　水、钠代谢紊乱往往是同时或相继发生，并且相互影响，关系密切，故临床上常将二者同时考虑。在分类时，一般是根据体液容量和渗透压分为：等渗性脱水、低渗性脱水、高渗性脱水、水肿、水中毒和盐中毒等（图 4-1）。

　　脱水（dehydration）指人体由于饮水不足或病变消耗大量水分，不能及时补充，导致细胞外液减少而引起新陈代谢障碍的一组临床症候群，严重时会造成虚脱，甚至有生命危险，需要依靠补充液体及相关电解质来纠正和治疗。脱水常伴有血钠和渗透压的变化，根据其伴有的血钠或渗透压的变化，脱水可分为低渗性脱水（即细胞外液减少合并低血钠）、高渗性脱水（即细胞外液减少合并高血钠）、等渗性脱水（即细胞外液减少而血钠正常）等。

　　**1. 低渗性脱水（hypotonic dehydration，低容量性低钠血症）**　特点是失 $Na^+$ 多于失水，血清 $Na^+$ 浓度 < 135 mmol/L，血浆渗透压 < 280 mOsm/(kg·$H_2O$)，伴有细胞外液量的减少，也可称为低容量性低钠血症（hypovolemic hyponatremia）。

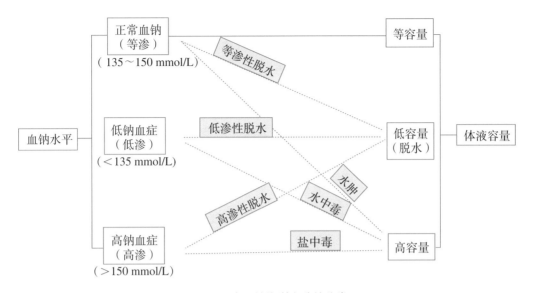

图 4-1 水、钠代谢紊乱的分类

（1）原因和机制：常见的原因是液体经肾、消化道、皮肤及第三间隙等途径丢失后处理措施不当，即给予不含钠或低钠溶液进行补充。

1）经肾丢失：长期连续使用袢类、噻嗪类等利尿剂能抑制肾小管 $Na^+$ 的重吸收；肾上腺皮质功能不全导致醛固酮分泌不足，肾小管对钠的重吸收减少；慢性肾间质疾患可使髓质正常间质结构破坏而导致肾髓质不能维持正常的浓度梯度和髓袢升支功能受损，$Na^+$ 随尿液排出增加。肾小管酸中毒（renal tubular acidosis，RTA）是一组远端肾小管泌氢障碍和（或）近端肾小管重吸收碳酸氢根障碍导致肾酸化功能不足所致的疾病。远端肾小管排 $H^+$ 功能障碍导致 $H^+$-$Na^+$ 交换减少，$Na^+$ 从尿中排出增多；也可由于近端肾小管重吸收 $HCO_3^-$ 功能障碍，同时丢失 $Na^+$，产生低钠血症。另外，由于醛固酮缺乏或肾小管对醛固酮反应性下降导致的Ⅳ型 RTA 患者尿液排出 $Na^+$ 增多，易发生低钠血症。

2）经消化道丢失：呕吐、腹泻导致大量含 $Na^+$ 的消化液丧失或胃、肠吸引术丢失体液后，只补充水分或输注葡萄糖溶液。

3）经皮肤丢失：大量出汗、大面积烧伤均可伴有明显的体液和 $Na^+$ 丢失，如只补充水分可造成低钠血症。

4）液体在第三间隙积聚：如胸膜炎导致大量胸腔积液产生，腹膜炎、胰腺炎等导致大量腹水产生。

（2）对机体的影响：总结如图 4-2 所示。

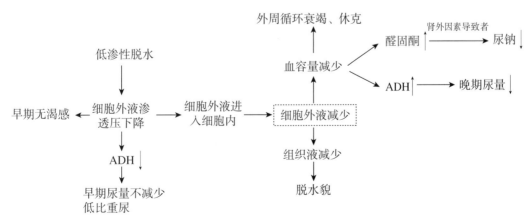

图 4-2 低渗性脱水对机体的影响

1）易出现外周循环衰竭症状：如图4-3所示，低渗性脱水的主要特点是细胞外液量减少。机体丢失细胞外液，同时由于失钠大于失水，细胞外液渗透压下降，水可从细胞外液向渗透压相对较高的细胞内转移，从而进一步减少细胞外液量，致使血容量进一步减少，故容易发生低血容量性休克。外周循环衰竭症状出现较早，患者有直立性眩晕、血压下降、四肢厥冷、脉搏细速等症状。

2）有明显的失水体征：由于细胞外液量显著减少，患者出现眼窝凹陷、皮肤弹性减退、黏膜干燥、无泪、婴幼儿囟门凹陷等，即脱水貌。

3）早期无渴感：由于血浆渗透压不增高，患者无渴感，机体虽缺水，但却不思饮，难以自觉从口服补充液体。

4）尿的变化：由于血浆渗透压降低，抑制渗透压感受器，使抗利尿激素（ADH）分泌减少，远曲小管和集合管对水的重吸收也相应减少，导致低比重尿和早期尿量无明显减少。但在晚期血容量显著降低时，抗利尿激素释放增多，肾小管对水的重吸收增加，可出现少尿。经肾失钠的低钠血症患者，尿钠含量增多，如果是肾外因素所致者，则因血容量降低导致肾血流量减少而激活肾素-血管紧张素-醛固酮系统，使肾小管对 $Na^+$ 的重吸收增加，结果导致尿 $Na^+$ 含量减少。

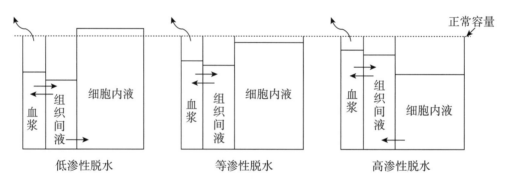

图4-3 三种脱水体液容量变动示意图

（3）防治的病理生理基础：①防治原发病，去除病因。②原则上给予等渗液以恢复细胞外液容量，如出现低血容量性休克，积极抗休克治疗。

**2. 高渗性脱水（hypertonic dehydration）** 特点是失水多于失钠，血清 $Na^+$ 浓度 > 150 mmol/L，血浆渗透压 > 310 mOsm/(kg·$H_2O$)。细胞外液量和细胞内液量均减少，又称低容量性高钠血症（hypovolemic hypernatremia）。

（1）原因和机制

1）水摄入减少：见于缺水、进食或饮水困难、中枢神经系统功能障碍等引起的渴感丧失、昏迷患者或婴幼儿等无法表达渴感。

2）水或低渗液丢失过多：①经胃肠道丢失。呕吐、腹泻及消化道引流等可导致等渗或低渗消化液丢失。②经皮肤丢失。运动、高温、高热、甲状腺功能亢进等情况时，皮肤可通过大量出汗及不感蒸发丢失水或低渗液体。③经呼吸道丢失。各种原因引起的过度通气都可以导致呼吸道黏膜蒸发加强，水丢失增多。④经肾丢失。尿崩症（diabetes insipidus）患者排出大量低渗性尿液，导致失水多于失钠，易发生高渗性脱水。中枢性尿崩症是由抗利尿激素产生和释放不足所致，而肾性尿崩症是由肾小管对抗利尿激素反应性降低所致。此外，静脉应用甘露醇、葡萄糖等高渗溶液以及给予昏迷患者鼻饲浓缩的高蛋白饮食，均可产生渗透性利尿而导致失水。在上述水或低渗液体丢失的早期，血浆渗透压升高即刺激口渴中枢，机体主动饮水后血浆渗透压得以恢复。但如果没有得到及时的水分补充，再加上皮肤和呼吸道持续蒸发水或低渗液体，体内失水大于失钠，则发生高渗性脱水。

（2）对机体的影响：总结如图 4-4 所示。

1）口渴：由于失水大于失钠，细胞外液渗透压升高，通过渗透压感受器刺激口渴中枢，引起口渴感。此外，循环血量减少及因唾液分泌减少引起的口干舌燥也是引起口渴感的原因。老年人和体质衰弱的患者口渴反应可不明显。

2）尿的变化：机体丢失细胞外液导致血容量下降，而且失水大于失钠导致细胞外液渗透压增高，两个因素均可刺激渗透压感受器引起抗利尿激素分泌增加，后者加强肾小管对水的重吸收以致尿量减少、尿比重增高。

3）细胞外液易得到补充：早期由于血容量变化不明显，醛固酮分泌可不增多。一般在液体丢失达体重 4% 时，即可引起醛固酮分泌增加，后者增强肾小管对 $Na^+$ 的重吸收，它与抗利尿激素一起有助于维持细胞外液容量和循环血量，使其不致下降太多。抗利尿激素的分泌增多促使水重吸收增多，加上细胞内液向细胞外液转移，均使细胞外液得到水分的补充，既有助于渗透压回降，又使血容量得到恢复，故在高渗性脱水时细胞外液量及血容量的减少均没有低渗性脱水明显。因而，高渗性脱水患者血液浓缩、血压下降及氮质血症的程度一般也比低渗性脱水轻。

4）细胞内失水体征：如图 4-3 所示，高渗性脱水的主要特点是细胞内液量减少。由于细胞外液高渗，水可从细胞内向渗透压相对较高的细胞外转移，这有助于血容量的恢复，但同时也引起细胞脱水。患者可出现皮肤黏膜干燥、组织弹性下降、唾液分泌减少、舌粗糙干裂等症状。

5）中枢神经系统功能障碍：细胞外液高渗引起脑细胞严重脱水可导致一系列中枢神经系统功能障碍，包括头痛、嗜睡、抽搐、昏迷等，这是高钠血症对机体最严重的影响。

严重的病例，尤其是小儿，由于从皮肤蒸发的水分减少，散热受影响，而且小儿体温中枢发育不完善，易发生体温升高，即脱水热。

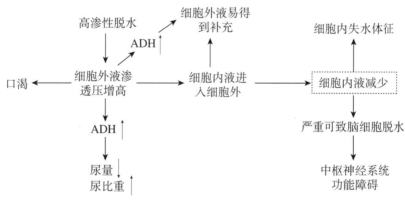

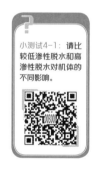

小测试4-1：请比较低渗性脱水和高渗性脱水对机体的不同影响。

图 4-4　高渗性脱水对机体的影响

（3）防治的病理生理基础：①防治原发病，去除病因。②补水：可补充体内缺少的水分，不能经口进食者可由静脉滴入 5% ～ 10% 葡萄糖溶液。需要注意的是，输入不含电解质的葡萄糖溶液过多、过快有引起水中毒及心脏负荷加重的风险。③适当补钠：虽然患者血钠升高，但体内总钠量是减少的，只不过是由于失水多于失钠。故在治疗过程中，待缺水情况得到一定程度纠正后，应适当补钠，可给予生理盐水与 5% ～ 10% 葡萄糖混合液。④适当补钾：细胞外液高渗状态可诱导细胞内钾转移到细胞外，导致血钾升高，尿中排钾也多，所以应检测血钾浓度，并适当补钾。

**3. 等渗性脱水（isotonic dehydration）**　特点是等渗性液体丢失，即水、钠成比例丢失，细胞外液量减少，但血清 $Na^+$ 浓度和血浆渗透压仍在正常范围（图 4-3）。

等渗性液体丢失常见的原因是等渗液经肾、消化道、皮肤和第三间隙丢失，如呕吐、腹泻、大面积烧伤，大量抽放胸腔积液、腹水等。患者可出现体重下降、口渴、脱水貌等表现，肾外原因引起的等渗性脱水时，肾代偿性重吸收钠水增加。严重失液时，患者可出现休克并伴有明显的失水体征。任何等渗性液体的大量丢失所造成的血容量减少，短期内均属等渗性脱水，若对其不进行处理，患者可通过不感性蒸发和呼吸等途径不断丢失水分而转变为高渗性脱水；如果补给过多的低渗溶液，则可转变为低钠血症或低渗性脱水。

**4．水中毒（water intoxication）** 特点是过多的低渗性体液在体内潴留造成细胞内、外液量都增多，即水、钠成比例增加，患者血清 $Na^+$ 浓度 < 135 mmol/L，血浆渗透压 < 280 mOsm/(kg·$H_2O$)，但体钠总量正常或增多，故又称之为高容量性低钠血症（hypervolemic hyponatremia）。

（1）原因和机制

1）水的摄入过多：如用无盐水灌肠、肠道吸收水分过多、精神性饮水过量和持续性大量饮水等。另外，静脉输入含盐少或不含盐的液体过多过快，超过肾的排水能力。因婴幼儿对水、电解质调节能力差，更易发生水中毒。

2）水排出减少：在肾功能良好的情况下，一般不易发生水中毒，故水中毒最常发生于急性肾功能不全的患者而又输液不恰当时。急性肾衰竭时，肾小球滤过率下降，水排出减少，易导致水中毒发生。恐惧、疼痛、失血、休克、外伤等情况下，由于交感神经兴奋性解除了副交感神经对抗利尿激素分泌的抑制，抗利尿激素分泌过多，也易导致肾水排出减少，发生水中毒。

（2）对机体的影响：总结如图 4-5 所示。

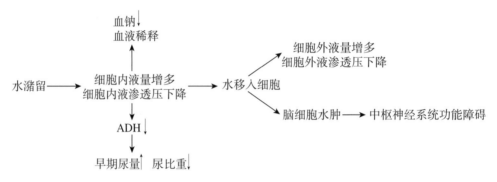

图 4-5　水中毒对机体的影响

1）细胞外液量增加，血液稀释：实验室检查可见血液稀释，血浆蛋白和血红蛋白浓度、血细胞比容降低。

2）细胞内水肿：血 $Na^+$ 浓度降低，细胞外液低渗，水自细胞外向细胞内转移，造成细胞内水肿，由于细胞内液容量大于细胞外液，过多的水分大都聚集在细胞内，因此，早期潴留在细胞间液中的水分尚不足以产生凹陷性水肿，在晚期或重度患者可出现凹陷症状。

3）尿的变化：细胞外液渗透压降低可导致抗利尿激素分泌减少，因此，早期尿量增加（肾功能障碍者例外），尿比重下降。

4）中枢神经系统症状：细胞内、外液容量增大对中枢神经系统产生严重后果，因中枢神经系统被限制在一定体积的颅腔和椎管中，脑细胞的肿胀和脑组织水肿使颅内压增高，脑脊液压力也增加，此时可引起各种中枢神经系统受压症状，如头痛、恶心、呕吐、记忆力减退、淡漠、神志混乱、失语、嗜睡、视盘水肿等，严重病例可发生枕骨大孔疝或小脑幕裂孔疝而导致呼吸、心搏停止。轻度或慢性病例，症状常不明显，多被原发病所掩盖，一般当血 $Na^+$ 浓度降低至120 mmol/L 以下时，出现较明显的症状。

（3）防治的病理生理基础：①防治原发病。②轻症患者，只要停止或限制水分摄入即可自行恢复。③重症或急症患者，除限制水分摄入外，可给予高渗盐水，以迅速纠正脑细胞水肿，或静脉给予甘露醇等渗透性利尿剂，或呋塞米等强利尿剂以促进体内水分的排出。

**5．水肿（edema）** 过多的液体在组织间隙或体腔内积聚称为水肿。如水肿发生于体腔内，

则称之为积液 / 积水（hydrops），如心包积液、胸腔积液、腹水、脑积水等。水肿按波及的范围可分为全身性水肿（anasarca）和局部性水肿（local edema）；按发病原因可分为肾性水肿、肝性水肿、心性水肿、营养不良性水肿、淋巴性水肿、炎性水肿等；按发生水肿的器官组织可分为皮下水肿、脑水肿、肺水肿等。

（1）水肿的原因和机制：正常人体组织间液容量是相对恒定的，这种恒定依赖于机体对血管内外液体交换平衡和体内外液体交换平衡的完善调节。因此，水肿的发生机制包括血管内外液体交换失衡和体内外液体交换失衡（钠、水潴留）。

1）血管内外液体交换失衡：正常情况下组织间液和血浆之间在毛细血管不断进行液体交换，使组织液的生成和回流保持动态平衡，这种平衡的维持取决于毛细血管 / 组织间隙的流体静压、毛细血管 / 组织间隙的胶体渗透压以及淋巴回流等因素。

毛细血管流体静压促进组织液生成，受动静脉压、毛细血管前后阻力及重力的影响，其从动脉端的约 30 mmHg 逐渐减低到静脉端的约 10 mmHg。组织间隙流体静压在皮下组织中为负值，促进组织液生成，而在肌肉组织中为正值，阻碍组织液生成。毛细血管胶体渗透压促进组织液回流入血管，由血浆蛋白产生，约为 28 mmHg。组织间隙胶体渗透压促进组织液生成，由从毛细血管壁漏出的少量的血浆蛋白产生，约为 8 mmHg。在毛细血管动脉端，促进组织液生成的力量大于促进组织液回流入血管的力量，导致组织液生成；而在毛细血管静脉端，由于毛细血管流体静压降低，促进组织液回流的力量占优势，组织液回流入血管。正常情况下，组织液的生成略大于回流，剩余的组织液经淋巴系统回流进入血液循环。由于淋巴管壁的通透性较高，淋巴回流不仅把略多生成的组织液送回体循环，还把毛细血管漏出的蛋白质和细胞代谢产生的大分子物质送回体循环。

上述毛细血管 / 组织间隙的流体静压、毛细血管 / 组织间隙的胶体渗透压以及淋巴回流这些因素中的一个或多个失调都可能导致水肿的发生。

a. 毛细血管流体静压增高：充血性心力衰竭时，静脉充血导致毛细血管流体静压升高而引起心性水肿，尤其是身体低垂部位水肿；静脉血栓、静脉瓣膜功能受损导致下肢水肿；妊娠后期因为胎儿压迫髂静脉使毛细血管流体静压增高而引起下肢水肿；过敏及炎症反应时，炎症介质导致毛细血管前括约肌和小动脉扩张也可导致局部水肿。

b. 血浆胶体渗透压降低：血浆白蛋白是决定血浆胶体渗透压的主要蛋白，其生成减少和（或）丢失增多可导致血浆胶体渗透压降低而引发水肿。肝硬化等肝病可导致白蛋白合成障碍而引发肝性水肿；严重饥饿、营养不良导致白蛋白合成所需的氨基酸缺乏，引起白蛋白合成不足；肾病综合征等肾病可导致大量白蛋白随尿液丧失；恶性肿瘤、慢性感染等消耗性疾病导致蛋白分解代谢增强，白蛋白含量下降。

c. 微血管壁通透性增加：感染、烧伤、外伤、冻伤、化学伤和昆虫咬伤等导致的炎症反应及多种原因引起的过敏反应等可直接损伤毛细血管或通过组胺、缓激肽等炎症介质的作用增加毛细血管透性，血浆蛋白和其他渗透活性物质从毛细血管壁漏出并进入组织间隙，使血浆胶体渗透压降低，组织间液胶体渗透压升高，促使组织液的生成及水肿的发生。

d. 淋巴回流受阻：淋巴回流受阻导致的水肿也被称为淋巴性水肿。恶性肿瘤侵入并堵塞淋巴管或肿瘤根治术摘除淋巴结可导致相应部位的淋巴水肿，如乳腺癌患者腋窝淋巴结清除可引起患侧上肢水肿。丝虫病时，主要的淋巴管被成虫堵塞，可引起下肢和阴囊部位的水肿。由于淋巴回流受阻，毛细血管漏出及细胞代谢产生的蛋白质及大分子物质不能被淋巴管送回体循环，进而在组织间隙内积聚，引起组织液胶体渗透压增高，进一步加重水肿。

2）体内外液体交换失衡——钠、水潴留：肾是维持体内外液体交换平衡的主要器官。经肾小球滤过的钠、水总量，65% ～ 70% 由近曲小管主动吸收；远曲小管和集合管对钠、水吸收主要受抗利尿激素和醛固酮等激素调节；只有 0.5 % ～ 1 % 排出体外。当某些因素导致滤过和重吸收的失衡，即球 - 管失衡时，钠、水会发生潴留，引起水肿。

a. 肾小球滤过钠、水减少：当肾小球滤过钠、水减少，在不伴有肾小管重吸收相应减少时，就会导致钠、水的潴留。而影响肾小球滤过的因素包括有效滤过压、滤过系数和肾血浆流量等。例如，急、慢性肾小球肾炎导致肾小球滤过面积显著减少、滤过系数下降；充血性心力衰竭、肾病综合征等使有效循环血量减少、肾血浆流量下降；以及继发于此的交感 - 肾上腺髓质系统、肾素 - 血管紧张素系统兴奋，使入球小动脉收缩，肾血浆流量进一步减少。除了上述，凡是能降低有效滤过压、滤过系数和肾血浆流量等的因素都可使肾小球滤过率降低，肾小球滤过钠、水减少，导致钠、水潴留。

b. 肾小管重吸收钠、水增多：当有效循环血量减少时，肾小管对钠、水的重吸收增加使肾排水减少，成为某些全身性水肿发病的重要原因。

心房利尿钠肽分泌减少：心房利尿钠肽可提高肾小球毛细血管通透性和滤过率，作用于近曲肾小管、髓袢升支粗段和集合管等部位中参与钠、水重吸收的关键转运体和通道，从而拮抗肾素 - 血管紧张素 - 醛固酮系统的作用，发挥利尿、利钠和抗水肿的作用。肾病综合征及肝硬化腹水等导致有效循环血量明显减少时，心房的牵张感受器兴奋性降低，致使心房利尿钠肽分泌减少，从而导致或促进水肿的发生。

肾小球滤过分数（filtration fraction）增加：肾小球滤过分数 = 肾小球滤过率 / 肾血浆流量。充血性心力衰竭或肾病综合征时，肾血流量随有效循环血量的减少而下降，肾素 - 血管紧张素 - 醛固酮系统被激活，由于出球小动脉对血管紧张素 II 的敏感性比入球小动脉大，因此出球小动脉收缩比入球小动脉收缩明显，肾小球滤过率相对增高，即肾小球滤过分数增加。出球小动脉离开肾小球后又形成肾小管周围毛细血管网。肾小球滤过分数增加导致肾小球无蛋白滤液相对增多，而蛋白不能被滤出，因此离开肾小球流入肾小管周围毛细血管的血液中的蛋白含量增高，血浆胶体渗透压也相应增高，同时由于血流量的减少，流体静压下降。这些均有利于钠、水从肾小管被重吸收入血浆中，从而促进近曲小管重吸收钠和水增加，导致钠、水潴留（图 4-6）。

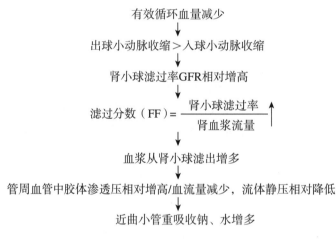

图 4-6　肾小球滤过分数增加导致钠、水潴留

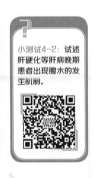

小测试4-2：试述肝硬化等肝病晚期患者出现腹水的发生机制。

醛固酮和抗利尿激素等激素促进肾远曲小管和集合管重吸收钠、水：充血性心力衰竭、肾病综合征及肝硬化腹水等导致有效循环血量下降，肾血管灌注压下降，可刺激入球小动脉壁的牵张感受器，而且肾小球滤过率降低使流经致密斑的钠量减少，这些均可使近球细胞肾素分泌增加，肾素 - 血管紧张素 - 醛固酮系统被激活。肝硬化患者肝细胞灭活醛固酮的功能减退，也可导致血中醛固酮含量增高。醛固酮促进远曲小管和集合管重吸收钠、水进而引起钠、水潴留。肾病综合征及肝硬化腹水等导致有效循环血量下降，容量感受器所受的刺激减弱，反射性引起抗利尿激素分泌增加，而抗利尿激素的作用可以促进远曲小管和集合管对水的重吸收。

（2）水肿的特点

1）水肿液的性状：根据蛋白含量的不同，水肿液分为漏出液和渗出液（表 4-1）。淋巴性水肿时虽微血管通透性不增高，但水肿液比重可不低于渗出液，原因已于前述。

表 4-1　水肿液的性状

|  | 漏出液（transudate） | 渗出液（exudate） |
| --- | --- | --- |
| 原因 | 非炎性 | 炎性 |
| 外观 | 清 | 浊 |
| 比重 | < 1.015 | > 1.018 |
| 蛋白 | < 2.5 g% | 3 ~ 5 g% |
| 细胞数 | < 500/100 ml | > 500/100 ml |
| 细菌 | 无 | 有 |

2）水肿的皮肤特点：皮下水肿是全身或躯体局部水肿的重要体征。当皮下组织有过多的液体积聚时，皮肤肿胀、弹性差、皱纹变浅，用手指按压时，游离的液体从按压点向周围散开，形成凹陷，数秒钟后凹陷才能自然平复，称为凹陷性水肿（pitting edema），又称为显性水肿（frank edema）。全身性水肿患者在出现凹陷性水肿之前已有组织液的增多，并可达原体重的 10%，液体被组织间隙中的胶体网状物（化学成分是透明质酸、胶原及黏多糖等）吸附，导致没有游离的液体，手指压皮肤不见凹陷，称为隐性水肿（recessive edema）。当液体的积聚超过胶体网状物的吸附能力时，才游离出来形成游离的液体，导致凹陷性水肿发生。然而，局部感染或外伤导致的水肿，由于毛细血管通透性增高，血浆蛋白积聚在组织间隙，通常水肿的皮肤不呈凹陷性。

3）水肿的分布特点：局部性水肿局限于受累的单个器官或组织内，而心性水肿、肾性水肿和肝性水肿这三种主要的全身性水肿累及的部位各不相同。心性水肿首先出现在低垂部位；肾性水肿先表现为眼睑或面部水肿；肝性水肿则以腹水为多见。其与下列因素有关。①重力效应：毛细血管流体静压受重力影响，距心脏水平面垂直距离越远的部位，外周静脉压与毛细血管流体静压越高。因此，右心衰竭时体静脉回流障碍，首先表现为身体低垂部位的水肿，以足踝和胫前区为著，久卧患者则以骶部更为明显。②组织结构特点：一般来说，组织结构疏松、皮肤伸展度大的部位容易容纳水肿液。肾性水肿由于不受重力的影响首先发生在组织疏松的眼睑或面部。③局部血流动力学因素参与水肿的形成：以肝性水肿的发生为例，肝硬化时由于肝内广泛的结缔组织增生与收缩，以及再生肝细胞结节的压迫，门静脉和肝静脉回流受阻，进而使门静脉压和肝静脉压增高，成为肝硬化时易伴发腹水的原因之一。

（3）水肿对机体的影响：取决于水肿的部位、程度、发生速度及持续时间。急速发展的重度水肿因来不及适应及代偿，可能引起比慢性水肿更严重的功能障碍。脑水肿、肺水肿和喉头水肿可危及生命，而关节部位的水肿可影响运动，导致关节活动受限。从组织水平看，过量的液体在组织间隙中积聚，增加了氧、营养物质和代谢废物在细胞和毛细血管间弥散的距离，因此水肿的组织更易发生压疮等缺血缺氧性组织损伤。受骨壳坚实的包膜限制的器官和组织，急速发生重度水肿时，压迫微血管使营养血流减少，可致细胞发生严重的营养障碍。

（4）防治的病理生理基础：①防治原发病。②危及生命的急性脑、肺水肿和喉头水肿应采取紧急措施减轻水肿对生命的威胁。③右心衰竭等引起的钠、水潴留可利用利尿药促进钠水排出；补充白蛋白以提高血浆胶体渗透压可缓解低蛋白血症引起的水肿；下肢水肿可通过抬高下肢以提高毛细血管流体静压而缓解；适度运动、避免久坐或久站、弹力袜（袖）等可以减少血管内液体向组织间隙转移，对于淋巴性水肿和局部静脉堵塞导致的水肿有缓解作用。

# 三、钾代谢紊乱

## （一）正常钾平衡

**1. 钾（potassium）的分布和功能** 钾是细胞内最主要的阳离子之一。正常人体的含钾量为 50 ~ 55 mmol/kg 体重，其中约 90% 存在于细胞内，约 7.6% 与骨结合，约 1% 存在于跨细胞液中，约 1.4% 存在于细胞外液中。细胞内液钾浓度（140 ~ 150 mmol/L）约为细胞外液和血清钾浓度（3.5 ~ 5.5 mmol/L）的 40 倍。钾的摄入和排出处于动态平衡中。钾广泛存在于食物中，成人每日通过饮食摄入 50 ~ 100 mmol 钾。90% 左右的钾通过肾随尿液排出，其余 10% 左右的钾随粪便和汗液排出。钾具有重要的生理功能：①维持细胞内正常渗透压、调节酸碱平衡。②参与细胞新陈代谢：$K^+$ 可参与多种细胞代谢过程，如蛋白质合成、糖代谢及酶活性的维持。③维持细胞膜静息电位，参与动作电位的复极过程。

**2. 钾代谢的调节** 机体主要通过以下两种途径维持血清钾浓度在一个狭窄的范围，即 3.5 ~ 5.5 mmol/L。

（1）钾的跨细胞转移：机体对快速变动的 $K^+$ 负荷主要依靠细胞内外 $K^+$ 的快速转移来实现，细胞内液具有强大的储 $K^+$ 能力，通过 $K^+$ 在细胞内外的迅速转移，精确地维持细胞外液的 $K^+$ 浓度。钾的跨细胞转移依赖泵 - 漏机制，泵指 $Na^+$-$K^+$-ATP 酶，将 $K^+$ 逆浓度差摄入细胞内；漏指 $K^+$ 顺浓度差通过钾通道由细胞内进入细胞外。泵 - 漏机制受到以下因素的调节：①胰岛素、$\beta$ 肾上腺素能神经的激活等均可激活 $Na^+$-$K^+$-ATP 酶，促进细胞摄取钾。细胞外 $K^+$ 浓度升高可直接刺激胰岛素分泌，而细胞外液 $K^+$ 浓度降低则可抑制胰岛素分泌。② $\alpha$ 肾上腺素能神经的激活、细胞外液渗透压的急性升高、运动等均可促进细胞内 $K^+$ 移出到细胞外。③代谢性酸中毒时，增多的 $H^+$ 向细胞内转移，为了维持电化学平衡，细胞内钾移至细胞外；而代谢性碱中毒时，细胞内的 $H^+$ 移至细胞外，细胞外 $K^+$ 进入细胞内增多。

（2）肾排钾：肾是最主要的排钾器官。肾对钾的排泄具有"多吃多排，少吃少排，不吃也排"的特点，所以 $K^+$ 摄入减少会很快出现低钾血症。肾对钾的排出主要取决于醛固酮敏感的远端小管和集合管主细胞对钾的分泌，该分泌过程与主细胞顶端膜上的上皮钠通道（ENaC）对 $Na^+$ 的重吸收相耦联。受管腔电势的影响，任何能改变电势差的因素均能影响泌钾。肾排钾受到以下因素的调节：①醛固酮使 $Na^+$-$K^+$-ATP 酶的活性升高，并增加主细胞腔面胞膜对 $K^+$ 的通透性，而且上调上皮钠通道的表达水平，促进 $Na^+$ 的重吸收进而增加 $K^+$ 的排出，在肾排钾过程中发挥重要作用。血钾升高时，肾上腺皮质分泌醛固酮显著增加。②远曲小管原尿流速增快，降低小管腔中的 $K^+$ 浓度，增加泌 $K^+$。③到达肾远端小管的 $Na^+$ 增加导致 $Na^+$ 内流增加，进而促进排 $K^+$。④ $K^+$ 外流、$H^+$ 外流都与 $Na^+$ 内流耦联，$H^+$ 和 $K^+$ 在肾远曲小管和集合管存在竞争分泌机制。酸中毒时，$H^+$ 浓度升高抑制 $Na^+$-$K^+$-ATP 酶，使主细胞泌 $K^+$ 功能受阻，$Na^+$-$H^+$ 交换增加，$Na^+$-$K^+$ 交换减少，肾排 $H^+$ 增多而排 $K^+$ 减少；反之，碱中毒时，$Na^+$-$H^+$ 交换减少，$Na^+$-$K^+$ 交换增加，排 $H^+$ 减少而排 $K^+$ 增多。

## （二）钾代谢紊乱

**1. 低钾血症** 血清钾浓度低于 3.5 mmol/L 称为低钾血症（hypokalemia）。

（1）原因和机制

1）钾摄入不足：正常摄入饮食通常不会引起低钾血症。只有在消化道梗阻、昏迷、神经性厌食及手术后较长时间禁食的患者，在静脉补液中又未同时补钾或补钾不够，一方面钾的摄入不足，另一方面肾仍持续排钾，才可发生低钾血症。

2）钾丢失过多

　　a. 经消化道失钾：主要见于严重呕吐、腹泻、胃肠减压及肠瘘等。消化液含钾量为 $20 \sim 40$ mmol/L，较血浆高，故消化液丧失必然丢失大量钾；而且，消化液大量丢失伴血容量减少时，可引起醛固酮分泌增加使肾排钾增多。

　　b. 经肾失钾：主要见于如下几种情况。①药物使用：长期大量使用髓袢或噻嗪类等利尿剂，由于钠、水重吸收受到抑制，到达远端肾小管的钠增多导致 $Na^+$-$K^+$ 交换增强及尿流速增加，促进钾分泌；同时，原发病（肝硬化、心力衰竭）或血容量减少引起的继发性醛固酮分泌增多，使肾保钠排钾作用加强而失钾。一些肾毒性药物可损伤近端肾小管，减少钾的重吸收，导致低钾血症。渗透性利尿剂的应用以及糖尿病患者的尿糖增加产生渗透性利尿作用，均可促进钾的排泄，易导致低钾血症。②原发性和继发性醛固酮增多症导致盐皮质激素过多，肾排钾增多。Cushing 综合征或长期大量使用糖皮质激素，由于糖皮质激素有较弱的盐皮质激素作用，也可出现低钾血症。③肾间质性疾病如肾盂肾炎由于钠、水重吸收障碍使远端肾小管液流速增加；急性肾衰竭多尿期由于原尿中溶质增多产生渗透性利尿作用，以上肾病均使肾排钾增多。④由于 $H^+$ 和 $K^+$ 在肾远曲小管和集合管存在竞争分泌机制，代谢性碱中毒（肾原因导致的碱中毒除外）时，泌 $H^+$ 减少导致泌 $K^+$ 增多，$Na^+$-$H^+$ 交换减少，$Na^+$-$K^+$ 交换增加，易发生低钾血症。⑤肾小管酸中毒（renal tubular acidosis，RTA）是肾小管排酸障碍导致的代谢性酸中毒，常伴有低钾、钙磷失衡等。RTA 可分为 I 型（远端型）、II 型（近端型）、III 型（混合型）、IV 型（高钾型）。I 型 RTA 由于远曲小管泌 $H^+$ 障碍导致尿钾排出增多和持续代谢性酸中毒；II 型 RTA 往往合并 Fanconi 综合征，即以近曲小管重吸收多种物质障碍为特征的综合征，表现为由尿中丧失 $HCO_3^-$、$K^+$ 和磷而出现代谢性酸中毒、低钾血症和低磷血症。⑥缺镁可使肾小管上皮细胞中的 $Na^+$-$K^+$-ATP 酶活性下降，导致肾髓袢升支对钾的重吸收减少，钾丢失过多。因此对于伴有缺镁的低钾血症，应在补镁的基础上进行补钾。

　　c. 经皮肤失钾：在高温环境中进行体力劳动时，可因大量出汗丢失较多的钾，若没有及时补充可引起低钾血症。

　　3）细胞外钾转移入细胞内：多种原因可引起细胞外液中的钾较多地转移入细胞内，导致低钾血症，但机体的总钾量并不减少。主要见于以下情况。

　　a. 过量胰岛素使用：胰岛素不仅可以激活细胞膜上 $Na^+$-$K^+$-ATP 酶，使细胞外钾转入细胞内；而且可以促进细胞糖原合成，使细胞外钾随同葡萄糖转移入细胞内。

　　b. β肾上腺素能受体活性增强：如 β受体激动剂肾上腺素、硫酸沙丁胺醇（舒喘灵）等可通过 cAMP 机制激活 $Na^+$-$K^+$ 泵促进细胞外钾内移。

　　c. 碱中毒：碱中毒时，$H^+$ 从细胞内溢出细胞外，细胞外 $K^+$ 进入细胞内，以维持体液的电荷平衡；而且，碱中毒时，肾远曲小管和集合管泌 $H^+$ 减少导致泌 $K^+$ 增多，$Na^+$-$H^+$ 交换减少，$Na^+$-$K^+$ 交换增加，尿钾排出增多。

　　d. 甲状腺功能亢进性周期性麻痹：是亚洲人群中最常见的继发性低钾性周期性麻痹，其典型的临床表现为反复发作性低钾性肢体瘫痪伴甲状腺功能亢进，低钾及无力可经抗甲状腺毒性治疗后得到改善。传统观点认为低钾血症源于体内高甲状腺激素血症、高胰岛素血症以及交感神经兴奋导致的 $Na^+$-$K^+$-ATP 酶功能上调。

　　e. 某些毒物中毒：如钡中毒、粗制棉籽油中毒（主要毒素为棉酚），由于钾通道被阻滞，使 $K^+$ 外流减少。

　　f. 低钾性周期性麻痹：是一种遗传性少见病，发作时细胞外液钾进入细胞内，血浆钾急剧减少，发作间期可完全或基本正常。剧烈运动、应激等是其常见的诱发因素。多数研究证实，其与钙、钠和钾离子通道基因突变有关，所涉及的离子通道基因包括 CACNA1S、SCN4A、KCNE3 等。

　　（2）对机体的影响：低钾血症对机体的影响包括膜电位异常引发的一系列障碍（主要体现在可兴奋细胞：神经肌肉细胞和心肌细胞）、细胞代谢障碍引发的损害及酸碱平衡紊乱。血钾降低速度越快，血钾浓度越低，对机体的影响越大。

1）低钾血症对神经 - 肌肉的影响：当细胞外液钾浓度急剧降低时，细胞内液钾浓度 $[K^+]$ i 和细胞外液钾浓度 $[K^+]$ e 的比值变大，静息状态下细胞内液钾外流增加，使静息电位（Em）负值增大，与阈电位（Et）之间的距离（Em-Et）增大，细胞处于超极化阻滞状态（图 4-7），神经肌肉细胞的兴奋性降低。

低钾血症常累及骨骼肌，其中以下肢肌肉最为常见，严重时可累及躯干、上肢肌肉及呼吸肌。轻症患者骨骼肌可出现虚弱、乏力等症状，运动时更为明显，重症患者骨骼肌可发生弛缓性麻痹，累及呼吸肌时可有生命危险。低钾血症还可累及胃肠道平滑肌，患者出现食欲缺乏、腹胀、肠鸣音消失、呕吐、麻痹性肠梗阻等；若累及中枢神经系统，患者可出现萎靡、倦怠、嗜睡等；若累及血管平滑肌，患者可出现直立性低血压。

慢性低钾血症时，由于病程缓慢，细胞内液钾逐渐移到细胞外，使 $[K^+]$ i/$[K^+]$ e 比值变化不大，静息电位因而基本正常，神经肌肉细胞兴奋性无明显变化。

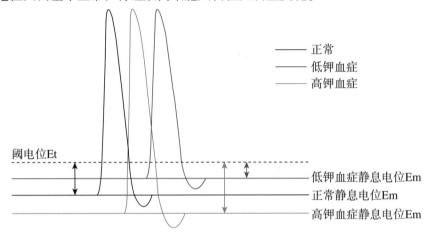

图 4-7　低钾血症和高钾血症对骨骼肌细胞静息电位的影响及与阈电位的关系

2）低钾血症对心肌的影响：主要表现为心肌生理特性的改变及引发的心电图变化和心肌功能的损害（图 4-8）。

a．心肌电生理特性的改变

兴奋性增高：低钾血症时，心肌细胞膜对 $K^+$ 的通透性降低，钾外流减少，Em 绝对值减小，Em-Et 缩短，导致心肌兴奋性增高。

自律性增高：低钾血症时，心肌细胞膜对 $K^+$ 的通透性下降，复极化 4 期 $K^+$ 外流减慢，$Na^+$ 和 $Ca^+$ 内流相对加速，导致自律细胞的自动去极化加速，心肌自律性增高。

传导性降低：低钾血症时，心肌细胞膜 Em 绝对值减小，去极化时 $Na^+$ 内流速度减慢，故动作电位 0 期去极化速度减慢和幅度降低，导致兴奋的扩布减慢，心肌传导性降低。

收缩性改变：轻度低钾血症时，$K^+$ 对 $Ca^{2+}$ 内流的抑制作用减弱，因而复极化 2 期时 $Ca^{2+}$ 内流增多，心肌收缩性增强；但严重或慢性低钾血症时，可因细胞内缺钾致心肌细胞代谢障碍而发生变性坏死，心肌收缩性因而减弱。

b．心电图的变化：低钾血症时，心电图的典型表现有代表复极化 2 期的 ST 段压低；相当于复极化 3 期的 T 波低平和 U 波增高；相当于心室动作电位时间的 Q-T（或 Q-U）间期延长；严重低钾血症时还可见 P 波增高增宽、P-Q 间期延长和 QRS 波群增宽。

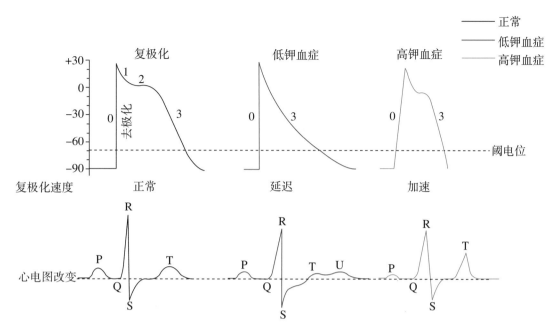

图 4-8　血浆钾浓度对心肌细胞动作电位和心电图的影响

## 框 4-2　U 波增高

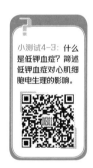

小测试4-3：什么是低钾血症？简述低钾血症对心肌细胞电生理的影响。

　　U 波是位于心电图最末尾的一个多变的小而圆钝的波，形成机制不明，可能和浦肯野纤维的复极波、乳头肌细胞的延迟复极、M 细胞的复极以及机械电耦联等相关。U 波方向与 T 波方向一致，U 波振幅一般不超过之前 T 波振幅的 50%，其绝对值一般不超过 0.1 mV。除了 Ⅱ、$V_2 \sim V_4$ 导联，U 波振幅 ≥ 0.15 mV，则考虑为 U 波突出或增高。临床心电图中，U 波增高最常见于低钾血症，U 波振幅增大，可达 0.2 mV 以上，$V_2 \sim V_4$ 导联 U 波最明显。随着低钾血症的逐渐加重，逐渐出现 T 波减低，U 波增高，出现 U 波的导联增多，U 波等于或高于同导联 T 波，呈驼峰样，T-U 融合不能区分及 ST 段下移。此外，U 波增高还可见于心动过缓、低体温、甲状腺功能亢进、服用某些药物（洋地黄、奎尼丁、胺碘酮、钙剂、肾上腺素等）后、用力呼吸、抬高下肢、运动后。

　　c. 心肌功能的损害：表现为心律失常和心肌对洋地黄类强心药物的敏感性增加。

　　低钾血症时，由于自律性增高，可出现窦性心动过速；由于心肌兴奋性增高，超常期延长，异位起搏点自律性增高，同时又有传导性降低使传导减慢及有效不应期缩短，易引起兴奋折返，从而导致期前收缩（早搏）、房室传导阻滞、阵发性心动过速等各种心律失常。

　　钾和洋地黄可竞争性结合 $Na^+$-$K^+$-ATP 酶。正在使用洋地黄类强心类药物治疗的患者发生低钾血症时，洋地黄更易与 $Na^+$-$K^+$-ATP 酶结合，从而提高了洋地黄中毒的风险。

　　3）与细胞代谢障碍有关的损害：$K^+$ 可参与多种细胞代谢过程，因此，体内缺钾可引起细胞结构和功能的不同程度损害，比较典型的表现在骨骼肌和肾。

　　骨骼肌损害：钾对骨骼肌的血流量有调节作用，细胞间液的钾离子浓度升高能够引起血管舒张。严重缺钾患者，肌肉运动时不能释放足够的钾，以致发生缺血缺氧性肌痉挛、坏死和横纹肌溶解。此外，低钾血症时，细胞内钾外移，导致细胞内钾含量降低，其影响糖原和储存，尤其是运动时，糖原不足导致骨骼肌功能和形态损害。

肾损害：形态上主要表现为髓质集合管上皮细胞肿胀、增生等，重者可波及各段肾小管，甚至肾小球，出现间质性肾炎样表现。功能上主要表现为尿浓缩功能障碍而出现多尿，其发生机制是：①远曲小管和集合管上皮细胞受损，cAMP 生成不足，对抗利尿激素的反应性降低；②髓袢升支粗段对 NaCl 的重吸收障碍，妨碍了肾髓质渗透压梯度的形成而影响了对水的重吸收。

4）对酸碱平衡的影响：低钾血症可引起代谢性碱中毒，同时发生反常性酸性尿（paradoxical acidic urine）。其发生机制是：①细胞外液 $K^+$ 浓度减少，此时细胞内液 $K^+$ 外出，而细胞外液 $H^+$ 内移，引起细胞外液碱中毒；②肾小管上皮细胞内 $K^+$ 浓度降低，$H^+$ 浓度增高，$Na^+$-$K^+$ 交换减少，$Na^+$-$H^+$ 交换增加，造成肾小管排 $K^+$ 减少而排 $H^+$ 增多，加重代谢性碱中毒，且尿液呈酸性。

（3）防治的病理生理基础：①防治原发病。②补钾：最好口服。不能口服者或病情严重时，可考虑静脉滴注补钾，静脉补钾需严格控制补钾量和补钾速度，应观察心率、心律，定时测定血钾浓度，以免补钾过量导致致命性的高钾血症。细胞内缺钾恢复较慢，因此，治疗缺钾勿操之过急。③纠正其他水、电解质代谢紊乱：引起低钾血症的原因常同时引起水和其他电解质代谢紊乱，应及时检查并加以纠正。低镁血症可引起低钾血症，并抑制补钾效率，因此对于伴有低镁血症的低钾血症，应在补镁的基础上进行补钾。

**2. 高钾血症** 血清钾浓度高于 5.5 mmol/L 称为高钾血症（hyperkalemia）。假性高钾血症是指体内实际血钾水平不高，因血液标本细胞遭遇机械性破坏而释放细胞内钾，导致血清钾较血浆钾增高 > 0.4 mmol/L，可见于采血不当、血液标本处置不当溶血、白细胞增多、血小板增多和红细胞增多等。高钾血症时极少伴有细胞内钾含量的增高，且也未必总是伴有体内钾过多。

（1）原因和机制

1）钾摄入过多：主要见于经静脉输入过多钾盐或输入大量库存血等。

2）钾排出减少：肾排钾减少是高钾血症最主要的原因。常见于：①急性肾衰竭少尿期、慢性肾衰竭晚期，因肾小球滤过率显著降低或肾小管排钾功能障碍，可发生高钾血症。②肾上腺皮质功能减退，如 Addison 病，醛固酮合成减少；血管紧张素转换酶抑制剂或血管紧张素 II 受体阻断剂可抑制醛固酮合成；上述均可导致肾远曲小管和集合管排钾障碍，导致高钾血症。③某些肾小管疾病（如间质性肾炎、狼疮肾、移植肾等）时，肾对醛固酮的反应低下导致肾排钾障碍，发生高钾血症。④长期应用潴钾利尿剂螺内酯和氨苯蝶啶时，由于这些药物具有抗醛固酮保钠排钾的作用，故可引起高钾血症。⑤由于 $H^+$ 和 $K^+$ 在肾远曲小管和集合管存在竞争分泌机制，代谢性酸中毒（肾原因导致的酸中毒除外）时，泌 $H^+$ 增高导致泌 $K^+$ 减少，易发生高钾血症。

3）细胞内钾转到细胞外：多种原因可引起细胞内的钾较多地转移至细胞外，当超过了肾的排钾能力时，血钾浓度升高。主要见于：①组织细胞损伤，如烧伤、挤压综合征、溶血等情况下，细胞内钾大量释出而引起高钾血症。②酸中毒：酸中毒时，细胞外液 $H^+$ 进入细胞内被缓冲，细胞内 $K^+$ 转移到细胞外，以维持体液的电荷平衡；而且，酸中毒时，肾远曲小管和集合管泌 $H^+$ 增加导致泌 $K^+$ 减少，$Na^+$-$H^+$ 交换增加，$Na^+$-$K^+$ 交换减少，尿钾排出减少。③高血糖合并胰岛素不足：见于糖尿病，胰岛素缺乏妨碍了细胞外钾进入细胞内，而且，高血糖引起的血浆渗透压增高引起细胞内脱水，细胞内钾浓度相对增高，为钾通过细胞膜钾通道的被动外移提供了浓度梯度。④某些药物的使用：β 受体阻滞剂、洋地黄类药物中毒等通过干扰 $Na^+$-$K^+$-ATP 酶活性而妨碍细胞摄钾。肌肉松弛剂氯化琥珀碱可增大骨骼肌膜对 $K^+$ 通透性，使细胞内钾外溢，导致血钾升高。⑤运动和抽搐：剧烈运动和肌肉抽搐可引起过量的钾移出细胞。⑥缺氧：缺氧时细胞 ATP 生成不足，细胞膜上 $Na^+$-$K^+$ 泵运转障碍，使 $Na^+$ 在细胞内潴留，同时细胞外 $K^+$ 不易进入细胞内。⑦高钾性周期性麻痹：较低钾性周期性麻痹少见的一种周期性麻痹类型，属于常染色体显性遗传性疾病，常因剧烈运动、寒冷、饥饿、妊娠、补钾等诱发，发作时肌肉细胞内钾外移而引起血钾升高。

（2）对机体的影响：高钾血症对机体的影响主要表现为膜电位异常引发的一系列障碍及酸碱

平衡异常。

1）高钾血症对神经 - 肌肉的影响：当轻度高钾血症（血清钾 5.5 ～ 7.0 mmol/L）时，细胞外液钾浓度增高，$[K^+]i/[K^+]e$ 比值变小，静息期细胞内钾外流减少，使 Em 绝对值减少，与 Et 间距离缩短而兴奋性增高（图 4-7）。但当重度高钾血症（血清钾 7.0 ～ 9.0 mmol/L）时，$[K^+]i/[K^+]e$ 比值更小，使 Em 值几乎接近于 Et 水平。Em 值过小，肌肉细胞膜上的快钠通道失活，细胞处于去极化阻滞状态而不能兴奋。因此，轻度高钾血症患者表现为感觉异常、刺痛等症状，而重度高钾血症患者则表现为肌肉软弱无力乃至弛缓性麻痹。

慢性低钾血症时，由于病程缓慢，细胞外液钾逐渐移入细胞内，使 $[K^+]i/[K^+]e$ 比值变化不大，静息电位因而基本正常，神经肌肉细胞兴奋性无明显变化，因此，慢性低钾血症患者很少出现神经 - 肌肉方面的症状。

2）高钾血症对心肌的影响：高钾血症对心肌的毒性作用极强，可出现明显的心电图变化和心功能障碍，严重时患者可发生致命性心室纤颤和心搏骤停（图 4-8）。

a．心肌电生理特性的改变

兴奋性改变：轻度高钾血症时，心肌的兴奋性增高；重度高钾血症时，心肌的兴奋性降低；慢性高钾血症时，心肌兴奋性变化不甚明显。其发生机制与高钾血症时神经 - 肌肉的变化机制相似。

自律性降低：高钾血症时，细胞膜对 $K^+$ 的通透性增高，4 期 $K^+$ 外流增加而 $Na^+$ 和 $Ca^+$ 内流相对缓慢，自律细胞的自动去极化减慢，因而引起心肌自律性降低。

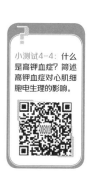

小测试4-4：什么是高钾血症？简述高钾血症对心肌细胞电生理的影响。

传导性降低：高钾血症时，心肌细胞 Em 绝对值变小，则 0 期钠通道不易开放，使去极化的速度减慢、幅度变小，心肌传导性降低。严重高钾血症时，Em 和 Et 过于接近，则 0 期钠通道不易开放，可出现严重传导阻滞和心肌兴奋性消失而发生心搏骤停。

收缩性减弱：高钾血症时，细胞外液 $K^+$ 浓度增高抑制了复极化 2 期时 $Ca^{2+}$ 的内流，使心肌细胞内 $Ca^{2+}$ 浓度降低，因而心肌收缩性减弱。

b．心电图的变化：高钾血症时，3 期复极化末期的延迟整流钾电流（$I_K$）是复极过程中最重要的外向电流，高钾使心肌细胞膜通透性增强，复极时钾离子外流增加，加快复极过程，体现在心电图上为 T 波高尖，呈"帐篷状"。随着血钾浓度的升高，逐渐出现 P 波压低（心房肌传导延迟）、P-R 间期延长（房室结传导缓慢）、QRS 波增宽（心室内广泛传导阻滞）。血钾浓度进一步升高可导致 P 波消失、QRS 波群明显增宽和振幅降低，与 T 波相连，显示出"正弦波"模式，这预示心室颤动或心脏停搏发生。

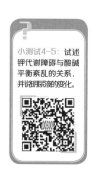

小测试4-5：试述钾代谢障碍与酸碱平衡紊乱的关系，并说明尿液的变化。

3）高钾血症对酸碱平衡的影响：高钾血症可引起代谢性酸中毒，并出现反常性碱性尿（paradoxical alkaline urine）。其发生机制是：①高钾血症时，细胞外液 $K^+$ 升高，此时细胞外液 $K^+$ 内移，而细胞内液 $H^+$ 外出，引起细胞外液酸中毒；②肾小管上皮细胞内 $K^+$ 浓度增高，$H^+$ 浓度减低，$Na^+$-$K^+$ 交换增加，$Na^+$-$H^+$ 交换减少，造成肾小管排 $K^+$ 增加而排 $H^+$ 减少，加重代谢性酸中毒，且尿液呈碱性。

（3）防治的病理生理基础：①防治原发病。②减少钾的摄入。③促进钾的排出：可使用排钾型利尿剂促进钾通过尿液排出；对于肾排钾减少所致的高钾血症，可采用腹膜透析、血液透析、口服或灌肠阳离子交换树脂等方式促进排钾。④使细胞外钾转移入细胞内：静脉输入葡萄糖和胰岛素促进细胞摄取钾，或静脉输入碳酸氢钠提高血液 pH，促使钾向细胞内转移，从而降低血钾浓度。⑤应用钙剂和钠盐拮抗高钾血症的心肌毒性作用：$Ca^{2+}$ 一方面在膜上形成屏障，竞争性抑制 $Na^+$ 内流，即导致 Et 上移，使 Em-Et 间距离增加甚至恢复正常，恢复心肌的兴奋性；另一方面使复极化 2 期 $Ca^{2+}$ 竞争性地内流增加，提高心肌的收缩性。应用钠盐后，细胞外液钠浓度增多，使 0 期去极化时 $Na^+$ 内流增加，0 期上升的速度加快、幅度增大，心肌传导性得以改善。

# 四、钙、磷代谢紊乱

## （一）正常钙、磷平衡

**1. 钙（calcium）、磷（phosphorus）的分布和功能**　钙和磷是人体内含量最丰富的无机元素。

正常人体 99% 的钙存在于骨骼和牙齿中，这也作为可交换钙库以维持细胞外液钙离子水平。血钙是指血清中所含的总钙量，正常成人为 2.25 ～ 2.75 mmol/L（9 ～ 11 mg/dl），儿童稍高。血钙以 3 种形式存在：与血浆蛋白结合的钙（约占 50%）、游离钙（约占 40%）和与柠檬酸根、磷酸根、硫酸根等物质形成的不解离钙（约占 10%）。游离钙是主要发挥生理功能的钙，可以调节磷脂酶等多种蛋白酶活性；维持神经 - 肌肉兴奋性；影响心肌的自律性；参与心肌、骨骼肌和平滑肌的收缩和舒张过程；调节激素、神经递质及其他化学物质的释放；参与凝血；作为重要的第一信使和第二信使调节多种生物学过程等。与血浆蛋白结合的钙和游离钙可互相转化，呈动态平衡。血浆 pH 降低时，游离钙升高；而血浆 pH 升高时，游离钙下降。碱中毒时常伴发的肌肉抽搐现象与血浆游离钙水平降低有关。

正常人体约 85% 的磷存在于骨骼和牙齿中。约 14% 的磷存在于细胞内，其中 90% 以有机磷形式存在，包括核酸、ATP、磷酸化蛋白等，仅有少量以 $HPO_4^{2-}$ 形式存在，其也是细胞内重要的缓冲碱。仅约 1% 的磷存在于细胞外液。血液中的磷包括有机磷（血细胞和血浆中的磷脂等）和无机磷。血磷是指血清中的无机磷，其中 80% ～ 85% 以 $HPO_4^{2-}$ 形式存在，正常成人为 0.8 ～ 1.45 mmol/L（2.5 ～ 4.5 mg/dl），儿童由于生长激素水平高而性激素水平低，血磷水平高于成人。血磷的浓度不如血钙稳定。除了和钙一起参与成骨和凝血过程，磷也是构成核酸、生物膜、磷酸化蛋白等生命基本组分的必需元素；通过参与蛋白的磷酸化反应调控蛋白活性；作为 ATP/ADP/AMP 的重要组分参与机体能量代谢的核心反应；磷酸盐缓冲系统（$HPO_4^{2-}/H_2PO_4^-$）还是重要的血液缓冲体系；含有磷的 2,3-DPG 可以调节血红蛋白氧离曲线等。

血清中钙、磷浓度（mg/dl）的乘积，即钙磷乘积（calcium-phosphorus product）维持在 30 ～ 40，当二者乘积 > 40，钙磷以骨盐形式沉积于骨组织，当二者乘积 < 30，则骨骼钙化障碍，甚至发生骨盐溶解。

**2. 钙、磷的吸收和排泄**　机体钙和磷均由食物供给。钙主要来自牛奶、奶制品、豆制品等多种食物，正常成人每日摄取钙约 1 g；磷来源于牛奶、肉类等多种饮食，正常成人每日摄取磷约 0.8 g。食物中的钙须转变为游离钙才能被十二指肠和空肠上段吸收。肠管 pH 偏碱抑制钙的吸收，pH 偏酸则促进钙的吸收。食物中的有机磷酸酯在肠管中被磷酸酶分解为无机磷酸盐后被肠道吸收，尤以空肠为主。食物缺乏钙、磷或生理需要增加时，二者的吸收率增高。

由肠道吸收进入体内的 $Ca^{2+}$ 主要由肾排泄。肾小球滤过的 $Ca^{2+}$ 约 80% 在肾近曲小管和髓袢升支粗段被重吸收，5% ～ 10% 在肾远曲小管被重吸收，而远曲小管也是调控 $Ca^{2+}$ 从尿液中排出的重要部位。肾是排磷的主要器官，肾小球滤过的磷，85% ～ 95% 被肾小管重吸收，尤以近曲小管为主。

**3. 钙、磷代谢的调节**　机体钙、磷平衡的维持主要依赖于肾、骨骼和小肠 3 个器官，并受到甲状旁腺激素、1,25 $(OH)_2D_3$ 和降钙素这 3 种激素的调控。

（1）甲状旁腺激素（parathyroid hormone，PTH）对钙、磷代谢的调控：PTH 是由甲状旁腺主细胞合成和分泌的多肽类激素，其通过与靶器官表面的特异性受体激活一系列生理生化反应调节钙、磷动态平衡。甲状旁腺激素的分泌主要受血浆钙离子浓度的调节。血浆钙离子浓度升高，PTH 的分泌即受到抑制；血浆钙离子浓度降低，则刺激 PTH 的分泌。PTH 具有升高血钙、降低血磷以及酸化血液的作用。

成骨细胞生成新的骨质，而破骨细胞吸收旧的骨质，这一循环周而复始从而使人体内的骨骼处于一个相对稳定的状态。PTH 对骨具有溶骨和成骨双重活性，其一是提高破骨细胞的数量和生物学活性，分泌各种水解酶和胶原酶，产生大量酸性物质，促进骨吸收，从而钙、磷从骨骼中释放出来进入血液循环；其二是增加成骨细胞数量，诱导成骨细胞产生和释放骨生长因子，促进骨形成和增加骨量。可见，PTH 对维持骨吸收和骨形成的动态平衡起到至关重要的作用。PTH 对骨骼的作用依赖于正常的血浆 $1,25(OH)_2D_3$ 水平。

PTH 还能促进肾小管对钙离子的重吸收，升高血钙，同时抑制肾小管对磷的重吸收，促进磷的排泄，降低血磷。此外，PTH 还能激活肾组织中的 $1\alpha$- 羟化酶，促进 $25(OH)D_3$ 向具有高生物学活性的 $1,25(OH)_2D_3$ 转化，后者促进肠道吸收钙。

（2）$1,25(OH)_2D_3$ 对钙、磷代谢的调控：维生素 $D_3$ 作为一种脂溶性维生素，其主要来源是在皮肤中通过紫外线作用由 7- 脱氢胆固醇转化而来。维生素 $D_3$ 不具有生物学活性，需要首先在肝细胞微粒体中经 25- 羟化酶作用生成 25- 羟基维生素 $D_3$ [$25(OH)D_3$]，其是维生素 D 在血液循环中的主要存在形式，也是临床评价体内维生素 D 水平的重要监测指标。接着，绝大部分 $25(OH)D_3$ 在肾等具有 $1\alpha$- 羟化酶（*CYP27B1*）的组织细胞中经 $1\text{-}\alpha$ 羟基化，转化为其活性形式 $1,25(OH)_2D_3$。$1,25(OH)_2D_3$ 激活受血钙、血磷的反馈调节，血钙和血磷水平下降均能促进其激活。$1,25(OH)_2D_3$ 作用于小肠、骨骼和肾中的维生素 D 受体（vitamin D receptor，VDR）进而对钙、磷代谢进行调控。

$1,25(OH)_2D_3$ 可促进小肠对钙、磷的吸收和转运。$1,25(OH)_2D_3$ 与肠黏膜上皮细胞维生素 D 受体结合，增加钙的通透性、促进钙结合蛋白等与 $Ca^{2+}$ 转运相关蛋白的生物合成等。$1,25(OH)_2D_3$ 具有溶骨和成骨双重作用。钙磷供应充足时，$1,25(OH)_2D_3$ 刺激成骨细胞分泌胶原，同时血钙浓度升高抑制 PTH 分泌，钙磷发生沉积，成骨效应增强；而血钙浓度降低时，$1,25(OH)_2D_3$ 可能通过增加骨对 PTH 的敏感性等机制刺激破骨细胞的生成和活性，促进溶骨，使血钙升高。在骨骼生长、修复或钙磷供应不足时，$1,25(OH)_2D_3$ 还可以促进肾小管上皮细胞对钙磷的重吸收。

（3）降钙素（calcitonin）对钙、磷代谢的调控：降钙素是由甲状腺滤泡旁细胞分泌的一种多肽类激素。血钙升高可刺激降钙素的分泌，而血钙降低则抑制其分泌。降钙素通过直接或间接作用于骨、肾和小肠而发挥降低血钙浓度的作用。

降钙素可以抑制破骨细胞的生成或活性，抑制骨骼释放钙，同时，促进破骨细胞、间质细胞转化为成骨细胞，增强成骨作用，最终降低血钙、血磷浓度。降钙素还可以抑制肾小管对钙磷的重吸收，使钙、磷随尿液排出增多。另外，降钙素还可通过抑制肾 $1\alpha$- 羟化酶，从而减少 $1,25(OH)_2D_3$ 合成，间接抑制小肠吸收钙、磷。

## （二）钙、磷代谢紊乱

**1. 低钙血症**　当血清蛋白浓度正常时，血钙低于 2.25 mmol/L，或血清 $Ca^{2+}$ 低于 1 mmol/L，称为低钙血症（hypocalcemia）。低蛋白血症导致与血浆蛋白结合的钙减少，而游离 $Ca^{2+}$ 无明显变化，很少出现临床症状，被称为假性低钙血症。

（1）原因和机制

1）维生素 D 缺乏或活化障碍：紫外线照射不足导致维生素 $D_3$ 不能通过皮肤中的 7- 脱氢胆固醇转化而来；食物中维生素 D 缺乏或梗阻性黄疸、慢性腹泻、脂肪泄等导致脂溶性维生素 D 从肠道吸收障碍可导致维生素 $D_3$ 摄入不足；肝、肾功能不全、遗传性 $1\alpha$- 羟化酶缺乏症等可导致维生素 D 羟化障碍。活性 $1,25(OH)_2D_3$ 减少导致血钙降低。

2）PTH 水平降低或功能障碍：甲状旁腺功能减退症（hypoparathyroidism，HP）和假性甲状旁腺功能减退症（pseudohypoparathyroidism，PHP）均以低钙血症及高磷血症为主要实验室变化指标。HP 是因多种因素导致甲状旁腺功能受损，造成 PTH 分泌不足，颈前部手术是导致成人

HP 的最常见病因，非术后 HP 的病因主要有自身免疫和遗传学疾病等。PHP 是因 PTH 受体基因突变等引起的外周靶器官对 PTH 作用抵抗，造成 PTH 水平升高。

3）慢性肾衰竭：可以导致肾排磷减少，血磷升高，导致磷酸钙沉积，故血钙降低；血磷升高导致肠道分泌磷酸根增多，与食物钙结合形成难溶的磷酸钙，妨碍钙的吸收；也可由于肾实质破坏，导致活性 $1,25(OH)_2D_3$ 生成不足，肠钙吸收减少；肾毒物还损伤肠道，影响肠道钙的吸收。

4）低镁血症：可使 PTH 分泌减少，PTH 靶器官对 PTH 反应性下降，骨盐 $Mg^{2+}$-$Ca^{2+}$ 交换障碍。

5）碱中毒：碱中毒时，由于更多游离钙与血浆蛋白结合，导致游离钙水平降低，患者出现低血钙症状。

6）急性胰腺炎：低钙血症是急性胰腺炎特别是重症急性胰腺炎常见的并发症，可能与胰腺炎症和坏死释放出大量脂肪酸与钙结合成钙皂、PTH 合成和分泌异常、低镁血症、血浆游离脂肪酸水平增高、胰高血糖素和降钙素升高等机制相关。

7）其他：妊娠、大量输血等。

（2）对机体的影响

1）对神经 - 肌肉的影响：低血钙时神经 - 肌肉兴奋性增加，可出现肌痉挛、手足搐搦、喉鸣与惊厥。当细胞外低钙时，一方面钙离子的"膜屏障作用"（即对钠离子内流产生竞争性抑制）减弱，神经 - 肌肉兴奋性增高，骨骼肌细胞容易兴奋；但另一方面，肌浆网内的钙离子并没有因为细胞外低钙而减少，兴奋 - 收缩耦联环节未受影响，所以表现为肌肉抽搐。

2）对心血管系统的影响：低血钙对钠内流的膜屏障作用减小，心肌兴奋性和传导性增高。但因膜内外 $Ca^{2+}$ 的浓度差减小，$Ca^{2+}$ 内流减慢，致动作电位平台期延长，不应期亦延长。心电图表现为 Q-T 间期和 ST 段延长，T 波低平或倒置。低钙血症可引起低血压、心功能不全、心律失常、心血管系统对洋地黄、儿茶酚胺等药物的敏感性下降。

3）对骨骼的影响：慢性低钙血症儿童可出现佝偻病，表现为囟门闭合迟缓、方头、鸡胸、念珠胸、手镯腕、O 形或 X 形腿等；慢性低钙血症成人可表现为骨质软化、骨质疏松和纤维性骨炎等。

4）其他：婴幼儿缺钙时，免疫力低下，易发生感染。慢性低钙血症可致皮肤干燥、脱屑、指甲易脆、毛发稀疏、白内障等。

（3）防治的病理生理基础：①治疗原发病。②急性低钙血症有症状出现时，可静脉补充葡萄糖酸钙等含钙溶液。③慢性低钙血症患者在补充钙剂的基础上，给予维生素 D。

**2. 高钙血症**　当血清蛋白浓度正常时，血钙大于 2.75 mmol/L，或血清 $Ca^{2+}$ 大于 1.25 mmol/L，称为高钙血症（hypercalcemia）。当血清钙浓度超过 3.75 mmol/L 时可发生高钙血症危象，如严重脱水、高热、心律失常、意识不清等，严重时可出现昏迷、坏死性胰腺炎、心搏骤停等危及生命的表现，需及时抢救。

（1）原因和机制：约 90% 以上的高钙血症是由于恶性肿瘤和甲状旁腺功能亢进症所引起的。

1）恶性肿瘤：恶性肿瘤（血液系统肿瘤、多发性骨髓瘤等）和恶性肿瘤骨转移是引起血钙升高的最常见原因。原发病进展，肿瘤细胞通过骨转移，骨组织被肿瘤细胞浸润，骨质破坏，骨钙直接入血。在无骨转移的情况下，恶性肿瘤分泌能导致血钙升高的全身性体液因子，如甲状旁腺激素相关蛋白（PTHrP）等，其通过结合 PTH 受体而刺激破骨细胞活性，促进肾小管重吸收钙，引起血钙水平升高。

2）甲状旁腺功能亢进（hyperparathyroidism）：原发性甲状旁腺功能亢进常见于甲状旁腺腺瘤和增生，偶见于甲状旁腺癌；继发性甲状旁腺功能亢进见于维生素 D 缺乏或慢性肾衰竭等导致的低钙血症，后者刺激甲状旁腺代偿性增生，过多分泌的 PTH 促进溶骨、肾重吸收钙和维生素 D

活化，引起高钙血症。

3）维生素 D 过量：预防佝偻病或治疗甲状旁腺功能低下时，维生素 D 服用过量，导致肠道钙、磷吸收过多，引起高钙、高磷血症。

4）其他：噻嗪类利尿剂可促进肾远端小管重吸收钙；甲状腺素具有溶骨作用，因此甲状腺功能亢进也可导致高钙血症。

（2）对机体的影响

1）对神经 - 肌肉的影响：当细胞外高钙时，钙离子的"膜屏障作用"（即对钠离子内流产生竞争性抑制）增强，神经 - 肌肉兴奋性降低，表现为乏力、表情淡漠、腱反射减弱、肌张力降低、肌萎缩，严重患者可出现精神障碍、木僵和昏迷。

2）对心血管系统的影响：高血钙膜屏障作用增强，心肌兴奋性和传导性降低。$Ca^{2+}$ 内流加速，以致动作电位平台期缩短，复极加速。心电图表现为 Q-T 间期缩短，房室传导阻滞。高钙血症可引起高血压、心肌收缩性增强、室性心律失常等。

3）肾损害：肾对血钙升高较敏感，$Ca^{2+}$ 主要损伤肾小管，表现为肾小管水肿、坏死、基底膜钙化。早期表现为浓缩功能障碍，患者出现尿量增多，血容量减少等；晚期可见肾小管纤维化、肾钙化、肾结石；可发展为肾衰竭。

4）胃肠道症状：胃肠道平滑肌兴奋性下降，患者可出现食欲缺乏、恶心、呕吐、腹胀、便秘。

5）中枢神经系统表现：中枢神经系统兴奋性下降，患者可出现淡漠、嗜睡、行为改变，甚至昏迷。

6）其他：多处异位钙化灶的形成，例如血管壁、关节、肾、软骨、胰腺、鼓膜等，引起相应组织器官功能的损害。

（3）防治的病理生理基础：①治疗原发病。②补充细胞外液等支持疗法。③促进肾排钙，抑制骨骼释放钙，必要时可采用透析法排钙。

**3. 低磷血症**　血清无机磷浓度小于 0.8 mmol/L 称为低磷血症（hypophosphatemia）。

（1）原因和机制

1）肠道磷吸收减少：营养不良、腹泻、$1,25(OH)_2D_3$ 不足、吸收不良综合征、结合磷酸的制酸剂（氢氧化铝凝胶、碳酸铝、氢氧化镁）等导致小肠对磷的吸收减少。

2）尿磷排泄增加：见于糖尿病酮症酸中毒、甲状旁腺功能亢进症、肾小管性酸中毒、Fanconi 综合征、急性酒精中毒、糖皮质激素和利尿剂的使用。

3）磷向细胞内转移：见于应用促进合成代谢的胰岛素、雄性激素和糖类（静脉输注葡萄糖等）、营养恢复综合征、呼吸性碱中毒（激活磷酸果糖激酶促使葡萄糖和果糖磷酸化）等。

（2）对机体的影响

1）骨骼肌肉：低磷血症影响成骨，因此可以导致类似于低钙血症的临床表现，即骨痛、佝偻病、病理性骨折等。低磷血症患者可出现肌无力、感觉异常、鸭态步，严重时累及呼吸肌，引起呼吸功能不全，其可能与血磷降低导致 ATP 生成和供应不足有关。

2）能量代谢：低磷血症可引起 ATP 合成不足和红细胞内 2,3-DPG 减少，后者导致氧运输障碍。

3）中枢神经系统表现：患者可出现感觉异常、震颤、精神行为异常、抽搐、昏迷等。

（3）防治的病理生理基础：①治疗原发病。②加强对血磷代谢紊乱的认识，及时诊断。③适当补磷。

**4. 高磷血症**　血清无机磷成人大于 1.6 mmol/L，儿童大于 1.90 mmol/L，称高磷血症（hyperphosphatemia）。

（1）原因和机制

1）急、慢性肾功能不全：是高磷血症最常见的原因。肾小球滤过率在 20 ~ 30 ml/min 以下时，肾排磷减少，血磷上升。血磷升高继发性 PTH 分泌增多，但仍无法将磷充分排出体外，患者骨盐释放增加，软组织出现钙化现象。

2）甲状旁腺功能低下：尿排磷减少，导致血磷增高。

3）维生素 D 中毒：促进小肠及肾对磷的重吸收。

4）磷从细胞内移出：见于大面积组织损伤、横纹肌溶解、高热、恶性肿瘤化疗等。

5）其他：甲状腺功能亢进促进溶骨；肢端肥大症活动期生长激素增多，促进肠钙吸收和减少尿磷排泄；使用含磷缓泻剂及磷酸盐静脉输注等。

（2）对机体的影响：高磷血症可抑制肾 1α- 羟化酶和骨的重吸收，通常伴有低钙血症，因此出现很多与低钙相关的临床表现。如果钙磷乘积异常增高，可发生磷酸钙异常沉积，出现异位钙化相关的临床表现。

（3）防治的病理生理基础：①治疗原发病。②限制磷的摄入。③降低肠吸收磷，促进机体排磷，必要时可采用透析法排磷。

## 五、镁代谢紊乱

### （一）正常镁平衡

正常人体内镁总重量为 21 ~ 28 g，其中近 60% 在骨骼中，其余大部分以阳离子的形式存在于各种细胞内，镁是细胞内继钾之后含量第二丰富的阳离子，细胞外液的镁只占体内总量的 1% ~ 2%。正常成人血清镁浓度在 0.75 ~ 1.25 mmol/L，其中 1/3 与血浆蛋白结合因而不能透过血管壁；少量的血镁与磷酸根、柠檬酸根等物质形成不易分解的化合物，而大部分血镁以 $Mg^{2+}$ 形式存在。细胞内的镁大部分与磷酸根、柠檬酸根及其他阴离子结合为复合物，尤其是与 ATP 结合为 Mg-ATP 形式，参与需要 ATP 的反应。$Mg^{2+}$ 是包括 $Na^+$-$K^+$-ATP 酶在内的体内 300 多种酶的辅因子，可参与能量代谢、生物大分子物质的代谢和合成、遗传信息的传递和表达、调控物质主动运输和电解质平衡、维持神经 - 肌肉兴奋性等生物学过程。

镁的摄入和排出处于动态平衡。镁主要来源于绿色蔬菜、谷类、肉类、海产品等食物。镁主要由小肠吸收，肾排泄。机体镁平衡主要依赖肾进行调节。通过肾小球滤过的镁大约 25% 在近曲小管，50% ~ 60% 在髓袢升支粗段被重新收，只有 3% ~ 6% 被肾排出。肾远端小管是镁平衡的主要调节部位。高血钙、高血镁、甲状腺素、降钙素可降低肾小管对镁的重吸收，促进肾排酶；而甲状旁腺激素可增加肾小管对镁的重吸收，减少肾排镁。

### （二）镁代谢紊乱

**1. 低镁血症**　血清镁浓度低于 0.75 mmol/L 时称为低镁血症（hypomagnesemia）。

（1）原因和机制

1）镁摄入不足：见于营养不良、长期禁食、厌食或长期静脉营养而未补镁等；严重腹泻、小肠手术切除、长期胃肠减压引流可使镁经消化道吸收减少；慢性酒精中毒、长期使用质子泵抑制剂等都可以导致镁经胃肠道吸收不足。

2）镁经肾排出过多：①髓袢类和噻嗪类利尿剂、一些具有肾毒性的药物（如氨基糖苷类抗生素、环孢霉素等）均可导致肾小管重吸收镁减少。②糖尿病酮症酸中毒时，不仅酸中毒显著抑制肾小管对镁的重吸收，而且高血糖可引起渗透性利尿，导致镁丢失过多。③ PTH 可促进肾重吸收镁，因此各种原因导致的甲状旁腺功能减退均可导致肾排镁增多。④多种肾病导致的渗透性利尿或肾小管功能受损均能导致肾排镁增多。⑤甲状腺功能亢进、醛固酮增多、酒精中毒等可抑制肾小管对镁的重吸收，导致肾排镁增多。

3）镁从细胞外转移进入细胞内：输入葡萄糖溶液、胰岛素治疗糖尿病等均可导致镁过多转入细胞内，细胞外液镁减少。

（2）对机体的影响

1）对神经 - 肌肉的影响：低镁血症导致神经 - 肌肉应激性增高，患者表现为肌肉震颤、手足搐溺、Chvostek 征阳性、反射亢进等，低镁血症也可导致胃肠道平滑肌兴奋，引起呕吐或腹泻。其发生机制可能包括：低镁血症时，钙离子竞争性进入轴突增多，导致轴突释放乙酰胆碱增多；低镁血症增加终板膜上乙酰胆碱受体对乙酰胆碱的敏感性。

2）对中枢神经系统的影响：低镁血症时，镁对中枢神经系统的抑制作用减弱，患者可出现焦虑、易激动，甚至癫痫发作、精神错乱、惊厥、昏迷等。

3）对心血管系统的影响：①低镁血症时易发生室性心律失常，严重时引起室颤导致猝死，其机制在于镁缺失时 $Na^+$-$K^+$-ATP 酶活性下降，导致心肌细胞静息电位绝对值变小，心肌兴奋性增高；低镁血症时，$Mg^{2+}$ 对心肌快反应自律细胞的钠内流的阻断作用减弱，导致钠内流相对加速，自动去极化加快，自律性增高；低镁导致的 $Na^+$-$K^+$-ATP 酶活性下降引起心肌细胞内缺钾和能量代谢障碍等。②低镁血症时易伴发高血压，其机制主要在于低镁时，$Mg^{2+}$ 对血管平滑肌细胞内 $Ca^{2+}$ 的抑制作用减弱，使血管收缩，外周血管阻力增大。③低镁血症时易伴发冠心病，其机制主要与低镁导致心肌细胞能量代谢障碍、低镁时 $Mg^{2+}$ 拮抗 $Ca^{2+}$ 的作用减弱引起冠状动脉痉挛收缩等有关。

4）对其他电解质代谢的影响：①低镁血症易导致低钾血症，其机制在于镁缺乏使肾小管上皮细胞中的 $Na^+$-$K^+$-ATP 酶活性下降，导致肾髓袢升支对钾的重吸收减少。②低镁血症易导致低钙血症，其机制在于镁缺失使腺苷酸活化酶活性下降，导致甲状旁腺分泌 PTH 减少，同时靶器官对 PTH 的反应性减弱，进而导致低钙血症。

（3）防治的病理生理基础：①治疗原发病。②补镁：可通过口服门冬氨酸钾镁、硫酸镁和氯化镁等药物补充镁，紧急或严重情况下可静脉输注镁制剂，但需缓慢注射并监测血镁及膝腱反射，避免发生高镁血症。③合并其他电解质紊乱，也须同时处理。

**2. 高镁血症** 血清镁浓度高于 1.25 mmol/L 时称为高镁血症（hypermagnesemia）。

（1）原因和机制

1）镁摄入过多：见于静脉过量、过快补镁。

2）镁经肾排出过少：肾排镁减少是高镁血症最重要的原因。多种原因导致的急、慢性肾衰竭伴有少尿或无尿时，肾小球滤过率下降，肾排镁减少；肾上腺皮质功能减退导致醛固酮分泌减少，肾排镁作用减弱；甲状腺功能减退导致甲状腺素合成和分泌减少，其抑制肾小管重吸收镁的作用减弱，肾排镁减少。

3）镁从细胞内转移到细胞外：糖尿病酮症酸中毒时，由于缺乏胰岛素，组织分解代谢增强，细胞内镁大量移出到细胞外。

（2）对机体的影响：当血清镁浓度超过 2 mmol/L 时，患者才开始出现临床表现和体征。

1）对神经 - 肌肉的影响：高镁血症患者出现肌无力甚至弛缓性麻痹，严重者可发生呼吸肌麻痹，其机制在于高浓度血镁有箭毒样作用，减少神经 - 肌肉连接处乙酰胆碱的释放，抑制神经 - 肌肉兴奋的传递。

2）对中枢神经系统的影响：高镁血症患者常有腱反射减弱或消失，甚至发生嗜睡或昏迷，其机制在于镁能抑制中枢神经系统的突触传递。

3）对心血管系统的影响：高镁血症时易发生心动过缓和传导阻滞等心律失常，其机制在于高镁能降低心肌兴奋性，降低传导性，严重高镁血症可导致心搏骤停；高镁血症患者可出现低血压，其机制在于高镁血症对平滑肌有显著抑制作用，导致血管扩张、外周阻力下降。

（3）防治的病理生理基础：①治疗原发病。②应用利尿剂或透析疗法排出体内多余的镁。③静脉注射钙剂以拮抗镁对心肌的抑制作用。④合并其他电解质紊乱，也须同时处理。

（李晓波）

# 第二节　酸碱平衡紊乱

案例 4-2 解析

## 案例 4-2

唐某，男性，45岁。有10年糖尿病史，因昏迷入院，体检血压 90/60 mmHg，脉搏 101 次 / 分，呼吸 28 次 / 分。实验室检查：血细胞压积 HCT 0.65 L/L（正常：0.4 ～ 0.5 L/L），血糖 10.1 mmol/L、$\beta$ 羟丁酸 1.0 mmol/L、$K^+$ 5.0 mmol/L，pH 7.136、$PaCO_2$ 31 mmHg、BE-18.0 mmol/L、$HCO_3^-$ 9.9 mmol/L，尿酮体（+++），糖（+++），尿液呈酸性。经静脉滴注等渗盐水，以低渗盐水灌胃，静脉滴注胰岛素等抢救 6 小时后，患者呼吸平稳，神志清醒。重复上述检验项目测定，除血 $K^+$ 为 3.3 mmol/L，其他项目均接近正常。

**问题：**

1. 该患者可能发生了哪种酸碱平衡紊乱？为什么作出该判断？并阐述其发生原因和机制。

2. 患者为什么会出现 $PaCO_2$ 的改变？

3. 患者为什么会出现昏迷？

4. 该患者接受治疗后为什么出现血钾浓度降低？

人体的体液环境必须保持合适而稳定的酸碱度，才能维持机体正常的代谢活动和生理功能。正常人体血浆 pH 在 7.35 ～ 7.45 这一范围内波动。血 pH 低于 6.8 或高于 7.8 可以导致机体死亡。人体每天从食物中摄取酸性物质和碱性物质，并通过代谢过程产生酸性和碱性物质，而机体可以通过血液缓冲系统、肺和肾等的调节来维持血液 pH 的相对稳定。机体这种调节酸碱物质的含量和比例，从而维持血 pH 在恒定范围内的过程称为酸碱平衡（acid-base balance）。尽管机体对酸碱负荷有很大的缓冲能力和有效的调节功能，但很多因素可以引起酸碱负荷过度或调节机制障碍导致体液酸碱度稳定性破坏，这种稳定性破坏称为酸碱平衡紊乱（acid-base disturbance）。酸碱平衡紊乱经常是某些疾病或病理过程的继发性变化，但本身又可以使病情更趋严重和复杂，甚至导致患者死亡。因此，及时发现和正确处理酸碱平衡紊乱在临床治疗中极其重要。

## 一、酸碱的概念及酸碱物质的来源

在水溶液中能释放出质子的物质即为酸，而在水溶液中能接受质子的物质即为碱。酸给出质子后剩下的物质是它的共轭碱；碱接受质子后生成的物质是它的共轭酸。人体体液中 1 个酸总是与相应的碱形成 1 个共轭体系，例如，$H_2CO_3/HCO_3^-$、$NH_4^+/NH_3$、$H_2PO_4^-/HPO_4^{2-}$、蛋白酸（HPr）/蛋白质（$Pr^-$）等。

机体的酸性物质主要来源于体内物质代谢，可以分为可挥发性酸和固定酸两类。

可挥发性酸（volatile acid）：也称呼吸酸，即碳酸。糖、脂肪、蛋白质在其分解代谢中，氧化的最终产物是 $CO_2$，$CO_2$ 与水结合生成碳酸，是机体在代谢过程中产生最多的酸性物质。碳酸可释出 $H^+$，也可形成气体 $CO_2$，从肺排出体外，所以称之为可挥发性酸。正常成人静息状态下每分钟消耗 250 ml $O_2$，同时产生 200 ml $CO_2$，即每天生成 12 ~ 13 mol $CO_2$，如果全部与 $H_2O$ 生成 $H_2CO_3$，可释放 12 ~ 13 mol 的 $H^+$，成为体内酸性物质的主要来源。机体活动和代谢率增加时，机体氧耗和 $CO_2$ 生成显著增加。

固定酸（fixed acid）：这类酸性物质不能变成气体由肺呼出，而只能通过肾由尿排出，所以又称非挥发性酸（involatile acid）。成人每日由固定酸释放出的 $H^+$ 可达 50 ~ 100 mmol，与每日产生的可挥发性酸相比要少得多。固定酸可以通过肾进行调节，称为酸碱平衡的肾性调节。蛋白分解代谢产生大量固定酸，如尿酸，含硫氨基酸（如蛋氨酸和半胱氨酸）氧化生成硫酸，精氨酸和赖氨酸代谢产生盐酸，磷酸化的蛋白代谢产生磷酸；糖酵解生成的甘油酸、丙酮酸和乳酸，糖氧化过程生成的三羧酸；脂肪代谢产生的 β 羟丁酸和乙酰乙酸等；含磷的核酸代谢产生磷酸。机体有时还会摄入酸性药物如氯化铵、水杨酸等，成为固定酸的另一来源。一般情况下，固定酸的主要来源是蛋白质的分解代谢，因此，体内固定酸的生成量与食物中蛋白质的摄入量呈正比。

体内碱性物质主要来自食物，特别是蔬菜、瓜果中所含的有机酸盐，如柠檬酸盐、苹果酸盐和草酸盐（主要是 $Na^+$ 和 $K^+$ 盐），均可与 $H^+$ 起反应，分别转化为柠檬酸、苹果酸和草酸，$Na^+$ 或 $K^+$ 则可与 $HCO_3^-$ 结合生成碱性盐。体内代谢过程中也可产生碱性物质，如氨基酸脱氨基所产生的氨，这种氨经肝代谢后生成尿素，故对体液的酸碱度影响不大。

## 二、酸碱平衡的调节

### 框 4-3　酸碱体质大骗局

相信不少人在社交网络上一定看到过这些说法："酸性体质是百病之源""肉吃太多，血液会变酸性""患癌是因为你体质太酸""想要身体变成碱性？多吃蔬菜、喝碱性水就好啦！"。这些所谓的养生鸡汤迷惑了不少人，很多产品也都是基于此进行着售卖和维持暴利。这些谎言是基于所谓的"酸碱体质理论"，其声称人的体质有酸碱性之分，偏酸性体质会导致包括癌症在内的各种疾病，想要健康，必须保持身体的碱性环境。所谓的"酸碱体质理论"是伪科学。一般来说，人体的 pH 是指血液 pH，其恒定在 7.35 ~ 7.45。因此，人体血液 pH 一定呈弱碱性，不存在酸性体质的问题，一旦 pH 低于 7.35 即为酸中毒，大于 7.45 即为碱中毒。

正常情况下机体每天不断产生和摄入酸性和碱性物质，但血液 pH 值并不发生显著变化。这是由于体内存在完善的酸碱平衡调节体系，该体系包括血液缓冲系统、肺、细胞内外离子交换、肾、骨等，这些缓冲系统协同维持酸碱平衡。

### （一）血液缓冲系统

血液缓冲系统是指血液中（包括血浆和红细胞）由一种弱酸（缓冲酸）和其对应的共轭碱（缓冲碱）所构成的具有缓冲酸或碱能力的缓冲对。如表 4-2 所示，机体主要有以下缓冲对。

**1. 碳酸氢盐缓冲对**　由 $HCO_3^-/H_2CO_3$ 构成，其缓冲反应如下。

$$CO_2 + H_2O \rightleftharpoons H_2CO_3 \rightleftharpoons HCO^- + H^+$$

$CO_2$ 和 $H_2O$ 结合为 $H_2CO_3$ 的可逆反应虽可自发地进行，但非常缓慢，但在碳酸酐酶（carbonic anhydrase，CA）的催化下该反应速度可增强约 5000 倍。碳酸酐酶主要存在于肾小管上皮细胞、红细胞、肺泡上皮细胞及胃黏膜上皮细胞等细胞中。碳酸氢盐缓冲对具有以下特点：①可以缓冲所有的固定酸，但不能缓冲可挥发性酸；②缓冲能力强，是细胞外液含量最多的缓冲系统，含量占血液缓冲总量的 1/2 以上；③该缓冲对可进行开放性调节，能通过肺和肾对 $H_2CO_3$ 和 $HCO_3^-$ 的调节使缓冲物质易于补充和排出。

**2. 磷酸盐缓冲对**　由 $HPO_4^{2-}/H_2PO_4^-$ 构成，存在于细胞内、外液中，主要在细胞内液及肾小管中发挥缓冲作用。

**3. 蛋白缓冲对**　由 $Pr^-/HPr$ 构成，存在于细胞内、外液中，由于大部分蛋白位于细胞内，因此蛋白质缓冲对主要是细胞内缓冲对。

**4. 血红蛋白（Hb）和氧合血红蛋白（HbO_2）缓冲对**　如图 4-9 所示，血红蛋白（Hb）和氧合血红蛋白（$HbO_2$）缓冲对在缓冲可挥发性酸中发挥重要作用。

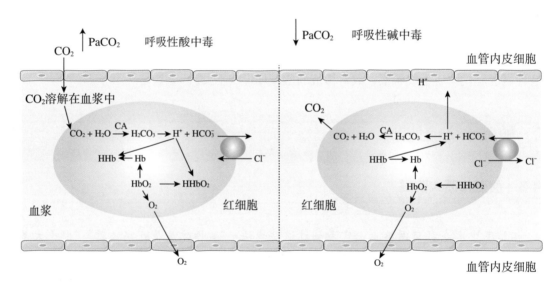

图 4-9　Hb 和 $HbO_2$ 缓冲对

由于碳酸氢盐缓冲对不能缓冲可挥发性酸，可挥发性酸的缓冲主要靠非碳酸氢盐缓冲对，特别是 Hb 及 $HbO_2$ 缓冲；而固定酸和碱能够被所有的缓冲对所缓冲，其中碳酸氢盐缓冲对尤为重要。

表 4-2　血液缓冲系统的组成

| 血液缓冲系统 | 缓冲对 | 缓冲反应 | 缓冲速度 | 缓冲能力（血液中该系统占整个缓冲系统百分比） |
|---|---|---|---|---|
| 碳酸氢盐缓冲对 | $HCO_3^-/H_2CO_3$ | $H^+ + HCO_3^- \rightleftharpoons H_2CO_3$ | 立即发生 | 血液碳酸氢盐缓冲系统（35%）细胞内碳酸氢盐缓冲系统（18%） |
| 血红蛋白和氧合血红蛋白缓冲对 | $Hb^-/HHb$ $HbO_2^-/HHbO_2$ | $H^+ + Hb^- \rightleftharpoons HHb$ $H^+ + HbO_2^- \rightleftharpoons HHbO_2$ | 立即发生 | 35% |
| 磷酸盐缓冲对 | $HPO_4^{2-}/H_2PO_4^-$ | $H^+ + HPO_4^{2-} \rightleftharpoons H_2PO_4^-$ | 立即发生 | 7% |
| 蛋白缓冲对 | $Pr^-/HPr$ | $H^+ + Pr^- \rightleftharpoons HPr$ | 立即发生 | 5% |

## （二）肺的调节作用

肺通过改变 $CO_2$ 排出量来调节血浆碳酸浓度，使血浆中 $HCO_3^-$ 与 $H_2CO_3$ 比值接近 20：1，以保持 pH 相对恒定。肺的调节发生迅速，数分钟即可起效，12～24 小时可达高峰。肺泡通气量受到延髓呼吸中枢的控制，而呼吸中枢接受来自中枢和外周化学感受器的刺激。

1. **通过外周化学感受器调节**　动脉血氧分压（$PaO_2$）降低、动脉血 pH 下降或动脉血二氧化碳分压（$PaCO_2$）升高时，可刺激主动脉体特别是颈动脉体的外周化学感受器，反射性地兴奋呼吸中枢，使呼吸加深、加快，$CO_2$ 排出增加。$CO_2$ 较容易扩散进入外周化学感受器细胞，使细胞内 $H^+$ 浓度升高；而血液中 $H^+$ 则不易进入细胞，因此，相对而言，$CO_2$ 对外周化学感受器的刺激作用较 $H^+$ 强。$PaCO_2$ 需升高 10 mmHg 才能刺激外周化学感受器，所以外周化学感受器主要感受低氧，反射性引起呼吸中枢兴奋，使呼吸加深、加快，增加 $CO_2$ 排出量。上述三种因素对化学感受器的刺激作用可相互增强。因此，引起酸碱平衡紊乱的病因如 $PaCO_2$ 升高和 $PaO_2$ 降低往往同时存在，它们协同刺激外周化学感受器，共同促进代偿性呼吸运动增强。

2. **通过中枢化学感受器调节**　与外周化学感受器不同，位于延髓腹外侧区的中枢化学感受器不感受低氧刺激，只感受脑脊液和局部细胞外液中的 $H^+$。血液中的 $CO_2$ 能迅速通过血-脑屏障，使中枢化学感受器周围细胞外液中的 $H^+$ 浓度升高，而血液中的 $H^+$ 不易透过血-脑屏障，其对中枢化学感受器的刺激作用较弱。$PaCO_2$ 的正常值为 40 mmHg，$PaCO_2$ 只需升高 2 mmHg，就可刺激中枢化学感受器，出现肺通气增强的反应，从而降低血中 $H_2CO_3$ 浓度，实现反馈调节。但如果 $PaCO_2$ 进一步增加超过 80 mmHg 以上时，呼吸中枢反而受到抑制，产生 $CO_2$ 麻醉（carbon dioxide narcosis）。严重低 $PaO_2$ 对呼吸中枢的直接效应是抑制效应。

## （三）细胞的调节作用

细胞在酸碱平衡中的调节作用主要是通过细胞内外的离子交换和细胞内液缓冲系统的缓冲来实现的。细胞内外可通过 $H^+$-$K^+$、$H^+$-$Na^+$、$Cl^-$-$HCO_3^-$ 等双向离子交换以维持电中性。例如，当细胞外液 $H^+$ 过多时，$H^+$ 弥散入细胞内，而 $K^+$ 从细胞内移出；反之，当细胞外液 $H^+$ 过少时，$H^+$ 由细胞内移出，所以酸中毒时，往往可伴有高血钾，碱中毒时可伴有低血钾。$Cl^-$-$HCO_3^-$ 的交换也很重要，尤其是在红细胞中，因为 $Cl^-$ 是可以自由交换的阴离子，当 $HCO_3^-$ 升高时，它的排出可由 $Cl^-$-$HCO_3^-$ 交换来完成，其在急性呼吸性酸碱平衡紊乱中发挥重要的调节作用。磷酸盐缓冲对、蛋白缓冲对、血红蛋白和氧合血红蛋白缓冲对等细胞内缓冲系统对通过细胞内外离子交换进入细胞的 $H^+$ 进行缓冲，该过程需要 3～4 小时才发挥作用。

## （四）肾的调节作用

正常的肾功能是保证酸碱平衡的关键。普通饮食情况下，尿液 pH 在 6.0 左右，随着体内酸碱水平的变化，尿液 pH 可波动于 4.4～8.2。肾通过以下三个主要机制调控酸碱平衡：①尿液排泌 $H^+$；②重吸收肾小球滤过的 $HCO_3^-$；③产生新的 $HCO_3^-$。尿液排泌的 $H^+$ 需要被两种重要的小管内缓冲体系，即磷酸盐缓冲体系和 $NH_3$ 缓冲体系缓冲后才能排出，以防极酸的小管液损伤泌尿道。

1. **近曲小管对 $NaHCO_3$ 的重吸收**（图 4-10）　近曲小管上皮细胞富含碳酸酐酶（carbonic anhydrase，CA），能催化 $H_2O$ 和 $CO_2$ 结合生成 $H_2CO_3$，$H_2CO_3$ 进一步解离出 $H^+$ 和 $HCO_3^-$。细胞内 $H^+$ 经管腔膜 $Na^+$-$H^+$ 交换体与滤液中 $Na^+$ 交换，该过程称为 $Na^+$-$H^+$ 交换。这个继发性主动转运所需的能量来自基侧膜上的 $Na^+$-$K^+$-ATP 酶，通过消耗 ATP 使细胞内 $Na^+$ 泵出并保持细胞内 $Na^+$ 处于较低的浓度，有利于管腔内 $Na^+$ 弥散入肾小管上皮细胞，并促进与 $H^+$ 的交换。为维持电中性，$HCO_3^-$ 大部分可经位于基侧膜的 $Na^+$-$HCO_3^-$ 同向转运体进入血液循环。肾小管分泌的 $H^+$ 和肾

小球滤过的 $HCO_3^-$ 结合成 $H_2CO_3$，后者在刷状缘 CA 的作用下生成 $CO_2$ 和水，$CO_2$ 弥散进入肾小管上皮细胞内，又开始一个新的循环。可见，在上述过程中 $HCO_3^-$ 得到了重吸收，而 $H^+$ 并未得到排泌，因而小管液中的 pH 变化不大。

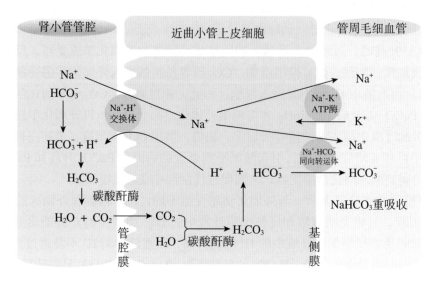

图 4-10　近曲小管对 $NaHCO_3$ 的重吸收示意图

**2. 远曲小管及集合管泌 $H^+$ 和再生 $HCO_3^-$**（图 4-11）　远曲小管和集合管的泌 $H^+$ 是一种非 $Na^+$ 依赖性、原发性主动转运的泌氢方式，主要由闰细胞完成。闰细胞内的 CA 催化 $H_2O$ 和 $CO_2$ 结合生成 $H_2CO_3$，$H_2CO_3$ 进一步解离出 $H^+$ 和 $HCO_3^-$。$H^+$ 通过插入顶端膜的 $H^+$-ATP 酶或 $H^+$-$K^+$-ATP 酶向管腔分泌，同时，$HCO_3^-$ 在基侧膜通过 $Cl^-$-$HCO_3^-$ 阴离子交换体重吸收入血。由于从肾小球滤出的 $HCO_3^-$ 已大部分被重新收，远端小管和集合管分泌出的 $H^+$ 不能被 $HCO_3^-$ 缓冲，而首先与小管液中存在的另一种重要的缓冲碱 $HPO_4^{2-}$ 结合，形成 $H_2PO_4^-$。血液中 $HPO_4^{2-}$ 在肾小球完全滤过，约 75% 被肾小管重吸收，剩余的 $HPO_4^{2-}$ 可以用来结合 $H^+$，形成 $H_2PO_4^-$，从尿液中排出。$HPO_4^{2-}$ 转化为 $H_2PO_4^-$ 的过程通常称为滴定，因此，$H_2PO_4^-$ 被称为可滴定酸。这种缓冲作用是有限的，当尿液 pH 降至 4.8 左右时，两者比值由原来的 4:1 变为 1:99，几乎尿液中所有磷酸盐都已转变为 $HPO_4^-$，已不能进一步发挥缓冲作用了。

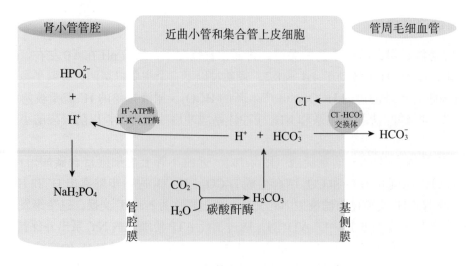

图 4-11　远曲小管及集合管泌 $H^+$ 示意图

**3. $NH_4^+$ 的排出和再生 $HCO_3^-$**（图 4-12） $NH_3$ 是小管液中存在的另一种重要的缓冲碱。近曲小管上皮细胞是产氨的主要场所，其中富含谷氨酰胺酶，可水解谷氨酰胺产 $NH_3$ 和谷氨酸，谷氨酸又在谷氨酸脱氢酶的作用下生成第 2 个 $NH_3$ 和 $\alpha$-酮戊二酸。酸中毒越严重，谷氨酰胺酶和谷氨酸脱氢酶的活性越高，产氨越多。少量产生的 $NH_3$ 可通过单纯扩散进入小管液，更主要的是 $NH_3$ 与细胞内 $H_2CO_3$ 解离的 $H^+$ 结合成 $NH_4^+$ 通过顶端膜的 $Na^+$-$H^+$ 交换体，以 $Na^+$-$NH_4^+$ 交换的方式进入小管液，而 $HCO_3^-$ 又与 $Na^+$ 同向转运进入血循环。被分泌入管腔的 $NH_4^+$ 在髓袢升支粗段被重吸收，产生髓质高 $NH_3$ 环境。当尿液到达集合管时，髓质内高 $NH_3$ 不断向管腔内弥散，$NH_3$ 与管腔内 $H^+$ 结合成 $NH_4^+$，以铵盐的形式由尿排出。在正常状况下，$NH_3$ 缓冲系统排泌的 $H^+$ 和再生 $HCO_3^-$ 大概占到 50%，但在慢性酸中毒时，该系统在泌 $H^+$ 和再生 $HCO_3^-$ 中占到主导地位。

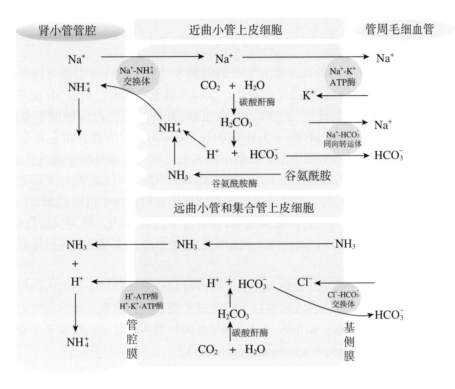

图 4-12 肾小管与集合管泌 $NH_3$/$NH_4^+$ 示意图

以上 2 和 3 过程中，肾小管上皮细胞排泌的 $H^+$ 来源于细胞内 $CO_2$ 和 $H_2O$ 产生的 $H_2CO_3$，$H_2CO_3$ 解离出的 $H^+$ 被 $HPO_4^{2-}$ 和 $NH_3$ 结合而从尿液中排出，而 $HCO_3^-$ 被重吸收入血，这部分 $HCO_3^-$ 是再生出的 $HCO_3^-$，而非从肾小球滤液中重吸收所得。

综上所述，肾对酸碱的调节主要是通过肾小管细胞的活动来实现的。肾小管上皮细胞在不断分泌 $H^+$ 的同时，将肾小球滤过的 $NaHCO_3$ 重吸收入血，防止细胞外液 $NaHCO_3$ 的丢失。如仍不足以维持细胞外液 $NaHCO_3$ 浓度，则通过磷酸盐的酸化和泌 $NH_4^+$ 生成新的 $NaHCO_3$ 以补充机体的消耗，从而维持血液 $HCO_3^-$ 的相对恒定。如果体内 $HCO_3^-$ 含量过高，肾可减少 $NaHCO_3$ 的生成和重吸收，使血浆 $NaHCO_3$ 浓度降低。

**（五）其他组织器官的调节作用**

肝可以通过尿素的合成清除 $NH_3$ 而调节酸碱平衡，骨骼的钙盐分解有利于对 $H^+$ 的缓冲，如：$Ca_3(PO_4)_2 + 4H^+ \rightarrow 3Ca^{2+} + 2H_2PO_4$。

上述几方面的调节因素共同维持体内的酸碱平衡，但在作用时间上和强度上是有差别的。血液缓冲系统反应最为迅速，一旦有酸性或碱性物质入血，缓冲物质就立即与其反应，将强酸或强碱中和转变成弱酸或弱碱，同时缓冲系统自身被消耗，故缓冲作用不易持久；肺的调节作用效能大，也很迅速，在几分钟内开始，30分钟后即达代偿，但仅对 $CO_2$ 有调节作用，随后 1~2 天内呼吸兴奋反应减弱为原先的 1/5 左右。细胞内液的缓冲作用强于细胞外液，在 3~4 小时后才发挥调节作用，通过细胞内外离子的转移来维持酸碱平衡，但可引起血钾浓度的改变；肾的调节作用发挥较慢，常在酸碱平衡紊乱发生后 12~24 小时才发挥作用，3~5 天才达高峰，但作用强大而持久，尤其能有效排出固定酸及保持血中 $NaHCO_3$ 的相对稳定。

## 三、酸碱平衡紊乱分类及常用指标

### （一）酸碱平衡紊乱的分类

尽管机体对酸碱负荷有很大的缓冲能力和有效的调节功能，但许多因素可以引起酸碱负荷过度或调节机制障碍导致体液酸碱度稳定性破坏，引起酸碱平衡紊乱。血液 pH 取决于 $HCO_3^-$ 与 $H_2CO_3$ 的浓度之比，pH 7.4 时其比值为 20/1。根据血液 pH 的高低，可将酸碱平衡紊乱分为两大类，pH 低于 7.35 称为酸中毒，pH 高于 7.45 称为碱中毒。$HCO_3^-$ 浓度含量主要受代谢性因素的影响，由其浓度原发性降低或升高引起的酸碱平衡紊乱，称为代谢性酸中毒或代谢性碱中毒；$H_2CO_3$ 含量主要受呼吸性因素的影响，由其浓度原发性升高或降低引起的酸碱平衡紊乱，称为呼吸性酸中毒或呼吸性碱中毒。另外，在单纯型酸中毒或碱中毒时，由于机体的调节，虽然体内酸性或碱性物质的含量已经发生改变，但是血液 pH 尚在正常范围之内，称为代偿性酸或碱中毒。如果血液 pH 低于或高于正常范围，则称为失代偿性酸或碱中毒，这可以反映机体酸碱平衡紊乱的代偿情况和严重程度。

临床所见的许多酸碱平衡紊乱往往病因复杂，所涉机制众多，在同一患者不但可以发生一种酸碱平衡紊乱，还可以同时发生两种或两种以上的酸碱平衡紊乱。如果是单一的失衡，称为单纯型酸碱平衡紊乱（simple acid-base disturbance），如果是两种或两种以上的酸碱平衡紊乱同时存在则称为混合型酸碱平衡紊乱（mixed acid-base disturbance）。

### （二）常用检测指标及意义

**框 4-4　血气分析**

　　血气分析用来判断机体是否存在酸碱平衡紊乱、是否缺氧、缺氧程度等。血气分析的最佳标本是动脉血，能真实反映体内的酸碱平衡和缺氧情况，常取部位是肱动脉、股动脉、前臂动脉等，也可用动脉化毛细血管血（采血时用 40~50 ℃热水热敷前臂或手指及手掌 15 min 以上，使静脉血动脉化），只是 $PaO_2$ 低于动脉血；静脉血也可做血气测定，但与动脉血差别较大。采血前应让患者处于安静、舒适状态，避免非静息状态造成的误差。血液一般用肝素抗凝，标本采集后及时送检，宜在 30 min 之内检测，注意防止血标本与空气接触，应处于隔绝空气的状态。

通过动脉血气分析、电解质检查和患者的原始病因，可以判断患者的酸碱平衡状况。以下是一些常用的判断酸碱平衡紊乱的检测指标。

**1. pH**　根据 Henderson-Hasselbalch 公式，血浆 pH = p$K$a + lg $[HCO_3^-]$ / $[H_2CO_3]$。

此处 $H_2CO_3$ 由 $CO_2$ 溶解量，即溶解度（α）× $PaCO_2$（Henry 定律）决定，因此，上述公式可以改写为：$pH = pKa + \lg [HCO_3^-] / (\alpha \times [PaCO_2])$

式中 $pKa$ 为 $H_2CO_3$ 电离常数的负对数，38 ℃时为 6.1。血浆 $HCO_3^-$ 浓度为 24 mmol/L，α 为 $CO_2$ 溶解度，等于 0.03，$PaCO_2$ 正常值为 40 mmHg，代入上式为：

$$pH = 6.1 + \lg 24/(0.03 \times 40) = 6.1 + \lg 24/1.2 = 6.1 + \lg 20 = 7.40$$

通过上述公式，可见血 pH 主要取决于血浆 $HCO_3^-$/$H_2CO_3$ 的比值，而非 $HCO_3^-$ 与 $H_2CO_3$ 的绝对值。只要两者的比值维持在 20/1，血浆 pH 就不会发生明显变动。肺通过改变 $CO_2$ 排出量来调节血浆碳酸浓度，是呼吸性因素；肾通过重吸收或再生新的 $HCO_3^-$ 调节血浆 $HCO_3^-$ 浓度，是代谢性因素。二者均非常有效地调控血液 pH、$HCO_3^-$ 和 $PaCO_2$。因此，pH 公式也可以做如下表述：

$$pH = \frac{碱}{酸} \text{ 或 } pH = \frac{肾调节}{肺调节} \text{ 或 } pH = \frac{酸碱平衡的代谢性因素}{酸碱平衡的呼吸性因素}$$

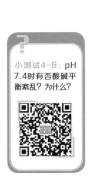

小测试4-6：pH 7.4时有否酸碱平衡紊乱？为什么？

正常人动脉血 pH 为 7.35 ～ 7.45，平均值是 7.40。静脉血比动脉血 pH 低 0.02 ～ 0.1；组织间液与血液接近；细胞内液比细胞外液低。动脉血 pH 低于 7.35 为失代偿性酸中毒，而动脉血 pH 高于 7.45 则为失代偿性碱中毒，但动脉血 pH 本身不能区分酸碱平衡紊乱的类型，不能判定是代谢性的还是呼吸性的。pH 在正常范围内，可以表示酸碱平衡正常，也可表示处于代偿性酸、碱中毒阶段，或同时存在程度相近的混合型酸、碱中毒，使 pH 变动相互抵消。

2. **动脉血 $CO_2$ 分压（$PaCO_2$）** 是动脉血浆中呈物理溶解状态的 $CO_2$ 分子产生的张力。由于 $CO_2$ 很容易通过肺泡膜弥散到血液中，$PaCO_2$ 相当于肺泡气 $CO_2$ 分压（$P_ACO_2$），与肺泡通气量呈反比。$PaCO_2$ 的正常值为 33 ～ 47 mmHg，平均值为 40 mmHg，是反映呼吸性酸碱平衡紊乱的重要指标。$PaCO_2$ < 33 mmHg，表示肺通气过度，$CO_2$ 排出过多，见于呼吸性碱中毒或代偿后的代谢性酸中毒；$PaCO_2$ > 47 mmHg，表示肺通气不足，有 $CO_2$ 潴留，见于呼吸性酸中毒或代偿后代谢性碱中毒。

3. **标准碳酸氢盐（standard bicarbonate，SB）和实际碳酸氢盐（actual bicarbonate，AB）** 标准碳酸氢盐是指动脉血液标本在温度 38 ℃、血红蛋白氧饱和度为 100% 的标准条件下，用 $PaCO_2$ 为 40 mmHg 的气体平衡后所测得的血浆 $HCO_3^-$ 浓度。由于标准化后 $HCO_3^-$ 不受呼吸因素的影响，所以是判断代谢因素的指标。实际碳酸氢盐是指未经气体平衡处理（隔绝空气的条件下），在实际 $PaCO_2$、体温和血氧饱和度条件下测得的血浆 $HCO_3^-$ 浓度，因而受呼吸因素和代谢因素两方面的影响。正常人 AB 与 SB 相等，为 22 ～ 27 mmol/L，平均为 24 mmol/L。两者数值均低表明有代谢性酸中毒；两者数值均高表明有代谢性碱中毒；AB 与 SB 的差值反映了呼吸因素对酸碱平衡的影响。若 SB 正常，而 AB > SB 时，表明有 $CO_2$ 滞留，可见于呼吸性酸中毒；反之 AB < SB，则表明 $CO_2$ 排出过多，见于呼吸性碱中毒。在慢性呼吸性酸碱中毒时，由于肾的代偿作用，SB 可继发性升高或降低。

4. **缓冲碱（buffer base，BB）** 是指在标准条件下，血液中一切具有缓冲作用的负离子碱的总和。包括血浆和红细胞中的 $HCO_3^-$、$Hb^-$、$HbO_2^-$、$Pr^-$ 和 $HPO_4^{2-}$，通常用氧饱和的全血测定，正常值为 45 ～ 55 mmol/L（平均值为 50 mmol/L）。缓冲碱也是反映代谢因素的指标，代谢性酸中毒时 BB 减少，而代谢性碱中毒时 BB 升高。

5. **碱剩余（base excess，BE）** 是指标准条件下，即 $PaCO_2$ 为 40 mmHg、温度 38 ℃、血红蛋白氧饱和度为 100% 时，用酸或碱滴定全血标本至 pH 7.40 时所需的酸或碱的量。若用酸滴定，使血液 pH 达 7.40，则表示被测血液的碱过多，BE 用正值表示；如需用碱滴定，说明被测血液的碱缺失，BE 用负值来表示。BE 是表示血浆碱储量增加或减少的量，是反映酸碱失衡代谢性因素的指标。全血 BE 正常值范围为 –3.0 ～ + 3.0 mmol/L，平均为 0。代谢性酸中毒时 BE 负值增大；代谢性碱中毒时 BE 正值增大。代谢性酸中毒或碱中毒越严重，BE 偏离正常值越远。

6. **阴离子间隙（anion gap，AG）** 是指血浆中未测定阴离子（undetermined anion，UA）与未测定阳离子（undetermined cation，UC）的差值，是临床上判断酸碱平衡紊乱的一个重要指标。$Na^+$ 占血浆阳离子总量的 90%，为已测定阳离子，血浆中未测定的阳离子包括 $K^+$、$Ca^{2+}$ 和 $Mg^{2+}$ 等。$HCO_3^-$ 和 $Cl^-$ 占血浆阴离子总量的 85%，为已测定阴离子，血浆中未测定的阴离子包括 $Pr^-$、$HPO_4^{2-}$、$SO_4^{2-}$ 和有机酸阴离子。由于血浆中的阳离子与阴离子总量相等，故 $AG = UA - UC = Na^+ - (HCO_3^- + Cl^-) = 140 - (24 + 104) = 12$ mmol/L，波动范围是 $12 \pm 2$ mmol/L。AG 是反映血浆中固定酸含量的指标，主要由 $HPO_4^{2-}$、$SO_4^{2-}$ 和有机酸根组成，也受 $Pr^-$ 的影响。

AG 可增高也可降低，但增高的意义较大，可帮助区分代谢性酸中毒的类型和诊断混合型酸碱平衡紊乱。目前多以 AG > 16 mmol/L 作为判断是否有 AG 增高型代谢性酸中毒的界限，常见于磷酸盐和硫酸盐潴留、乳酸堆积、酮体过多、水杨酸中毒等固定酸增多的情况，也可见于与代谢性酸中毒无关的情况，如脱水、使用大量含钠盐的药物和骨髓瘤患者释出本周蛋白过多等。AG 降低在诊断酸碱失衡方面意义不大，仅见于未测定阴离子减少或未测定阳离子增多，如低蛋白血症等。

## 四、单纯型酸碱平衡紊乱

### （一）代谢性酸中毒

代谢性酸中毒（metabolic acidosis）是指细胞外液 $H^+$ 增加和（或）$HCO_3^-$ 丢失而引起以血浆 $HCO_3^-$ 原发性减少、pH 呈降低趋势为特征的病理生理过程，是临床上最常见的酸碱平衡紊乱。

根据 Henderson-Hasselbalch 公式，$pH = pKa + lg\ [HCO_3^-] / (\alpha \times [PaCO_2])$，各种原发疾病导致 $HCO_3^-$ 浓度降低，血浆 $HCO_3^-/H_2CO_3$ 比值低于 20，从而导致 pH 降低。

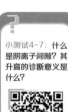
小测试4-7：什么是阴离子间隙？其升高的诊断意义是什么？

1. **分类、原因和机制**　根据 AG 的变化，可将代谢性酸中毒分为两型：AG 增高型代谢性酸中毒和 AG 正常型代谢性酸中毒，而 AG 也成为判断代谢性酸中毒病因的重要指标。

（1）AG 增高型代谢性酸中毒：也称正常血氯型代谢性酸中毒，体内固定酸蓄积增多，$HCO_3^-$ 因中和 $H^+$ 而被消耗，为其发生的主要原因和机制。如乳酸酸中毒、酮症酸中毒、水杨酸中毒、磷酸和硫酸排泄障碍等情况下，固定酸的 $H^+$ 被 $HCO_3^-$ 缓冲，其酸根（乳酸根、β羟丁酸根、乙酰乙酸根、$H_2PO_4^-$、$SO_4^{2-}$、水杨酸根）增高。这部分酸根均属未测定阴离子，所以 AG 值增大，而 $Cl^-$ 值正常（图 4-13）。该型酸中毒的发生常见于以下几种原因。

1）乳酸酸中毒（lactic acidosis）：可分为组织缺氧和无组织缺氧两种类型。

组织缺氧：任何原因引起的缺氧或组织低灌注时，都可以使细胞内糖的无氧酵解增强而引起乳酸增加，产生乳酸酸中毒。常见于休克、心搏骤停、低氧血症、严重贫血、肺水肿、一氧化碳中毒和心力衰竭等。

无组织缺氧：糖尿病、恶性肿瘤、严重肝疾患、严重感染等系统性疾病引起机体肝肾功能异常导致乳酸堆积，一些药物应用（如双胍类）影响乳酸代谢，先天性葡萄糖 -6- 磷酸酶缺陷、丙酮酸脱氢酶及羧化酶缺陷等先天性代谢异常也可致乳酸代谢异常。以上病因虽不致组织缺氧，但仍可导致乳酸性酸中毒。

2）酮症酸中毒（ketoacidosis）：常见于体内脂肪被大量动员的情况下，多发生于糖尿病、严重饥饿和酒精中毒等。脂解加速，大量脂肪酸进入肝，形成过多的酮体（其中 β 羟丁酸和乙酰乙酸为酸性物质），超过了外周组织的氧化能力及肾排出能力时可发生酮症酸中毒。

3）肾小球滤过固定酸障碍：严重肾衰竭患者肾小球滤过率（GFR）极度降低，体内固定酸不能由尿中充分排泄，尤其是硫酸和磷酸在体内蓄积，导致 $HCO_3^-$ 被消耗而浓度降低，同时，硫酸根和磷酸根浓度在血中增加，导致未测定阴离子含量增高，发生 AG 增高型代谢性酸中毒。

4）外源性固定酸摄入过多：大量摄入阿司匹林（乙酰水杨酸）可导致水杨酸酸中毒；急性甲醇中毒时，甲醇在体内代谢成甲酸引起酸中毒。水杨酸或甲酸经缓冲后 $HCO_3^-$ 浓度下降，同时未测定阴离子水杨酸根或甲酸根潴留，发生 AG 增高型代谢性酸中毒。

（2）AG 正常型代谢性酸中毒：也称高血氯型代谢性酸中毒，$HCO_3^-$ 直接丢失过多或肾不能保留 $HCO_3^-$ 为其发生的主要原因和机制。如图 4-13 所示，AG 正常型代谢性酸中毒的特点为 AG 正常，血氯升高。该型酸中毒的发生常见于以下几种原因。

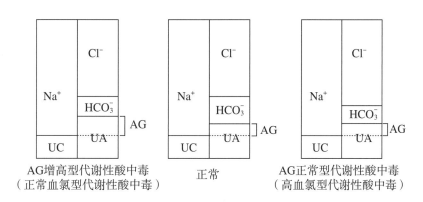

图 4-13　AG 增高型代谢性酸中毒和 AG 正常型代谢性酸中毒图解

1）$HCO_3^-$ 直接丢失过多

经消化道丢失：胰液、肠液和胆液中碳酸氢盐含量均高于血浆，在严重腹泻、肠道瘘管或肠道引流等均可引起 $NaHCO_3$ 大量丢失。

Ⅱ型肾小管性酸中毒：Ⅱ型 RTA 由于近端肾小管重吸收 $HCO_3^-$ 功能障碍引起血浆 $HCO_3^-$ 浓度降低，导致 AG 正常型代谢性酸中毒、低钾血症，而尿液中 $HCO_3^-$ 增多、可滴定酸和（或）铵离子正常、尿钾增高。

应用碳酸酐酶抑制剂：大量使用碳酸酐酶抑制剂如乙酰唑胺可抑制肾小管上皮细胞内碳酸酐酶活性，使 $H_2CO_3$ 生成和 $HCO_3^-$ 重吸收减少。

经皮肤丢失：大面积烧伤时，大量血浆渗出也伴有 $HCO_3^-$ 丢失。

2）肾小管泌 $H^+$ 功能障碍

轻、中度肾衰竭：累及肾小管，受损的肾小管上皮细胞的碳酸酐酶和谷氨酰胺酶活性降低，泌 $H^+$ 排 $NH_4^+$ 的功能降低，$H^+$ 在体内蓄积，导致血浆 $HCO_3^-$ 浓度降低。重金属（汞、铅等）及药物（磺胺类）的影响，使肾小管排酸障碍，而肾小球功能一般正常。

Ⅰ型肾小管性酸中毒：由于远端肾小管泌 $H^+$ 功能障碍，发生 AG 正常型酸中毒、低钾血症，而尿液中可滴定酸和（或）铵离子减少、尿钾增高，出现"反常性碱性尿"。

3）含氯的酸性药物摄入过多：长期或大量服用含氯的盐类药物，如氯化铵、盐酸精氨酸或盐酸赖氨酸，在体内代谢过程中可以产生 HCl。如氯化铵，经肝合成尿素，并释放出 HCl。

$$2NH_4Cl + CO_2 \xrightarrow{\text{肝}} (NH_2)_2CO + 2HCl + H_2O$$

4）高钾血症：各种原因引起的高钾血症时，一方面，细胞外液增多的 $K^+$ 与细胞内 $H^+$ 交换，引起细胞外 $H^+$ 增加；另一方面，由于肾远曲小管和集合管上皮细胞中 $K^+$ 和 $H^+$ 的排泌具有竞争性，高 $K^+$ 血症时，肾远曲小管和集合管上皮细胞排 $K^+$ 增高，$Na^+$-$K^+$ 交换增加，$Na^+$-$H^+$ 交换减少，

泌 $H^+$ 减少，可以引起"反常性碱性尿"。高钾血症可通过以上两方面原因导致代谢性酸中毒。

5）稀释性代谢性酸中毒：见于快速输入大量无 $HCO_3^-$ 的液体或生理盐水，使血液中 $HCO_3^-$ 稀释，造成稀释性代谢性酸中毒。

**2. 机体的代偿调节**

（1）血液的缓冲：代谢性酸中毒时，血液中过多的 $H^+$ 立即被 $HCO_3^-$ 及其他缓冲碱不断被消耗，导致血气分析结果中的 AB、SB、BB 降低，BE 的负值增大。

（2）细胞内外离子交换和细胞内缓冲：酸中毒 2～4 小时后，约 1/2 的 $H^+$ 通过离子交换方式进入细胞内被细胞内缓冲系统缓冲，而 $K^+$ 从细胞内向细胞外转移以维持细胞内外电平衡，易导致高钾血症。

（3）肺的代偿调节作用：代谢性酸中毒时呼吸加深、加快（也称为酸中毒 Kussmal 深大呼吸）是代谢性酸中毒的主要临床表现之一。血液 $H^+$ 浓度增加可通过刺激颈动脉体和主动脉体化学感受器，反射性引起呼吸中枢兴奋，使呼吸加深、加快，明显地改变肺的通气量，使 $CO_2$ 排出增多，$PaCO_2$ 代偿性下降，从而 $[HCO_3^-] / [H_2CO_3]$ 的比值接近正常（20∶1），血液 pH 趋向正常。呼吸的代偿反应非常迅速，一般在酸中毒 10 分钟后就出现呼吸增强，30 分钟后即达代偿，12～24 小时达代偿高峰，代偿最大极限时，$PaCO_2$ 可降到 10 mmHg。

（4）肾的代偿调节作用：除肾功能异常引起的代谢性酸中毒外，其他原因引起的代谢性酸中毒均可通过加强肾的排酸保碱能力来发挥代偿作用。在代谢性酸中毒时，肾小管上皮细胞中的碳酸酐酶和谷氨酰胺酶活性增强，使尿中可滴定酸和 $NH_4^+$ 排出增加，并重新生成 $HCO_3^-$。肾小管泌 $NH_4^+$ 增加是最主要的代偿机制，管腔内 $H^+$ 浓度越高，$NH_4^+$ 的生成与排出越快，产生的 $HCO_3^-$ 越多。可见，肾通过加强泌 $H^+$、泌 $NH_4^+$、重吸收及再生 $HCO_3^-$ 使 $HCO_3^-$ 在细胞外液的浓度有所恢复。由于从尿中排出的 $H^+$ 增多，尿液呈酸性。肾的代偿作用较慢，一般要 3～5 天才能达高峰。

代谢性酸中毒的血气分析参数：由于 $HCO_3^-$ 降低，所以 AB、SB、BB 值均降低，BE 负值加大，血 pH 下降，通过呼吸代偿，$PaCO_2$ 继发性下降，AB < SB。

**3. 对机体的影响**　代谢性酸中毒对机体的影响可分为两部分：①代偿机制引起的机体功能状态的改变，如肺代偿导致的呼吸加深、加快，糖尿病酮症酸中毒时，呼出气可带有烂苹果味（酮体味），肾代偿导致的酸性尿、高血钾及尿铵增高等；② pH 降低引起的各系统功能障碍，主要体现在中枢神经系统、心血管系统和骨骼系统等的功能障碍。

（1）对心血管系统的影响

1）室性心律失常：代谢性酸中毒时出现的室性心律失常与血钾升高密切相关，重度高血钾可因严重的传导阻滞和心肌兴奋性消失而发生致死性心律失常和心脏停搏于舒张期。

2）心肌收缩力降低：酸中毒时，交感-肾上腺髓质系统兴奋释放儿茶酚胺增多，而酸中毒也导致心肌对儿茶酚胺的反应性降低。当血 pH 小于 7.2 时，心肌收缩力减弱，心排血量减少。酸中毒引起心肌收缩力减弱的机制可能是由于：① $H^+$ 增多可竞争性抑制 $Ca^{2+}$ 与心肌肌钙蛋白亚单位结合，从而抑制心肌的兴奋-收缩耦联，降低心肌收缩性，使心排血量减少；② $H^+$ 影响 $Ca^{2+}$ 内流；③ $H^+$ 影响心肌细胞肌浆网释放 $Ca^{2+}$；④生物氧化酶活性受抑制，ATP 生成减少，心肌能量代谢障碍。

3）血管系统对儿茶酚胺的反应性降低：$H^+$ 增多可以抑制外周血管对儿茶酚胺的反应性，使血管扩张，尤其是毛细血管前括约肌最为明显，真毛细血管网大量开放，血管床容量增加，回心血量减少，血压下降甚至休克。因此，治疗休克时，首先要纠正酸中毒，恢复外周血管对儿茶酚胺的反应性，改善血流动力学障碍。代谢性酸中毒患者的皮肤温度高、发红也与皮肤血管对儿茶酚胺反应性降低，血管张力下降有关。

（2）对中枢神经系统的影响：代谢性酸中毒时，患者可出现反应迟钝、意识障碍、嗜睡，甚至昏迷。其发生机制有：①酸中毒时生物氧化酶类的活性受到抑制，氧化磷酸化过程减弱，致使

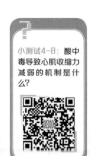

小测试4-8：酸中毒导致心肌收缩力减弱的机制是什么?

ATP 生成减少，因而脑组织能量供应不足；② pH 降低时，脑组织内谷氨酸脱羧酶活性增强，使抑制性中枢神经递质 γ- 氨基丁酸增多。

（3）对骨骼系统的影响：慢性代谢性酸中毒时，由于不断从骨骼释放钙盐以进行缓冲，故不仅影响骨骼的发育，延迟小儿的生长，还可以引起纤维性骨炎和肾性佝偻病，在成人则可导致骨软化症。

**4．防治的病理生理基础**

（1）预防和治疗原发病。

（2）碱性药物的应用：临床首选的碱性药物为碳酸氢钠。pH ＞ 7.2 时一般口服即可，pH 小于 7.2 时（糖尿病酮症酸中毒，pH ＜ 7.0），可静脉补碳酸氢钠，其应在血气监护下分次进行，补碱量宜小不宜大。当血气分析 pH 达到 7.2 时，立即停止静脉应用碳酸氢钠注射液。当患者出现严重代谢性酸中毒，单纯应用碳酸氢钠不会增加患者治愈率，此时及时的血液透析、持续肾替代治疗等成为治疗代谢性酸中毒的重要方案。乳酸钠也常用来治疗代谢性酸中毒，可经肝代谢生成乳酸和 $NaHCO_3$，肝功能不良或乳酸酸中毒时不宜使用。

（3）防治低血钾和低血钙：在纠正酸中毒的同时需要注意纠正其他水和电解质紊乱。补碱纠正酸中毒后，之前酸中毒时从细胞内释出的 $K^+$ 返回细胞内，可出现低血钾。酸中毒导致游离钙增高，酸中毒纠正后，游离钙明显减少，可出现手足抽搐等低钙血症的表现。

### （二）呼吸性酸中毒

呼吸性酸中毒（respiratory acidosis）是指 $CO_2$ 排出障碍或吸入过多引起的以原发性 $PaCO_2$（或血浆 $H_2CO_3$ 浓度）升高而导致 pH 呈下降趋势为特征的病理过程。血浆 $H_2CO_3$ 浓度升高也被称为高碳酸血症。

根据 Henderson-Hasselbalch 公式，$pH = pKa + \lg [HCO_3^-] / (\alpha \times [PaCO_2])$，各种原发疾病导致 $PaCO_2$ 升高，血浆 $HCO_3^-/H_2CO_3$ 比值低于 20，从而导致 pH 降低。

**1．原因和机制**

（1）通气障碍：各种急性、慢性疾患导致肺泡有效通气量降低，从而导致 $CO_2$ 蓄积，是呼吸性酸中毒的主要发病机制。其常见原因如下。

1）呼吸中枢抑制：颅脑损伤、脑炎、脑血管意外、呼吸中枢抑制剂（吗啡、巴比妥类）及麻醉剂用量过大或酒精中毒、睡眠呼吸暂停综合征等，可导致肺泡通气量减少，常引起急性 $CO_2$ 潴留。

2）呼吸肌麻痹：急性脊髓灰质炎、脊神经根炎、有机磷中毒、重症肌无力、家族性周期性麻痹及重度低血钾时，呼吸运动失去动力，可造成 $CO_2$ 排出障碍。

3）呼吸道阻塞：喉头痉挛和水肿、溺水、异物堵塞气管，常造成急性呼吸性酸中毒；而慢性阻塞性肺疾病（chronic obstructive pulmonary disease，COPD）、支气管哮喘等则是慢性呼吸性酸中毒的常见原因。

4）胸廓病变：胸部创伤、严重气胸、胸膜腔大量积液、严重胸廓畸形、胸膜纤维化等使胸廓活动受限而严重影响通气功能，引起呼吸性酸中毒。

5）肺部疾患：如急性心源性肺水肿、重度肺气肿、肺部广泛性炎症、肺组织广泛纤维化、急性呼吸窘迫综合征等，均可因通气障碍而发生呼吸性酸中毒。

6）人工呼吸器管理不当，通气量过小而使 $CO_2$ 排出困难。

运动、发热、败血症、烧伤等均可导致 $CO_2$ 产生增多，容易诱发呼吸功能不全患者发生 $CO_2$ 潴留和急性呼吸性酸中毒。

（2）$CO_2$ 吸入过多：较为少见，在通风不良的环境中，例如矿井坍塌等事故中，空气中 $CO_2$ 浓度过高，机体吸入 $CO_2$ 过多而发生呼吸性酸中毒。

2．分类　呼吸性酸中毒按病程可分为两类。

(1) 急性呼吸性酸中毒：$PaCO_2$ 急剧升高未达 24 小时，血浆 $HCO_3^-$ 提高不明显，动脉血 pH 大幅下降。常见于急性气道阻塞、中枢或呼吸肌麻痹引起的呼吸暂停等。在多数情况下，发生急性呼吸性酸中毒的患者会伴有低氧血症，而且低氧血症的表现先于呼吸性酸中毒的表现，因为 $CO_2$ 跨过肺泡膜的弥散速度是 $O_2$ 的 20 倍。

(2) 慢性呼吸性酸中毒：$PaCO_2$ 持续升高达 24 小时以上，肾代偿致 $HCO_3^-$ 上升明显，血 pH 下降幅度较小。常见于气道及肺部慢性炎症引起的 COPD 及肺广泛性纤维化或肺不张时。

3．机体的代偿调节　当体内 $CO_2$ 排出受阻产生大量 $H_2CO_3$ 时，由于碳酸氢盐缓冲系统不能缓冲可挥发性酸，血浆其他缓冲碱含量较低，缓冲 $H_2CO_3$ 的能力极为有限。而且呼吸性酸中毒发生的最主要的环节是肺通气功能障碍，所以呼吸系统往往不能发挥代偿作用，主要靠以下两种方式进行代偿。

(1) 细胞内外离子交换和细胞内缓冲：这是急性呼吸性酸中毒时的主要代偿方式。①急性呼吸性酸中毒时，由于 $CO_2$ 在体内潴留，使血浆 $H_2CO_3$ 浓度不断升高，$H_2CO_3$ 离解为 $H^+$ 和 $HCO_3^-$ 后，$H^+$ 与细胞内 $K^+$ 进行交换，进入细胞内的 $H^+$ 可被蛋白质缓冲，血浆 $HCO_3^-$ 浓度可有所增加，有利于维持 $[HCO_3^-] / [H_2CO_3]$ 比值。②血浆中的 $CO_2$ 迅速弥散入红细胞，在碳酸酐酶的作用下，与水生成 $H_2CO_3$，再解离为 $H^+$ 和 $HCO_3^-$。$H^+$ 主要被血红蛋白和氧合血红蛋白缓冲，$HCO_3^-$ 则与血浆中 $Cl^-$ 交换，结果血浆 $HCO_3^-$ 有所增加，而 $Cl^-$ 则降低 (图 4-9)。上述离子交换和缓冲作用效果很有限，急性呼吸性酸中毒时 pH 往往低于正常值，呈失代偿状态，而且上述两种调节方式常引起高钾血症和低氯血症。

(2) 肾的代偿作用：慢性呼吸性酸中毒时除具备急性呼吸性酸中毒的代偿方式外，肾的代偿是其主要的代偿方式。当 $PaCO_2$ 和 $H^+$ 浓度持续升高可刺激肾小管上皮细胞内碳酸酐酶和谷氨酰胺酶活性，促进肾小管泌 $H^+$、排 $NH_4^+$ 和重吸收 $HCO_3^-$。肾的排酸保碱作用较强大，其充分发挥常需 3～5 天才能完成，因此急性呼吸性酸中毒来不及代偿，而在轻度和中度慢性呼吸性酸中毒时有可能代偿。

呼吸性酸中毒血气分析的参数变化如下。

急性呼吸性酸中毒时，$PaCO_2$ 增高，pH 降低，AB 继发性轻度增高，SB、BB 和 BE 维持正常，AB > SB。

慢性呼吸性酸中毒时，$PaCO_2$ 增高，pH 在正常范围下限 (代偿) 或降低 (失代偿)，AB、SB、BB 继发性增高，BE 正值增大，AB > SB。

4．对机体的影响　呼吸性酸中毒时，对机体的影响基本上与代谢性酸中毒相似，也可引起心律失常、心肌收缩力减弱、外周血管扩张、血钾升高等。呼吸性酸中毒经常伴有低氧血症的表现，对机体的危害很大。此外，由于 $CO_2$ 为脂溶性，能迅速通过血 - 脑屏障，而 $HCO_3^-$ 则为水溶性，通过屏障极为缓慢，因而脑脊液 pH 的降低较一般细胞外液更为显著，因此呼吸性酸中毒呈现出比代谢性酸中毒更为严重的中枢神经系统的紊乱。

(1) $CO_2$ 直接舒张血管的作用：高浓度的 $CO_2$ 能直接引起脑血管扩张，使脑血流增加、颅内压增高，引起持续性头痛，尤以夜间和晨起时为甚。

(2) 对中枢神经系统功能的影响：如果呼吸性酸中毒持续较久，或严重失代偿性急性呼吸性酸中毒时可发生 "$CO_2$ 麻醉"，患者可出现头痛、头晕、烦躁不安、焦虑，甚至精神错乱、幻觉、谵妄、嗜睡、昏迷、抽搐等表现，临床上称为肺性脑病 (pulmonary encephalopathy)。

5．防治的病理生理基础

(1) 治疗原发病。

(2) 改善肺通气和换气功能：通过解除支气管平滑肌痉挛、抗感染、祛痰、气管插管、气管切开术、人工呼吸机等措施改善肺通气和换气功能，使 $PaCO_2$ 逐步下降。但对肾代偿后代谢因素增高的患者，切忌过急地使用人工呼吸机使 $PaCO_2$ 迅速下降到正常，而使 $HCO_3^-$ 相对增高，出现代谢性碱中毒。更应避免过度人工通气使 $PaCO_2$ 降低而引起呼吸性碱中毒。

（3）谨慎补碱：碱性药物 $NaHCO_3$ 进入体液后解离为 $Na^+$ 和 $HCO_3^-$，$HCO_3^-$ 随即与 $H^+$ 结合成 $H_2CO_3$，再解离为 $H_2O$ 和 $CO_2$，后者由肺经气道排出体外。如通气未改善前，匆忙补充 $NaHCO_3$，会使血浆中 $PaCO_2$ 进一步增高，反而加重病情；而且慢性呼吸性酸中毒时，由于肾排酸保碱的代偿作用，血 $HCO_3^-$ 浓度已处于较高水平，补充碱剂可能进一步导致代谢性碱中毒。

### （三）代谢性碱中毒

代谢性碱中毒（metabolic alkalosis）是细胞外液碱增多和（或）$H^+$ 丢失而引起的 $HCO_3^-$ 原发性增多、血液 pH 有升高趋势的病理过程。

根据 Henderson-Hasselbalch 公式，$pH = pKa + lg\ [HCO_3^-]\ /\ (\alpha \times\ [PaCO_2])$，各种原发疾病导致 $HCO_3^-$ 浓度升高，血浆 $HCO_3^-/H_2CO_3$ 比值高于 20，从而导致 pH 升高。

**1. 原因和机制** 当血浆 $HCO_3^-$ 浓度超过 26 mmol/L 时，肾可减少对 $HCO_3^-$ 的重吸收，使血浆 $HCO_3^-$ 浓度恢复正常，具有纠正代谢性碱中毒的能力。然而，某些因素可造成肾对 $HCO_3^-$ 的调节功能障碍，使血浆 $HCO_3^-$ 保持在高水平，维持代谢性碱中毒的存在。①有效循环血量不足、细胞外液量减少：可导致肾小球滤过率的降低、继发性醛固酮分泌亢进，后者不仅可直接刺激 $H^+$-ATP 酶（$H^+$ 泵）泌氢，还可以促进主细胞对钠的重吸收间接增加泌 $H^+$，进而 $HCO_3^-$ 重吸收增多。②低氯血症：血 $Cl^-$ 浓度降低致肾小球滤过液中的 $Cl^-$ 浓度也降低，$Na^+$ 更易以 $NaHCO_3$ 而非 NaCl 的形式被肾小管重吸收，导致血 $HCO_3^-$ 浓度升高。③低钾血症：代谢性碱中毒经常伴随有低钾血症的存在，而低钾血症可进一步加重代谢性碱中毒，这是由于低钾血症时因细胞外液 $K^+$ 浓度降低，引起细胞内 $K^+$ 向细胞外转移，同时细胞外的 $H^+$ 向细胞内移动，可发生代谢性碱中毒，此时，肾小管上皮细胞内缺钾，$Na^+$-$K^+$ 交换减少，代之 $Na^+$-$H^+$ 交换增多，$H^+$ 排出增多，$HCO_3^-$ 重吸收增多，造成低钾性碱中毒。上述三个因素是代谢性碱中毒的维持因素。

（1）酸性物质丢失过多

1）经胃丢失：常见于剧烈呕吐及胃液引流使富含 HCl 的胃液大量丢失（图 4-14）。正常情况下胃黏膜壁细胞富含碳酸酐酶，能将 $CO_2$ 和 $H_2O$ 催化生成 $H_2CO_3$，$H_2CO_3$ 解离为 $H^+$ 和 $HCO_3^-$，然后 $H^+$ 与来自血浆中的 $Cl^-$ 形成 HCl，进食时分泌到胃腔中，而 $HCO_3^-$ 则返回血液，造成血浆中 $HCO_3^-$ 一过性增高，称为"餐后碱潮"，直到酸性食糜进入十二指肠后，在 $H^+$ 刺激下，十二指肠上皮细胞与胰腺分泌的大量 $HCO_3^-$ 与 $H^+$ 中和。病理情况下，剧烈呕吐、胃液引流使胃液丢失引

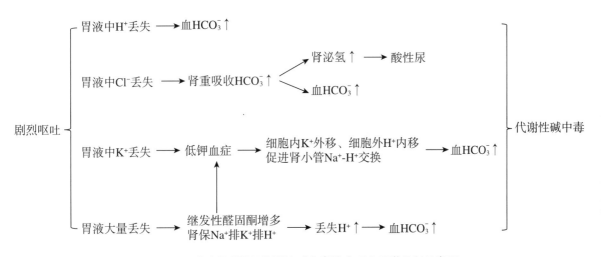

图 4-14 剧烈呕吐引起代谢性碱中毒的病理生理学机制示意图

起代谢性碱中毒的机制包括：①胃液中 $H^+$ 丢失，使来自肠液和胰腺的 $HCO_3^-$ 得不到 $H^+$ 中和而被吸收入血，造成血浆 $HCO_3^-$ 浓度升高；②胃液大量丢失引起有效循环血量减少，进而导致继发性醛固酮增多，而醛固酮具有保 $Na^+$、排 $K^+$、排 $H^+$ 的作用，进而引起代谢性碱中毒。③胃液中 $Cl^-$ 丢失引起低氯血症，导致更多的 $HCO_3^-$ 伴随过量 $Na^+$ 重吸收入血。④胃液中 $K^+$ 丢失，通过细胞内 $K^+$ 外移、细胞外 $H^+$ 内移以及促进肾小管 $Na^+$-$H^+$ 交换等方式可引起低钾性碱中毒。

2）经肾丢失：①应用利尿剂。使用髓袢利尿剂（呋塞米）或噻嗪类利尿剂时，抑制了肾髓袢升支或远曲小管对 NaCl 的重吸收，使远曲小管液的 $Na^+$ 含量增高，促进远曲小管和集合管细胞泌 $H^+$，而且肾小管远端流速增加，使肾小管内 $H^+$ 浓度急剧降低，促进了 $H^+$ 的排泌。利尿剂的使用不当可形成低氯性碱中毒。②肾上腺皮质激素过多，原发性（肾上腺皮质增生或肿瘤等）或继发性（细胞外液容量减少、创伤等引起）醛固酮增多时，醛固酮可通过刺激集合管泌氢细胞的 $H^+$ 泵或通过保 $Na^+$ 而促进排 $K^+$ 和排 $H^+$，造成低钾性碱中毒。

小测试4-9：剧烈呕吐最容易引起哪种酸碱平衡紊乱？为什么？

（2）$HCO_3^-$ 过量负荷：可见于消化道溃疡病患者服用过多的 $NaHCO_3$；或矫正代谢性酸中毒时滴注过多的 $NaHCO_3$；或摄入乳酸钠、乙酸钠之后大量输入含柠檬酸盐抗凝的库存血，这些有机酸盐在体内氧化可产生 $NaHCO_3$。这些医源性因素容易引起暂时性、急性代谢性碱中毒。目前，碳酸钙治疗慢性肾病患者高磷血症也是引起代谢性碱中毒的一个常见医源性病因。脱水时只丢失 $H_2O$ 和 NaCl 造成浓缩性碱中毒（contraction alkalosis），以上均可使血浆 $NaHCO_3$ 浓度升高。

（3）其他：肝衰竭时，血氨过高，尿素合成障碍也常导致代谢性碱中毒。对于慢性呼吸性酸中毒的患者，由于肾代偿从尿液中排出 $H^+$ 和 $Cl^-$，血浆 $HCO_3^-$ 浓度升高。如果过急地使用人工呼吸器使 $PaCO_2$ 迅速下降到正常，而肾对过多 $HCO_3^-$ 的清除较慢，此时会出现代谢性碱中毒。

**2. 分类**　根据给予生理盐水后代谢性碱中毒能否得到纠正而将其分为两类，即盐水反应性碱中毒（saline-responsive alkalosis）和盐水抵抗性碱中毒（saline-resistant alkalosis）。

（1）盐水反应性碱中毒：主要见于呕吐、胃液吸引及应用利尿剂时，由于细胞外液减少、有效循环血量减少、低钾、低氯这些代谢性碱中毒维持因素的存在，肾排出 $HCO_3^-$ 能力下降使碱中毒得以维持。给予等张或半张的盐水来扩充细胞外液，补充 $Cl^-$ 能促进过多的 $HCO_3^-$ 经肾排出使碱中毒得到纠正。

（2）盐水抵抗性碱中毒：常见于全身性水肿、原发性醛固酮增多症和严重低血钾等，维持因素是盐皮质激素的直接作用和低钾，这种碱中毒患者给予盐水无效。

**3. 机体的代偿调节**

（1）血液的缓冲：大多数血液缓冲对的组成中碱性成分远多于酸性成分，因此，血液对碱中毒的缓冲能力较低。

（2）细胞内外离子交换：代谢性碱中毒时，细胞内 $H^+$ 逸出，而细胞外液 $K^+$ 进入细胞内，从而产生低钾血症。

（3）肺的代偿调节作用：代谢性碱中毒时，由于 $H^+$ 浓度降低，呼吸中枢受抑制，呼吸变浅、变慢，肺泡通气量减少，$PaCO_2$ 继发性升高，以维持 $HCO_3^-/H_2CO_3$ 的比值接近20，使 pH 有所降低。但这种代偿是有限度的，很少能达到完全的代偿，因为随着肺泡通气量减少，$PaO_2$ 降低和 $PaCO_2$ 升高均能刺激呼吸中枢，引起呼吸加深、加快，限制 $PaCO_2$ 过度升高。即使严重的代谢性碱中毒时，$PaCO_2$ 也极少能超过 55 mmHg（肺的代偿极限）。

（4）肾的代偿调节作用：代谢性碱中毒时，肾小管上皮的碳酸酐酶和谷氨酰胺酶活性受到抑制，故泌 $H^+$ 和泌 $NH_4^+$ 减少，$HCO_3^-$ 重吸收减少，使血浆 $HCO_3^-$ 浓度有所下降，尿液呈碱性。肾在代谢性碱中毒时对 $HCO_3^-$ 排出增多的最大代偿时限往往要 3～5 天，所以急性代谢性碱中毒时肾代偿不起主要作用。缺氯、缺钾和醛固酮分泌增多所致的代谢性碱中毒因肾泌 $H^+$ 增多，尿呈酸性，称为反常性酸性尿。

代谢性碱中毒的血气分析参数：pH 升高，AB、SB、及 BB 均升高，AB ＞ SB，BE 正值加大。由于呼吸抑制，通气量下降，使 $PaCO_2$ 继发性升高。

**4. 对机体的影响** 轻度代谢性碱中毒患者通常无症状，或仅出现与细胞外液量减少或低钾血症相关的症状。但是，重度的代谢性碱中毒则可出现如下功能代谢变化。

（1）中枢神经系统功能改变：严重代谢性碱中毒患者可出现烦躁不安、精神错乱、谵妄、意识障碍等中枢神经系统等症状。这是由于：①碱中毒时，因 pH 增高，γ- 氨基丁酸转氨酶活性增强，而谷氨酸脱羧酶活性降低，故抑制性中枢神经递质 γ- 氨基丁酸分解加强而生成减少，因此出现中枢神经系统兴奋表现。②碱中毒时，氧离曲线左移，血红蛋白不易将结合的氧释出，可导致脑缺氧，引起神经精神症状。

（2）低钙血症：血清钙是以游离钙和结合钙两种形式存在的，血液 pH 影响二者之间的转换。碱中毒时，游离 $Ca^{2+}$ 水平下降导致神经 - 肌肉兴奋性增高，表现为腱反射亢进、面部和肢体肌肉抽动、手足搐搦、惊厥等症状。碱中毒发生惊厥，也可能与脑组织中 γ- 氨基丁酸减少有关。此外，若患者伴有明显的低钾血症以致引起肌无力或麻痹时，则可暂不出现抽搐，但一旦低钾症状纠正后，抽搐症状即可发生。

（3）低钾血症：碱中毒往往伴有低钾血症。这是由于碱中毒时，细胞外 $H^+$ 浓度降低，细胞内 $H^+$ 与细胞外 $K^+$ 交换；同时，由于肾小管上皮细胞在 $H^+$ 减少时，$Na^+$- $H^+$ 交换减弱而 $Na^+$-$K^+$ 交换增强，使 $K^+$ 大量从尿中丢失，导致低钾血症。低钾血症可引起肌无力或麻痹，严重时还可导致心律失常。

**5. 防治的病理生理基础**

（1）预防和治疗原发病、去除代谢性碱中毒的维持因素。

（2）治疗盐水反应性碱中毒：盐水反应性碱中毒患者只要口服或静注等张（0.9%）或半张 0.45% 的盐水即可恢复血浆 $HCO_3^-$ 浓度。其机制是：①由于扩充了细胞外液容量，则消除了"浓缩性碱中毒"成分的作用；②生理盐水含 $Cl^-$ 高于血浆，通过补充血容量和补充 $Cl^-$，使 $Na^+$ 重吸收减少，同时促使 $Na^+$ 以 $NaCl$ 而非 $NaHCO_3$ 的形式重吸收，从而使过多的 $HCO_3^-$ 从尿中排出；③集合管上皮细胞存在 $Cl^-$-$HCO_3^-$ 交换以重吸收 $HCO_3^-$，由于远曲小管液中 $Cl^-$ 含量增加，$Cl^-$-$HCO_3^-$ 交换减少，使 $HCO_3^-$ 排泌增强。可以通过检测尿 pH 和尿 $Cl^-$ 浓度来判断治疗效果。虽然盐水可以恢复血浆 $HCO_3^-$ 浓度，但并不能改善缺钾状态。因此伴有高度缺钾患者，应补充 $K^+$，补钾只有补充 $KCl$ 才有效。其他阴离子如 $HCO_3^-$、醋酸根、柠檬酸根替代 $Cl^-$，均能促进 $H^+$ 排出，使碱中毒得不到纠正。严重代谢性碱中毒可直接给予酸进行治疗，如用 0.1 mol/L $HCl$、盐酸精氨酸、盐酸赖氨酸等。

（3）治疗盐水抵抗性碱中毒：肾上腺皮质激素过多引起的碱中毒，需用抗醛固酮药物和补 $K^+$ 去除代谢性碱中毒的维持因素。对全身性水肿患者，应尽量少用髓袢或噻嗪类利尿剂，以防发生碱中毒，可以使用碳酸酐酶抑制剂乙酰唑胺，其可抑制肾小管上皮细胞内的碳酸酐酶活性，增加 $Na^+$ 和 $HCO_3^-$ 的排出，在减轻水肿的同时防治了碱中毒。可以用尿 pH 变化来判断盐水抵抗性碱中毒的治疗效果。

### （四）呼吸性碱中毒

呼吸性碱中毒（respiratory alkalosis）是指肺通气过度引起的以原发性 $PaCO_2$ 降低（或血浆 $H_2CO_3$ 浓度）减少而导致血液 pH 呈升高趋势的病理过程。血浆 $H_2CO_3$ 浓度降低也被称为低碳酸血症。

根据 Henderson-Hasselbalch 公式，$pH = pKa + lg\ [HCO_3^-] / (\alpha \times [PaCO_2])$，各种原发疾病导致 $PaCO_2$ 降低，血浆 $HCO_3^-/H_2CO_3$ 比值高于 20，从而导致 pH 升高。

**1. 原因和机制** 肺通气过度是各种原因引起呼吸性碱中毒的基本发生机制。肺通气过度一般是由于呼吸中枢化学感受器或外周化学感受器受到刺激而发生的，也可由于机械通气异常引起。

（1）低氧血症和肺疾患：初到高原地区吸入气氧分压过低或许多肺疾患（如肺炎、肺梗死、间质性肺疾病、肺水肿、胸廓病变等），均可导致低氧血症，引起过度通气。此外，肺水肿等肺部病变也可通过刺激牵张感受器和肺毛细血管旁感受器而导致肺过度通气。

（2）呼吸中枢受到直接刺激或精神性过度通气：中枢神经系统疾病，如脑血管障碍、脑炎、脑外伤及脑肿瘤等均可刺激呼吸中枢引起过度通气；焦虑、疼痛、癔症发作、小儿哭闹时可引起精神性通气过度；高热、甲状腺功能亢进时，由于血温过高和机体分解代谢亢进可刺激引起呼吸中枢兴奋，通气过度使 $PaCO_2$ 降低；肝病所致血氨增高，水杨酸、铵盐类等药物可直接兴奋呼吸中枢致通气增强；败血症性休克和系统性炎症反应综合征等可导致过度通气。

（3）人工呼吸机使用不当：常因通气量过大而引起呼吸性碱中毒。

**2．分类**　呼吸性碱中毒也可按发病时间分为急性呼吸性碱中毒和慢性呼吸性碱中毒两类。

（1）急性呼吸性碱中毒：常见于人工呼吸机使用不当引起的过度通气、高热和低氧血症时，一般指 $PaCO_2$ 在 24 小时内急剧下降而导致 pH 升高。

（2）慢性呼吸性碱中毒：常见于慢性颅脑疾病、肺部疾患、肝疾患、缺氧和氨兴奋呼吸中枢引起超过 24 小时以上持久的 $PaCO_2$ 下降而导致 pH 升高。

**3．机体的代偿调节**

（1）细胞内外离子交换和细胞内缓冲作用：这是急性呼吸性酸中毒时的主要代偿方式。急性呼吸性碱中毒时，细胞内 $H^+$ 与细胞外 $K^+$ 交换而移至细胞外，并与 $HCO_3^-$ 结合生成 $H_2CO_3$，起到一定的代偿作用。同时，部分血浆 $HCO_3^-$ 与红细胞中的 $Cl^-$ 交换而进入红细胞，继而与红细胞内的 $H^+$ 结合生成 $H_2CO_3$，再分解为和 $CO_2$ 和 $H_2O$，$CO_2$ 逸出红细胞，以提高 $PaCO_2$（图 4-9）。上述离子交换和缓冲作用效果很有限，急性呼吸性碱中毒时 pH 往往高于正常值，呈失代偿状态，同时又可导致低钾血症和高氯血症。

（2）肾的代偿作用：慢性呼吸性碱中毒时除具备急性呼吸性碱中毒的代偿方式外，肾的代偿是其主要的代偿方式。$PaCO_2$ 和 $H^+$ 浓度的降低可使肾小管上皮细胞内碳酸酐酶和谷氨酰胺酶活性下降，导致肾小管泌 $H^+$、排 $NH_4^+$ 和重吸收 $HCO_3^-$ 减少。肾的代偿调节是个缓慢的过程，需几天时间才能达到完善，因此急性呼吸性碱中毒来不及代偿。

呼吸性碱中毒血气分析的参数变化如下。

急性呼吸性碱中毒时，$PaCO_2$ 降低，pH 升高，AB 继发性轻度降低，SB、BB 和 BE 维持正常，AB ＜ SB。

慢性呼吸性碱中毒时，$PaCO_2$ 降低，pH 在正常范围上限（代偿）或升高（失代偿），AB、SB、BB 继发性降低，BE 负值增大，AB ＜ SB。

**4．对机体的影响**

（1）中枢神经系统功能改变：由于 $CO_2$ 极易跨过血 - 脑屏障，呼吸性碱中毒比代谢性碱中毒更易出现中枢神经系统功能障碍，表现为烦躁不安、意识障碍等，其机制除碱中毒对脑功能的损伤外，还与脑血流量减少有关，因为低碳酸血症可引起脑血管收缩。

（2）低钙血症：与代谢性碱中毒类似，呼吸性碱中毒可导致低钙血症，神经 - 肌肉兴奋性增高，表现为腱反射亢进，面部和肢体肌肉抽动、手足搐搦、惊厥等症状。

（3）低钾血症：呼吸性碱中毒时也可因细胞内外离子交换和肾排钾增加而发生低钾血症。

**5．防治的病理生理基础**

（1）防治原发病。

（2）对急性呼吸性碱中毒可吸入含 $5\%CO_2$ 的混合气体或嘱患者反复屏气，或用塑料袋套于患者的口鼻上使其反复吸回呼出的 $CO_2$ 以维持血浆 $H_2CO_3$ 浓度，症状即可迅速得到控制。

（3）纠正低血钙：有手足搐搦者可静脉注射葡萄糖酸钙进行治疗。

## 五、混合型酸碱平衡紊乱

混合型碱平衡紊乱是指同一患者有两种或两种以上单纯型酸碱平衡紊乱同时存在。由于血气分析在临床的广泛应用，并有明确的代谢因素指标和呼吸因素指标，因此可以发现有些患者不是单一的原发性酸碱失衡，存在两种以上混合型酸碱失衡。混合型酸碱平衡紊乱可分为双重酸碱失衡（dual acid-base disorders）和三重酸碱失衡（triple acid-base disorders）。

### （一）双重酸碱平衡紊乱

4种单纯型酸碱平衡紊乱可排列组合成多种双重酸碱平衡紊乱，但由于$PaCO_2$不能同时升高或降低，故呼吸性酸中毒不可能与呼吸性碱中毒混合存在，因此，如图4-15所示，有5种双重酸碱平衡紊乱存在。双重酸碱平衡紊乱又分为酸碱一致型和酸碱混合型两大类。

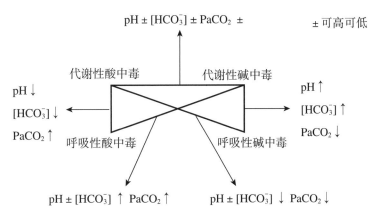

图4-15　双重性酸碱平衡紊乱的血气分析特点

**1. 酸碱一致型酸碱平衡紊乱**　通常将两种酸中毒或两种碱中毒合并存在，使pH向同一方向移动的情况称为酸碱一致型或相加型酸碱平衡紊乱。如呼吸性酸中毒合并代谢性酸中毒、呼吸性碱中毒合并代谢性碱中毒。

**2. 酸碱混合型酸碱平衡紊乱**　如果是一种酸中毒与一种碱中毒合并存在，使pH向相反方向移动时，称为酸碱混合型或相消型酸碱平衡紊乱。如呼吸性酸中毒合并代谢性碱中毒、代谢性酸中毒合并呼吸性碱中毒、代谢性酸中毒合并代谢性碱中毒。

### （二）三重酸碱平衡紊乱

由于同一患者不可能同时存在呼吸性酸中毒和呼吸性碱中毒，因此三重酸碱平衡紊乱只存在两种类型，即呼吸性酸中毒合并AG增高型代谢性酸中毒和代谢性碱中毒、呼吸性碱中毒合并AG增高型代谢性酸中毒和代谢性碱中毒。三重混合型酸碱失衡比较复杂，必须在充分了解原发病情的基础上，结合实验室检查进行综合分析后才能得出正确结论。

## 六、判断酸碱平衡紊乱的方法及其病理生理基础

酸碱平衡紊乱的判断依赖患者的病史、临床表现、动脉血气分析和血清电解质检查结果、计算AG值和代偿范围，基本分析步骤如下。

1. 根据 pH 的变化，判断酸碱平衡紊乱的性质。凡 pH < 7.35 为酸中毒，凡 pH > 7.45 为碱中毒。如果 pH 在正常范围内，不能排除酸碱平衡紊乱的可能，需看 $H_2CO_3$ 和 $PaCO_2$。

2. 根据病史和原发性紊乱，判断是呼吸性还是代谢性酸碱平衡紊乱。

3. 根据代偿情况，判断为单纯型酸碱平衡紊乱还是混合型酸碱平衡紊乱。$PaCO_2$ 与 $HCO_3^-$ 变化方向相反者为酸碱一致型混合型酸碱平衡紊乱；$PaCO_2$ 与 $HCO_3^-$ 变化方向一致者可能为酸碱混合型酸碱平衡紊乱或某种单纯型酸碱平衡紊乱。单纯型酸碱平衡紊乱时，代偿调节引起的继发性的变化与原发性的变化同向，但有一定限度，由原发性指标实测值可以预算出继发性指标的最大变化幅度。表 4-3 是常用单纯型酸碱平衡紊乱的预计代偿公式，如果实测值超过了预计值则为混合型酸碱平衡紊乱。

表 4-3 常用单纯型酸碱失衡的预计代偿公式

| 原发性失衡 | 原发性变化 | 继发性代偿 | 预计代偿公式 | 代偿时限 | 代偿极限 |
| --- | --- | --- | --- | --- | --- |
| 代谢性酸中毒 | $[HCO_3^-]\Downarrow$ | $PaCO_2\downarrow$ | $\Delta PaCO_2\downarrow=1.2\times\Delta[HCO_3^-]\pm2$ | 12～24 小时 | 10 mmHg |
| 代谢性碱中毒 | $[HCO_3^-]\Uparrow$ | $PaCO_2\uparrow$ | $\Delta PaCO_2\uparrow=0.7\times\Delta[HCO_3^-]\pm5$ | 12～24 小时 | 55 mmHg |
| 呼吸性酸中毒 | $PaCO_2\Uparrow$ | $[HCO_3^-]\uparrow$ | | | |
| 急性 | | | $\Delta[HCO_3^-]\uparrow=0.1\times\Delta PaCO_2\pm1.5$ | 几分钟 | 30 mmol/L |
| 慢性 | | | $\Delta[HCO_3^-]\uparrow=0.4\times\Delta PaCO_2\pm3$ | 3～5 天 | 42～45 mmol/L |
| 呼吸性碱中毒 | $PaCO_2\Downarrow$ | $[HCO_3^-]\downarrow$ | | | |
| 急性 | | | $\Delta[HCO_3^-]=0.2\times\Delta PaCO_2\pm2.5$ | 几分钟 | 18 mmol/L |
| 慢性 | | | $\Delta[HCO_3^-]=0.5\times\Delta PaCO_2\pm2.5$ | 3～5 天 | 12～15 mmol/L |

注：（1）有"Δ"为变化值，无"Δ"表示绝对值。
（2）代偿极限：指单纯型酸碱失衡代偿所能达到的最小值或最大值。
（3）代偿时限：指体内达到最大代偿反应所需的时间。

4. 根据 AG 值判断代谢性酸中毒的类型及潜在的混合型酸碱平衡紊乱。AG 值可用来区分代谢性酸中毒类型，从而有助于寻找引发代谢性酸中毒的原因。此外，AG 值也是判断混合型酸碱平衡紊乱的重要指标。在病情较为复杂的患者，计算 AG 值能将潜在的代谢性酸中毒显露出来。当单纯型高 AG 型代谢性酸中毒时，AG 的升高数恰好等于 $HCO_3^-$ 的下降值，$\Delta AG=\Delta[HCO_3^-]$，因此，当 $\Delta AG>\Delta[HCO_3^-]$ 时，提示可能有代谢性碱中毒的存在。

（李晓波）

# 第三节　肾功能不全

## 案例 4-3

周某，男性，42 岁。患者 1 周前生吃鱼胆后，呕吐、腹泻，当地以"急性肠胃炎"治疗。由于进行性少尿 5 天、无尿 2 天及烦躁、谵语 1 天入院。体格检查：T 36.5 ℃，HR 110 次/分，BP 120/70 mmHg（16/9.3 kPa），R 20 次/分，神情呆滞，急性病容，颜面部轻度水肿，心、肺、腹部无异常。实验室检查：尿素氮 17.89 mmol/L，钾 8.6 mmol/L（正常值：3.5～5.1 mmol/L），心电图呈高钾血症表现。同位素肾图检查显示双肾功能严重损害，超声示双肾轻度积液。入院后按急性肾衰竭抢救（包括血液透析 6 次），住院 33 天治愈出院。

**问题：**

1. 按照病程时间长短分类，患者属于哪种肾衰竭？按照发病环节，患者属于哪种肾衰竭？其病因是什么？

2. 急性肾衰竭引起高钾血症的原因是什么？

---

肾是人体的主要排泄器官，通过泌尿，排出一定量的水、电解质和代谢废物，在维持机体内环境稳态中起着决定性的作用。肾还具有内分泌功能，能够分泌肾素、促红细胞生成素、前列腺素，产生 1α- 羟化酶活化维生素 $D_3$，并能灭活胃泌素及甲状旁腺激素等。肾也参与某些物质的代谢过程，例如：谷氨酰胺脱氨和糖异生。

当各种病因引起肾功能严重损伤时，机体出现水、电解质和酸碱平衡紊乱，多种代谢产物、药物及毒物在体内潴留，以及肾内分泌功能障碍，从而出现一系列的症状与体征，这种临床综合征称为肾功能不全（renal insufficiency）。肾衰竭（renal failure）是肾功能不全的晚期阶段。两者只是程度上的差别，没有本质上的区别。

根据病因及发病的急缓，可将其分为急性肾衰竭（acute renal failure，ARF）和慢性肾衰竭（chronic renal failure，CRF），急性、慢性肾衰竭发展到严重阶段，都可出现尿毒症（uremia）。尿毒症是肾功能不全的终末阶段。

## 一、急性肾衰竭

急性肾衰竭（ARF）是指各种原因在短时间内引起双侧肾泌尿功能急剧降低，使机体内环境发生严重紊乱的病理过程，临床表现为水中毒、氮质血症、高钾血症和代谢性酸中毒等。急性肾衰竭病情凶险，临床较常见，但若及时诊治，预后较好。根据患者尿量减少与否，急性肾衰竭可分为：少尿型（成人每日尿量少于 400 ml）和非少尿型（成人每日尿量大于 400 ml）两种类型。

### （一）急性肾衰竭的病因与分类

急性肾衰竭的原因多样，按照发病环节可将急性肾衰竭分为肾前性（prerenal）、肾性（intrarenal）和肾后性（postrenal）三大类，但又相继出现。

**1. 肾前性急性肾衰竭** 是指肾血液灌流量急剧减少导致的急性肾衰竭。有效循环血量减少是引起肾前性 ARF 的关键因素。各种原因如失血、失液、感染、急性心力衰竭、严重过敏反应等引起的休克或发生肝肾综合征时，都可导致肾血流量急剧减少，GFR 明显降低。GFR 明显降低是肾前性急性肾衰竭泌尿功能急剧降低的主要机制。由于肾前性肾衰竭时，肾实质尚无明显器质性病变时，及时恢复肾血流，则肾功能可迅速恢复而无后遗症发生，故又称之为功能性急性肾衰竭。如果肾血流持续降低而未及时纠正，将引起肾小管缺血、坏死，使肾前性（功能性）急性肾衰竭发展为肾性（器质性）急性肾衰竭。

**2. 肾性急性肾衰竭** 由肾实质病变引起，故又称为器质性急性肾衰竭。引起肾实质病变的原因多见于以下四类。

（1）急性肾小管坏死：是临床上最常见、最重要的一种肾性急性肾衰竭类型。引起急性肾小管坏死（acute tubular necrosis，ATN）的原因为：①急性肾中毒，各种毒物如重金属（砷、汞、铅）、有机毒物（甲醇、四氯化碳）、药物和生物毒素（蛇毒、生鱼胆）等中毒时，由于肾血流量大，具有浓缩尿液的能力，因此，当各种毒物经血液进入肾时，其浓度在肾组织（尤其是小管内及小管周围）大大增高。同时，肾小管上皮细胞经常处于高代谢活动状态，当肾小管细胞接触毒物的浓度过高时，肾毒物对肾小管的损伤作用就特别严重。②急性持续性肾缺血，其原因同肾前性急性肾衰竭。同样，急性肾缺血，若时间较短，可引起功能性急性肾衰竭；若持续时间较长，则导致急性肾小管坏死，引起器质性急性肾衰竭。功能性和器质性急性肾衰竭有本质上的差别，治疗原则也截然不同。

（2）急性肾小球肾炎：由肾组织的免疫损伤引起。

（3）急性间质性肾炎：由过敏性（主要为药物）或感染性（细菌、病毒等）原因等引起。

（4）急性肾血管疾病：见于血管炎、恶性小动脉性肾硬化症等。

**3. 肾后性急性肾衰竭**　是指由双侧性尿路梗阻引起的 ARF。如：尿路结石、肿瘤、前列腺疾患等。若及时作出诊断，解除梗阻，肾功能可迅速恢复正常。

## （二）急性肾衰竭的发病机制

不同病因引起的肾损伤，其始动机制和持续发展的因素不同。虽然，有些肾损伤以肾小球功能障碍为主，如急性肾小球肾炎；有些则以肾小管功能障碍为主，如急性肾小管坏死等，但急性肾衰竭发病机制的中心环节是肾小球滤过率的降低。各种肾细胞的损伤是肾小球滤过率下降的病理生理学基础。现以肾缺血、肾毒物等引起的肾性急性肾衰竭为例，分析其发病机制。

**1. 肾血流量减少**

（1）肾灌注压下降：如果急性肾小管坏死是由全身有效循环血量降低引起的，那么动脉血压一旦低于 80 mmHg（10.64 kPa），如达到 50 ～ 70 mmHg（6.7 ～ 9.3 kPa），则肾血流因失去自身调节作用而明显减少，肾小球滤过率降低。

（2）肾血管收缩：休克、创伤或肾中毒可引起交感 - 肾上腺髓质系统兴奋，儿茶酚胺增多；肾缺血使肾素 - 血管紧张素系统激活，血管紧张素 II（Ang II）增多；肾损伤使前列腺素产生减少。以上均可引起肾血管收缩，肾血流减少，肾小球毛细血管动脉端灌注压降低，肾小球滤过率降低。肾血管收缩是急性肾衰竭早期尿量迅速减少的主要机制。

（3）肾血管内凝血：多见于败血症、休克、产后出血和严重烧伤等原因引起肾内弥散性血管内凝血（disseminated intravascular coagulation，DIC），从而堵塞血管使肾小球滤过率降低和急性肾小管坏死发生。

（4）肾缺血 - 再灌注损伤：肾缺血一定时间再灌注后，可产生大量的氧自由基，损伤血管内皮细胞，引起肾微血管的阻塞，导致肾血液灌注进一步降低和肾小球滤过率降低。

**2. 肾小管损伤**

（1）肾小管阻塞：坏死脱落的肾小管上皮细胞、溶血性疾病产生的血红蛋白、横纹肌溶解症释放的肌红蛋白等阻塞肾小管。肾小管阻塞使原尿流出受阻，阻塞上方肾小管内压力升高，继而使肾小囊内压升高，肾小球有效滤过压降低，肾小球滤过率降低，出现少尿或无尿。肾小管阻塞可能是导致肾小球滤过率下降的重要因素（图 4-16）。

（2）原尿回漏：肾小管上皮细胞坏死脱落，基底膜断裂，原尿经断裂的基底膜回漏到肾间质，除直接造成尿量减少外，还可使间质发生水肿，压迫肾单位，加重肾缺血和肾小管阻塞，使肾小球滤过率进一步降低（图 4-17）。

**3. 肾细胞损伤**　急性肾小管坏死是以肾小管细胞损伤为主的病理过程。近年研究表明，其他细胞（内皮细胞、系膜细胞等）受损也参与其发病。目前认为，各种细胞受损而出现的代谢、功能及形态结构紊乱是肾小球滤过率持续下降和内环境紊乱的基本机制。

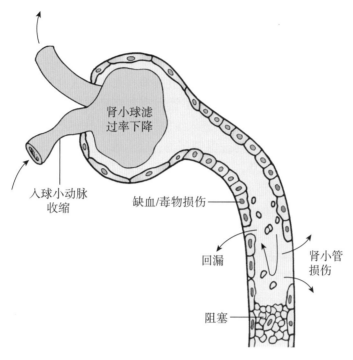

图 4-16　肾小管阻塞学说

## （三）急性肾衰竭的主要功能代谢变化和临床表现

急性肾衰竭根据发病时尿量减少的程度分为少尿型和非少尿型两型。

**1. 少尿型急性肾衰竭**（oliguric acute renal failure）分三期，即少尿期、多尿期和恢复期。

（1）少尿期：肾严重损害后可于短期内出现少尿，为 1 ~ 2 周。此期是病情最危重阶段，持续时间愈久，预后愈差。少尿期的特点和对机体的影响主要表现为泌尿功能异常导致的机体内环境严重紊乱。

1）尿液变化：①少尿、无尿。少尿是指尿量 < 400 ml/24 h 或 < 17 ml/h，无尿是指尿量 < 100 ml/24 h。②尿钠增高，尿比重降低。尿钠含量 > 40 mmol/L，尿比重常固定于 1.010 ~ 1.020，这是由于肾小管上皮细胞对钠的重吸收功能障碍及肾对尿液的浓缩稀释功能减退所致。③蛋白尿、血尿、管型尿。急性肾小管坏死时，由于肾小球滤过功能障碍和肾小管受损，尿液中可出现蛋白

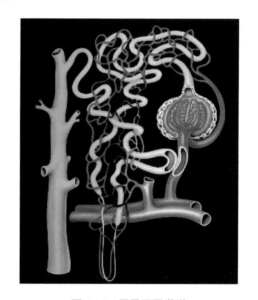

图 4-17　原尿回漏学说

质、红细胞、白细胞，尿沉渣镜检可见到透明、颗粒和细胞管型。功能性肾衰竭也可以出现少尿期，但是与 ATN 有本质上的区别，故两者尿液性质的改变有明显差异。

2）氮质血症（azotemia）：是指肾衰竭时因肾小球滤过率降低，引起代谢产物如尿素、尿酸、肌酐等在体内蓄积，使血液非蛋白氮（nonprotein nitrogen，NPN）增高（> 40 mg/dl），导致机体各系统脏器出现功能障碍和不同程度中毒症状的临床综合征。临床上以测定血浆与尿中肌酐含量，计算内生肌酐清除率（尿肌酐浓度 × 每分钟尿量 / 血肌酐浓度）、血浆尿素氮（BUN）浓度及血浆尿酸了解肾滤过功能和氮质血症发生的情况。

3）水中毒：此期肾排水功能严重障碍，一旦水摄入稍多，易造成稀释性低钠血症，大量水

分进入细胞内，引起脑水肿、肺水肿和心力衰竭。因此对少尿期 ARF 患者，应严密观察和记录出入水量，严格控制补液速度和补液量。

4）代谢性酸中毒：主要由肾小球滤过率降低、肾小管排酸保碱作用减退、体内分解代谢加强，酸性代谢产物（硫酸、磷酸和氧化不全的有机酸等）在体内蓄积等原因引起。

5）高钾血症：主要原因有尿量减少和肾小管损害使钾随尿排出减少；组织破坏，释放大量钾至细胞外液；酸中毒时，$H^+$ 从细胞外液进入细胞，而 $K^+$ 则从细胞内溢出至细胞外液；如果再加上摄入含钾量高的饮食，或服用含钾或保钾药物、输入库存血液，则更易发生高钾血症。高钾血症可引起心脏传导阻滞和心律失常，严重时可导致心室纤维颤动或心脏停搏。高钾血症是威胁 ARF 患者生命的严重并发症，常是 ARF 患者少尿期第 1 周内引起死亡的最常见原因，与水中毒及代谢性酸中毒共同构成 ARF 时的死亡三角。

在少尿期，如果诊治及时，患者尿量逐渐增多，病情趋于好转，则进入多尿期；若患者出现持续少尿、无尿，则预后极差，甚至因发生尿毒症致死。

（2）多尿期：经过少尿期后，当每日尿量大于 400 ml，患者即已进入多尿期。进行性尿量增多是肾功能开始恢复的一个标志。此期尿量迅速增多，有的患者每天尿量可达 4～6 L 或更多。

出现多尿的机制是：在肾功能逐渐恢复、肾小球滤过率增高的同时，肾小管上皮细胞重吸收钠、水的功能却尚未恢复，原尿不能充分浓缩；少尿期潴留的大量尿素等代谢产物使原尿渗透压增高，产生渗透性利尿；肾间质水肿消退以及肾小管阻塞解除使尿路变得通畅。

多尿期早期，由于肾功能尚未彻底恢复，故肾小球滤过率仍较正常为低，使机体排出代谢产物的能力仍显不足，氮质血症、高钾血症和酸中毒并不能被纠正。多尿期经过一定时间（1 周左右）可度过氮质血症期。后期，由于尿量过多常使患者发生水、电解质代谢紊乱，因此，对这些患者需要控制好水的出入量，严密注意血液电解质含量，防止脱水、低钾血症和低钠血症的发生。

（3）恢复期：此期需 3 个月至半年，有时可达 1 年或更长时间。患者自我感觉好转，逐步能自理生活和进行劳动。尿量逐渐恢复正常，血尿素氮和肌酐也接近正常。肾功能恢复的快慢及程度，与原来病损严重程度，患者的年龄和体质，恢复期中有无其他并发症如感染（尤其尿路感染）等有关。一般来讲，多数 ARF 患者经过一定时间的恢复过程可达到痊愈；某些患者可存在高血压等后遗症；少数患者由于原发病呈慢性迁延过程，发生慢性肾衰竭。

**2. 非少尿型急性肾衰竭（nonoliguric acute renal failure）**　近年来，非少尿型 ARF 的发病有逐渐增多的趋势。此类患者的尿量与正常时相比，可无十分明显的降低，常在 400～1000 ml/d。尿渗透压和尿比重较低，尿钠含量明显高于正常，但较少尿型者低，尿沉渣镜检中细胞和管型较少。非少尿型急性肾衰竭时肾小球滤过率也降低，以致不能充分排出代谢废物而出现内环境紊乱，患者有进行性的氮质血症和代谢性酸中毒，部分患者有高钾血症。非少尿型 ARF 不及时治疗，则会转化为少尿型 ARF。

非少尿型 ARF 的发病机制和特点为：①不同肾单位受损程度不一，少部分肾单位的血流量和小球滤过功能存在，肾小球滤过率下降不如少尿型严重；②肾浓缩功能障碍远较肾小球滤过功能降低为重；③肾髓质形成高渗状态的能力降低，使尿液浓缩功能下降。

### （四）急性肾衰竭的防治措施

急性肾衰竭的防治措施为：①卧床休息。②治疗原发疾病，例如尽快纠正血容量不足、抗休克、清除损伤肾的毒性物质等。③鉴别功能性肾衰竭和器质性肾衰竭，以采取不同的补液治疗措施。④在保证一定热卡的基础上应注意限制蛋白质饮食，可减轻氮质血症。⑤使用甘露醇和利尿剂，减少原尿超滤液在肾小管的重吸收，有助于肾小管的再通。⑥维持水、电解质、酸碱平衡，以量出而入为原则，控制高血钾，积极治疗代谢性酸中毒。⑦透析治疗，包括血液透析和腹膜透析，可有效清除体内的代谢产物，维持水、电解质和酸碱平衡。透析治疗的开展使急性肾衰竭的预后得到很大的改善。早做、多做透析能减少并发症，尽快恢复肾功能。

# 二、慢性肾衰竭

慢性肾衰竭（CRF）是由于各种原因引起肾单位进行性、不可逆性破坏，以致残存的有功能肾单位不能充分排出代谢废物和维持内环境恒定，导致水、电解质和酸碱平衡的紊乱，代谢产物在体内积聚，以及肾内分泌功能障碍，并伴有一系列临床症状的病理过程。

因为肾组织的破坏是逐渐发生的，而且肾又有较强的代偿能力，故慢性肾衰竭常是缓慢发展，病程迁延数月、数年以至更长的时间，最后因并发尿毒症而死亡。

## （一）慢性肾衰竭的病因和发病机制

**1. 病因**　凡是能造成肾实质慢性进行性破坏的疾患均可引起慢性肾衰竭。包括原发性和继发性肾病两类。引起慢性肾衰竭的原发性肾病包括慢性肾小球肾炎、肾小动脉硬化症、慢性肾盂肾炎、肾结核等。继发于全身性疾病的肾损害主要包括糖尿病肾病、高血压性肾损害、过敏性紫癜肾炎、狼疮性肾炎等。以往的研究认为，慢性肾小球肾炎是慢性肾衰竭最常见的原因，而近年的资料表明糖尿病肾病和高血压性肾损害所致的慢性肾衰竭逐年增多。

**2. 发病机制**　慢性肾衰竭进行性恶化的机制尚未完全明了，对于其发病机制一般有以下几种学说。

（1）健存肾单位（intact nephron）学说：慢性肾病导致相当数量的肾单位破坏，残余健存肾单位（轻度受损或正常的肾单位）发生代偿性肥大，肾小球滤过功能和肾小管重吸收分泌功能增强，以进行代偿；但随着疾病的进展，健存肾单位越来越少，最终不能达到排出代谢废物和维持内环境恒定的最低要求时，就出现慢性肾衰竭的临床表现。

（2）矫枉失衡学说（trade-off hypothesis）：矫枉失衡学说是指矫正过度而失去平衡，通常指机体对肾小球滤过率降低进行代偿时，因代偿不全，引起包括内分泌功能紊乱在内的机体内环境新的紊乱状况，发生新的病理生理过程。例如，肾小球滤过率降低使肾排磷减少，出现高磷血症并进而引起血钙减低，机体通过分泌甲状旁腺激素（parathyroid hormone，parathormone，PTH）抑制近端小管对磷的重吸收，促进磷的排出，这样可使血磷在相当长的时间内维持正常。随着健存肾单位进行性地减少，肾小球滤过率越来越低，甲状旁腺激素的分泌也越来越多，最终引起甲状旁腺功能亢进。而甲状旁腺激素的降血磷作用是依赖肾单位增加排磷实现的，慢性肾衰竭晚期，由于健存肾单位数量太少，高水平的甲状旁腺激素仍不足以维持磷的充分排出，血磷遂显著增高，持续增多的甲状旁腺激素导致肾性骨营养不良发生。

（3）肾小球过度滤过学说：慢性肾衰竭时，除了原发疾病的损伤外，健存肾单位负荷过重、代偿性的过度滤过（肾小球高灌注、高压力、高滤过）引起肾小球硬化，是肾单位进一步减少最终发展至尿毒症的重要原因。

（4）肾小管 - 间质损害学说：约 20% 的慢性肾衰竭系由肾小管间质疾病所致，其主要病理变化为肾小管肥大或萎缩、间质炎症与纤维化，肾小管管腔内细胞显著增生、堆积，堵塞管腔。

## （二）慢性肾衰竭的发展过程和分期

最新的慢性肾病（CKD）的临床分期是以肾小球滤过率水平为分期依据的。慢性肾病进展到3 期以后患者将逐步出现肾功能不全或肾衰竭的临床表现，因此，慢性肾衰竭的病程呈现为缓慢进行性加重的发展过程。

**1. 肾损伤伴肾小球滤过率正常或上升**　虽然多种病因作用于肾，肾可有血（或尿）成分异常，但由于肾具有强大的代偿适应能力，使 GFR > 90 ml/(min·1.73 m²)，故可在相当长的时间内维持肾功能于临界水平，使肾的排泄与调节水、电解质及酸碱平衡的功能维持正常，保持内环境相对稳定而不出现肾功能不全的征象。

2. 肾损伤伴 GFR 轻度下降　肾单位减少，GFR 处于 60 ~ 89 ml/(min·1.73 m²) 时，肾仍能保持良好的排泄和调节功能，肾有血（或尿）成分异常，无明显临床症状，但肾单位不能耐受额外的负担。一旦发生感染、创伤、失血及滥用肾血管收缩药等导致组织蛋白分解加强而加重肾负担或减少肾血流量等，均可诱发 GFR 的进一步降低，从而出现内环境紊乱。

3. 肾功能不全、GFR 中度下降　GFR 处于 30 ~ 59 ml/(min·1.73 m²) 时，肾排泄和调节功能下降，患者即使在正常饮食条件下，也可出现轻度的氮质血症和代谢性酸中毒。肾浓缩功能减退，可有夜尿和多尿。另外还可出现轻度贫血、乏力和食欲缺乏等肾功能不全的临床症状。

4. 肾衰竭、GFR 严重下降　GFR 下降至 15 ~ 29 ml/(min·1.73 m²) 时，患者出现明显的氮质血症、代谢性酸中毒、高磷血症和低钙血症、高氯及低钠血症，亦可有轻度高钾血症，夜尿多，并出现严重贫血等肾衰竭的临床症状，以及尿毒症部分中毒症状如恶心、呕吐和腹泻等。

5. 肾衰竭、终末期肾病（ESRD）　GFR < 15 ml/(min·1.73 m²)，大量毒性物质在体内积聚，出现全身性严重中毒症状，并出现继发性甲状旁腺功能亢进症，有明显水、电解质和酸碱平衡紊乱，常发生肾毒性脑病、多器官功能障碍和物质代谢紊乱，需进行肾替代治疗。

### （三）慢性肾衰竭时机体的主要功能代谢变化

**1. 泌尿功能障碍**

（1）尿量的变化：慢性肾衰竭时，患者排尿的变化特点是由夜尿、多尿发展为少尿。夜尿指夜间尿量增多，接近甚至超过白天的尿量（正常人每天尿量约为 1500 ml，夜间尿量占 1/3 左右，并常少于 300 ml）。多尿指成人每天尿量超过 2000 ml。夜尿和多尿是慢性肾衰竭早期、中期的主要临床症状。CRF 患者发生多尿的机制主要是由尿液未经浓缩或浓缩不足所致，包括①原尿流速增快：肾血流集中在健存肾单位，使其 GFR 增高，原尿生成增多，流经肾小管时流速增快，与肾小管接触时间过短，肾小管来不及充分重吸收，导致尿量增多；②渗透性利尿：健存肾单位滤出的原尿中溶质（如尿素等）含量代偿性增高，产生渗透性利尿；③尿液浓缩功能障碍：肾小管髓样血管少，较易受损，从而使 Cl⁻ 主动重吸收减少，导致髓质高渗境形成障碍，使尿液浓缩功能降低，尿量增多。慢性肾衰竭晚期出现少尿，是由于大量肾单位破坏，残存能起代偿作用的肾单位过少，使 GFR 明显降低引起。

（2）尿渗透压的变化：慢性肾衰竭早期因肾小管浓缩功能降低，尿液呈低渗尿、尿比重降低 [尿渗透压 < 750 mOsm/(kg·H₂O)，尿比重 < 1.020]；晚期肾小管浓缩和稀释功能均降低，尿液呈等渗尿 [尿渗透压固定于 300 mOsm/(kg·H₂O) 左右，尿比重固定于 1.008 ~ 1.012]。

（3）尿成分的变化：由于肾小球滤过膜和肾小管损伤，使得蛋白质滤过增多而重吸收减少，可引起蛋白尿。肾小球损伤严重者，尿中还可出现红细胞、白细胞等，因而可出现血尿和脓尿。以上成分在肾小管中可形成各种管型，随尿排出。

**2. 氮质血症**　慢性肾衰竭时，主要是因为 GFR 降低和排泄障碍所致的潴留性氮质血症。内生肌酐清除率是检测肾功能变化较有意义的指标。血浆尿素氮在 GFR 降低至一定程度（如正常的 40%）时，已有所增高，但与正常值区分不明显；在肾衰竭期，血浆尿素氮可显著增高。血浆尿素氮测定值可受到蛋白质摄入增多或因感染、糖皮质激素的使用、胃肠出血等体内蛋白质分解增强的影响。血浆肌酐含量与蛋白质摄入量无关，主要与肌肉中磷酸肌酸分解产生的肌酐量和肾排泄肌酐的功能有关。正常成人血肌酐值为 44 ~ 133 μmol/L，当血肌酐值 > 133 μmol/L 时，表明肾进入失代偿期。血肌酐含量改变在 CRF 早期不明显，只是在晚期才明显升高。临床上常同时测定血浆肌酐浓度和尿肌酐排泄率，根据计算的内生肌酐清除率（尿中肌酐浓度 × 每分钟尿量/

血浆肌酐浓度）反映 GFR。内生肌酐清除率和肾的结构改变，如纤维性变、功能肾单位数减少等也有很大关系。因此，内生肌酐清除率与 GFR 的变化呈平行关系，可反映仍具有功能的肾单位数目。但是，临床实际检测内生肌酐清除率重复性不佳。临床科研工作常采用菊粉清除率等评估 GFR。血浆尿酸在慢性肾衰竭时增高不比血浆尿素氮或血浆肌酐增高明显，因为尿酸可由远曲小管分泌或经肠道分解清除。

**3. 水、电解质和酸碱平衡紊乱**

（1）水代谢：表现为肾对水负荷变化的调节适应能力减退。当摄水稍多时，易发生水潴留、水肿甚至心力衰竭；摄水过少，或伴有呕吐引起失水时，易发生脱水。

（2）钠代谢：长时间限制钠盐或应用排钠利尿剂，或因水负荷过度发生水中毒时，可产生低钠血症；当钠盐摄入过多则加重钠、水潴留和高血压，甚至发生心力衰竭。

（3）钾代谢：慢性肾衰竭早期残存肾单位的远曲肾小管和肠道排钾增多，虽有 GFR 降低，血钾可正常；慢性肾衰竭晚期，GFR 极度下降、肾小管泌钾功能障碍、组织分解加强和酸中毒等因素均可促进高钾血症的发生。

（4）镁代谢：少尿者常发生高镁血症，可使神经 - 肌肉兴奋性降低。

（5）钙和磷代谢：慢性肾衰竭时可发生高血磷和低血钙。高血磷的发生与 GFR 明显下降有关，早期机体通过代偿可使血磷维持正常水平。当 GFR 极度下降（< 30 ml/min）时，继发性增多的甲状旁腺激素也无法使磷充分排出，血磷水平明显升高。低血钙除与高血磷发生有关外，还与 1,25 $(OH)_2D_3$ 减少使肠道钙吸收不良有关。低钙血症的原因包括：①为维持血液中钙磷乘积不变，在慢性肾衰竭出现高磷血症时，必然会导致血钙浓度降低；②血磷升高时，肠道磷酸根分泌增多，磷酸根可在肠内与食物中的钙结合形成难溶解的磷酸钙，从而妨碍肠钙的吸收；③肾毒物损伤肠道，影响肠道钙磷吸收；④由于肾实质破坏，1,25 $(OH)_2D_3$ 生成不足，肠钙吸收减少。

（6）代谢性酸中毒：GFR 降低使酸性代谢产物滤过减少，肾小管上皮细胞泌 $H^+$、泌 $NH_3$ 与重吸收 $NaHCO_3$ 的功能降低，以及机体分解代谢增强使酸性代谢产物生成增多，是慢性肾衰竭时发生代谢性酸中毒的主要机制。

**4. 肾性高血压**（renal hypertension） 慢性肾衰竭时引起肾性高血压的主要原因和机制是钠、水潴留和缩血管物质血管紧张素Ⅱ增多，以及扩血管物质如前列环素（$PGI_2$）、前列腺素 $E_2$（$PGE_2$）减少引起的血管收缩（图 4-18）。高血压可引起左心肥大、心力衰竭以及加重肾损害。心力衰竭是慢性肾衰竭患者的常见死因之一。

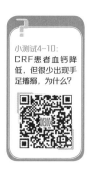

小测试4-10：
CRF患者血钙降低，但很少出现手足搐搦，为什么？

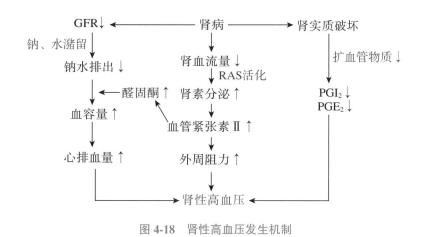

图 4-18 肾性高血压发生机制

**5. 肾性贫血** 慢性肾衰竭病患者，97% 伴有贫血，称为肾性贫血（renal anemia）。其主要原因是肾产生促红细胞生成素（EPO）减少，使骨髓红细胞生成减少；另外，还与体内蓄积的毒性物质抑制骨髓造血功能、毒性物质使红细胞破坏增加、出血及铁的摄入减少等因素有关。

**6．出血倾向**　慢性肾衰竭患者常有出血倾向，如皮下瘀斑、鼻出血和消化道出血等。这主要是由体内蓄积的毒性物质抑制血小板功能所致。

**7．肾性骨营养不良**（renal osteodystrophy）　慢性肾衰竭时，由于钙磷代谢障碍、继发性甲状旁腺功能亢进、维生素 $D_3$ 活化障碍和酸中毒引起的骨病，称为肾性骨营养不良。包括儿童佝偻病和成人骨质软化、纤维性骨炎、骨质疏松和骨硬化等。其发生机制如下（图 4-19）。

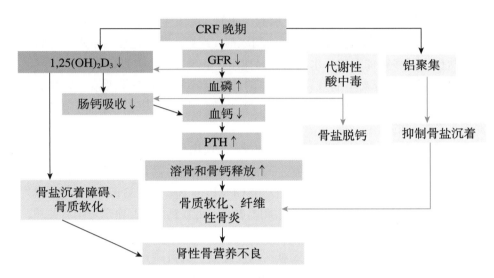

图 4-19　肾性骨营养不良发生机制

（1）钙磷代谢障碍和继发性甲状旁腺功能亢进：CRF 患者由于高血磷及低血钙，可刺激甲状旁腺引起继发性甲状旁腺功能亢进、分泌大量 PTH，使骨质生成与改建活动加强，导致骨质疏松和硬化。因此亦常将 PTH 所致的肾性骨营养不良称为高代谢性骨病（high turnover bone disease）。

（2）维生素 D 代谢障碍：1,25 $(OH)_2D_3$ 具有促进骨盐沉着及肠吸收钙的作用。在 CRF 时由于有功能的肾单位减少以及肾小管内磷浓度增加而使 1,25 $(OH)_2D_3$ 生成减少，导致骨盐沉积障碍而引起骨软化症；同时，肠吸收钙减少，使血钙降低，从而导致继发性甲状旁腺功能亢进而引起纤维性骨炎。

（3）酸中毒：CRF 时，多伴有长时间持续的代谢性酸中毒，可通过以下机制促进肾性骨营养不良的发生：①由于体液中 $H^+$ 持续升高，导致动员骨盐来缓冲，促进骨盐溶解；②酸中毒干扰 1,25 $(OH)_2D_3$ 的合成；③酸中毒干扰肠吸收钙。

（4）铝中毒：CRF 时，肾排铝功能减弱，服用铝剂时，铝被吸收并在体内潴留，发生铝中毒。铝可直接抑制骨盐沉着和抑制 PTH 分泌干扰骨质形成过程，导致骨软化，因此也有人将铝中毒所致的骨病称为低代谢性骨病（low turnover bone disease）。此外，铝在骨内沉积可抑制成骨细胞的功能，使骨质形成受阻，引起再生障碍性骨病，而 1,25 $(OH)_2D_3$ 减少也可促进铝在骨内沉积加重骨质软化。

**框 4-5　首个由中国人命名的疾病——肾性骨营养不良**

"肾性骨营养不良"这一疾病名称是在 1941 年以后才出现的，而且是由我们中国人——刘士豪和朱宪彝命名的，它是首个由中国人命名的疾病。

自 1934 年起，北京协和医院刘士豪研究组以"骨软化症的钙磷代谢"为题，对肾衰竭引起的骨病进行了深入的研究，共发表系列论文 13 篇，发表于 *Journal of Clinical*

*Investigation*、*Chinese Medical Journal* 等杂志。通过这一系列论文的工作，研究组全面开展了有关骨软化症的研究，从食物的影响因素到哺乳期维生素 D 的作用，在这一领域作出了独特的贡献。在 20 世纪 80 年代，美国著名内分泌学家 Parffit 教授称："三四十年代全世界关于钙磷代谢的研究大部分出之于北平的协和医院。"在这一时期的钙磷代谢研究中，最为突出的成就是：1942 年 4 月，*Science* 杂志刊登了刘士豪和朱宪彝共同撰写的论文，首次提出了"肾性骨营养不良"的命名，更为重要的是提出了使用二氢速固醇（双氢速甾醇）治疗有效。

"renal osteodystrophy"命名已经 82 年了，仍然被广泛应用，这一事实充分说明这一命名的合理性。在刘士豪和朱宪彝提出该命名以前，对由肾功能不全引起的骨病有至少 4 种称谓，即"肾性佝偻病""肾性侏儒""肾性幼稚症"和"肾性骨纤维囊性骨炎"。但是这 4 种命名均有其不足，而"肾性骨营养不良"却是直接而又能够把握住该类疾病本质的提法，因此被广为采纳。

### （四）尿毒症

急性肾衰竭危重期或慢性肾衰竭晚期，患者体内大量代谢产物和毒性物质蓄积，水、电解质、酸碱平衡严重紊乱，并存在明显的肾内分泌功能失调，产生一系列全身中毒症状，称为尿毒症（uremia）。尿毒症是急性或慢性肾衰竭最严重和最终末的阶段。

1. **尿毒症的发病机制**　尿毒症患者血中被发现有上百种代谢产物或毒性物质的浓度明显升高，其中部分可以引起尿毒症的某些症状。但迄今尚无一种毒素可以解释尿毒症的全部症状。目前认为，尿毒症的发生除与毒性物质蓄积有关外，还与水、电解质和酸碱平衡紊乱及某些内分泌功能障碍有关。

以下介绍几种比较公认的尿毒症毒素（uremic toxin）。

（1）甲状旁腺激素（PTH）：几乎所有尿毒症患者都有甲状旁腺功能亢进及 PTH 异常增多，PTH 能引起大部分尿毒症的症状和体征，包括肾性骨营养不良和皮肤瘙痒。目前认为，PTH 异常增多是引起尿毒症各种症状的最主要自身中毒物质原因。

PTH 与尿毒症的关系见图 4-20。

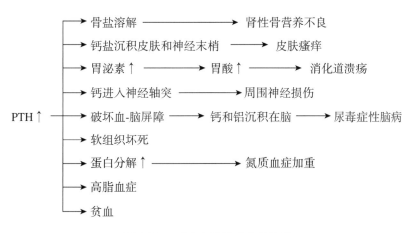

图 4-20　PTH 在尿毒症中的作用

（2）胍类化合物：是一类非蛋白含氮物质。慢性肾衰竭时，由精氨酸异常代谢而产生甲基胍和胍基琥珀酸。甲基胍是胍类中毒性最强的小分子毒素，由精氨酸的代谢产物肌酐转变而来。正常人血中含量甚微，约 80 μg/L（8 μg/dl），尿毒症时可达正常值的 80 倍以上。给动物注射大剂量甲基胍，可使动物出现呕吐、腹泻、肌痉挛、嗜睡和红细胞寿命缩短等尿毒症的表现。胍基琥珀酸由精氨酸和天门冬氨酸的转脒基及精氨酸代琥珀酸异常裂解产生，其毒性较甲基胍弱，它具有抑制血小板功能、促进溶血和引起脑损伤的作用。

（3）尿素：是体内主要的含氮代谢产物，也是引起尿毒症症状的重要物质。尿素增多可引起头痛、头晕、厌食、恶心、呕吐、糖耐量降低和出血倾向。但血中尿素浓度的升高并不与尿毒症严重程度相一致。近年来研究证实，尿素的毒性作用与其代谢产物氰酸盐有关，氰酸盐可使蛋白质氨基甲酰化，从而抑制多种酶的功能并影响细胞的正常功能。

（4）多胺：是一类小分子毒素，包括精胺、尸胺和腐胺，是 S- 腺苷蛋氨酸、赖氨酸和鸟氨酸的代谢产物。尿毒症患者血中多胺的含量可为正常人的 5 倍。可引起厌食、恶心、呕吐、蛋白尿，促进红细胞溶解，抑制 $Na^+$-$K^+$-ATP 酶活性，还可增加微血管壁通透性并促进肺水肿、腹水和脑水肿的发生。

除以上一些尿毒症毒素外，肌酐、尿酸、酚类以及中分子、大分子毒性物质对机体均有一定的毒性作用。

**2. 尿毒症对机体的影响**　发生尿毒症时，除了急性或慢性肾衰竭时泌尿功能障碍所引起的水、电解质平衡紊乱，酸碱平衡紊乱、氮质血症、贫血和高血压等症状进一步加重以外，还可出现全身各个系统的多种功能障碍和代谢紊乱。

（1）消化系统：消化系统症状是尿毒症患者最早和最突出的症状。表现为厌食、恶心、呕吐、腹泻、口腔黏膜溃疡（有尿臭味）及消化道出血等症状。其发生机制可能与过多的尿素从消化道排出有关；尿素受到唾液尿素酶和肠道细菌尿素酶的分解而形成氨，氨则可刺激消化道黏膜，造成假膜性炎和溃疡性炎。另外，肾实质破坏使胃泌素灭活减少，胃酸分泌增多，也可促进溃疡的发生。

（2）神经系统：神经系统症状是尿毒症患者的常见症状，包括中枢和周围神经系统两方面症状。①中枢神经系统：早期患者表现为疲乏、淡漠、头痛、注意力障碍、记忆力减退等；随病情进展可出现嗜睡、精神错乱、木僵和谵妄，最后出现昏迷，被称为尿毒症性脑病。部分尿毒症患者死后解剖发现脑实质充血、水肿，甚至点状出血，神经细胞变性，胶质细胞增生。发生机制与毒性物质蓄积、能量代谢障碍、$Na^+$-$K^+$-ATP 酶活性降低和脑循环障碍有关。②周围神经系统：主要表现为下肢远端麻木、刺痛和烧灼感，严重者可出现运动障碍。病理性形态变化为神经脱髓鞘和轴索变性。其原因可能是毒性物质抑制转酮醇酶的活性所致。

（3）心血管系统：约有 50% 慢性肾衰竭和尿毒症患者死于充血性心力衰竭和心律失常。其原因包括水钠潴留、高血压、贫血、酸中毒、高血钾、低血钙、高脂血症以及尿毒症性心包炎。尿毒症性心包炎的发生率为 40% ～ 50%，主要是由于尿素从心包腔中渗出，刺激心包膜所致。以前因为尿毒症性心包炎患者常于心包摩擦音出现后 5 ～ 7 天死亡，因而曾将心包摩擦音喻为"死亡钟声"；但在应用透析疗法之后，尿毒症性心包炎的预后已大大改善。

（4）呼吸系统：酸中毒使呼吸加深、加快，严重时可抑制呼吸中枢而使患者出现潮式呼吸或 Kussmaul 大呼吸。体内蓄积的毒性物质（尤其是尿素）渗出，可引起纤维素性胸膜炎和尿毒症性肺炎。心力衰竭、钠水潴留、低蛋白血症以及肺毛细血管通透性增高可引起肺水肿。

（5）皮肤改变：皮肤瘙痒是尿毒症患者的常见症状，且难以忍受。可能与继发性甲状旁腺功能亢进使钙盐沉积在皮肤和神经末梢有关，但也与其他毒性物质对皮肤感觉神经末梢的刺激有关。由于尿素随汗液排出，水分蒸发后，在汗腺开口处可见白色结晶的尿素霜。

（6）内分泌系统：除肾的内分泌功能障碍使 1,25 $(OH)_2D_3$ 减少、促红细胞生成素减少、胰岛素增多、甲状旁腺激素增多以外，尿毒症患者常有性功能障碍；表现为小儿性成熟延迟，男性阳痿、精子数减少，女性月经失调、不孕、流产等。

（7）免疫系统：尿毒症患者细胞免疫功能下降，体液免疫功能基本正常，容易并发感染（常见为肺部和尿路感染）。感染也是患者的主要死因之一。

（8）代谢障碍：①糖代谢障碍尿毒症患者有50%～70%糖耐量降低，糖耐量曲线与轻型糖尿病相似。这可能与患者血中存在胰岛素拮抗物（生长激素）和毒性物质影响糖代谢酶的活性有关。②蛋白质代谢障碍常出现负氮平衡，可造成患者消瘦、恶病质和低蛋白血症。其机制可能与患者因厌食、恶心、呕吐、腹泻使蛋白质摄入减少，毒性物质使组织蛋白分解加强，以及一定量的蛋白质随尿丢失等因素有关。③脂肪代谢障碍尿毒症患者血中三酰甘油增高，出现高脂血症。这是由于胰岛素拮抗物质使肝合成三酰甘油增加而周围组织对三酰甘油的清除减少所致。

**3. 慢性肾衰竭和尿毒症的防治原则**

（1）治疗原发病：防止肾实质的进一步损害。

（2）饮食治疗：限制蛋白质饮食，高热量的摄入，对水肿、高血压和少尿者限制食盐摄入。

（3）对症治疗并发症：如纠正水、电解质、酸碱平衡紊乱，控制感染，治疗高血压、心力衰竭和贫血等。

（4）透析疗法：包括血液透析和腹膜透析。透析疗法的开展使患者的5年存活率大大提高。透析疗法可以替代肾的排泄功能，但不能替代肾的内分泌和代谢功能。

（5）肾移植：配型佳者（ABO和HLA配型），肾移植效果较好，可以恢复肾功能和纠正尿毒症引起的代谢异常。

（贺　明）

# 第四节　肾小球病理变化及相关疾病

**案例4-4**

女性，37岁，体检发现血尿、蛋白尿入院。入院后尿常规检查发现尿蛋白1+，尿隐血3+，尿红细胞240个/μl，24小时尿蛋白定量为0.54 g；血常规检查正常，肌酐76 μmol/L，尿素氮5.6 mmol/L，尿酸368 μmol/L，总蛋白67.2 g/L，白蛋白43.6 g/L；空腹血糖4.2 mmol/L，糖化血红蛋白5.3%；ANA、A-dsDNA、A-Smith、A-RNP、A-SSA、A-SSB、ANCA、抗肾小球基膜抗体均阴性。经肾穿刺活检后，病理诊断为：IgA肾病（牛津病理分型：M1E0S1T1-C0）。

问题：

1. IgA肾病的主要临床表现是什么？

2. IgA肾病的病理特点是什么？

3. IgA肾病如何进行牛津病理分型？

案例4-4解析

肾的四个主要结构：肾小球、肾小管、间质、血管相互协调而发挥作用，任一结构的病理改变均会影响其他结构，当肾病进展到终末期时，所有结构都可受到累及。根据损伤部位，肾病分为肾小球疾病、肾小管间质疾病和肾血管疾病。由于发病机制上存在差异，例如：肾小球疾病多由免疫介导，而小管间质疾病则主要由毒性物质或感染引起，因此，我们将分开讨论影响不同结构所致的肾病。

肾小球肾炎（glomerulonephritis，GN）是发病率最高的肾病，分为原发性、继发性和遗传性三大类。原发性肾小球肾炎指仅发生于肾小球的疾病，大多是由抗原 - 抗体复合物引起的变态反应性疾病，其余与 T 细胞功能异常、补体异常激活等因素相关；继发性肾小球肾炎指继发于其他疾病的肾小球疾病，如：糖尿病肾病、狼疮性肾炎等；遗传性肾小球肾炎指由于编码肾小球滤过膜蛋白的基因或其他相关基因突变所致的肾小球疾病。

# 一、肾病的临床表现

不同类型、病程和严重程度的肾病表现出不同的临床症状，反映不同的病理生理机制，以下为肾病的主要临床表现。

**1. 肾病综合征（nephrotic syndrome）** 由肾小球滤过屏障破坏、通透性增加所致。临床上以大量蛋白尿（≥ 3.5 g/d）、低白蛋白血症（血白蛋白＜ 30 g/L）、水肿和高脂血症为特征。

**2. 肾炎综合征（nephritic syndrome）** 由炎症损伤、破坏肾小球基膜及细胞增多影响肾小球滤过率所致。临床上以血尿、蛋白尿（通常未达到肾病综合征范围）、伴或不伴水肿、氮质血症和高血压为特征。

**3. 急性肾损伤** 临床上以肾小球滤过率的快速下降、少尿或无尿、高血压和氮质血症（血肌酐和血尿素氮升高）为特征。可继发于肾本身的疾病或肾灌注下降、梗阻等外源性疾病。

**4. 慢性肾病（曾被称为慢性肾衰竭）** 早期肾功能未明显减退时，多无明显症状，后期逐渐出现尿毒症、肾性贫血、各种代谢和电解质紊乱，如高磷血症、低钙血症、继发性甲状旁腺功能亢进、高钾血症和代谢性酸中毒等症状。

**5. 无症状血尿** 可发生在肾炎、血管疾病等情况下，患者的主要临床表现为镜下血尿，不伴有其他症状。

小测试4-11：肾病的常见临床表现有哪些？

# 二、病因和发病机制

抗原 - 抗体复合物引起的免疫性损伤是大多数肾小球肾炎发生的基础。肾炎综合征主要由免疫复合物沉积或自身抗体启动补体途径和（或）Fc 受体介导的炎症以及炎症细胞活化引起；肾病综合征则主要由免疫复合物或自身抗体破坏肾小球滤过屏障引起。根据抗原 - 抗体复合物形成的不同，肾小球肾炎的免疫机制主要分为三种类型（图 4-21）。

## （一）循环免疫复合物沉积

该类型中，抗原为循环中非肾小球性的内源性或外源性抗原，刺激机体产生自身抗体后与之结合形成的免疫复合物随血液循环沉积到肾小球上皮下、内皮下或系膜区，引起肾小球损伤。内源性抗原包括内源性核蛋白、巨球蛋白、甲状腺球蛋白、癌胚抗原等，外源性抗原包括某些细菌、病毒、寄生虫、真菌等。

沉积在肾的循环免疫复合物可被免疫荧光和电镜等方法检测到。免疫荧光显示这些免疫复合物沿肾小球毛细血管襻或系膜区呈颗粒状或团块状阳性，电镜可以看到肾小球上皮下、内皮下或系膜区有电子致密物沉积。

## （二）原位免疫复合物形成

该类型中，抗原为肾小球基膜或固有细胞的内源性抗原或随血液循环植入肾小球的外源性抗原，自身抗体与这些肾小球原位的抗原结合形成免疫复合物，引起肾小球损伤。免疫荧光显示原位免疫复合物呈颗粒状阳性，电镜下可看到肾小球内有电子致密物沉积，沉积部位与抗原在小球内的位置相关。膜性肾病是该类型的代表性疾病，抗体结合到肾小球原位内源性抗原如：足细胞膜蛋白磷脂酶 A2 受体（PLA2R）形成复合物，沉积在上皮下并引起基膜反应，造成肾小球滤过屏障破坏，产生大量蛋白尿。

### （三）抗肾小球基膜抗体沉积

该类型的抗原为肾小球基膜组分，抗体结合到这些基膜蛋白后直接攻击肾小球基膜后致病。该类型中最具特征的是抗肾小球基膜抗体相关疾病，其抗原为基膜重要组分Ⅳ型胶原 α3 链的非胶原性功能域，即 NC1。绝大多数患者的血清中可检测出抗该抗原的抗体，除了肾小球基膜，该抗体也可结合到肺泡壁毛细血管基膜，引起肺出血，故被称为肺出血肾炎综合征（Goodpasture syndrome）。由于这些基膜抗原的分布连续且均匀，故免疫荧光显示沿肾小球毛细血管襻的线性荧光，电镜下则不能观察到电子致密物。

### （四）肾小球损伤的其他机制

肾小球损伤的其他机制包括：补体的异常激活、肾小球固有细胞活化或炎症细胞浸润、足细胞损伤、肾单位丢失等。

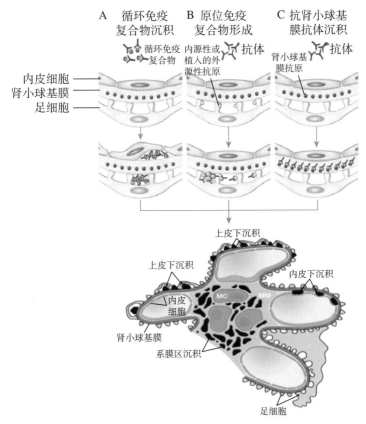

图 4-21　肾小球损伤机制及免疫复合物沉积部位
MC：系膜细胞；MM：系膜基质

## 三、常见肾小球疾病的病理描述

肾小球的病理变化繁多且复杂，以下将对常见肾小球病变进行介绍。

**1.** 局灶性（focal）　少于 50% 的肾小球受累及（图 4-22）。

**2.** 弥漫性（diffuse）　超过 50% 的肾小球受累及（图 4-22）。

**3.** 节段性（segmental）　少于 50% 的肾小球毛细血管襻受累及（图 4-22）。

**4.** 球性（global）　超过 50% 的肾小球毛细血管襻受累及（图 4-22）。

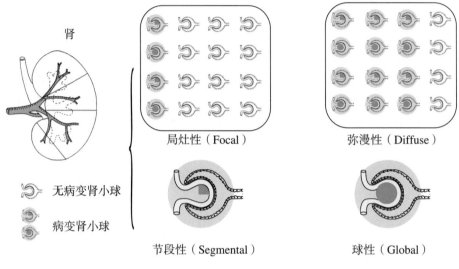

图 4-22　肾小球病变的范围

**5.** 系膜增生（mesangial proliferation）　PAS 染色的 3 微米厚切片上，1 个外周系膜区（即远离门部的系膜区）有 4 个及以上的细胞核，观察到 4～5 个核为轻度增生，6～7 个核为中度增生，8 个核及以上为重度增生（图 4-23）。

**6.** 新月体（crescent）　壁层上皮细胞增生达到 2 层及以上，10% 以上的肾小囊（鲍曼囊）受累，伴有单核细胞及其他白细胞浸润（图 4-24）。

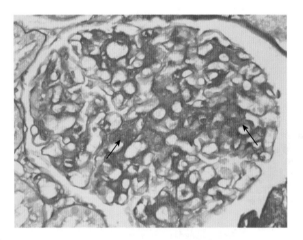

图 4-23　系膜增生（PAS 染色）

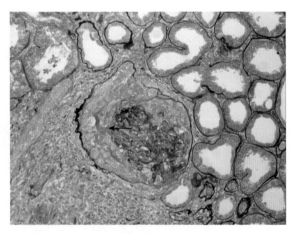

图 4-24　细胞性新月体（PASM 染色）

**7.** 毛细血管内细胞增多（endocapillary hypercellularity）　毛细血管内（即肾小球基膜所包绕的范围内）的细胞增多，包括：炎症细胞、内皮细胞和（或）系膜细胞（图 4-25）。

**8.** 肾小球基膜增厚（glomerular basement membrane thickening）　外周毛细血管壁的增厚伴/不伴钉突（图 4-26）。

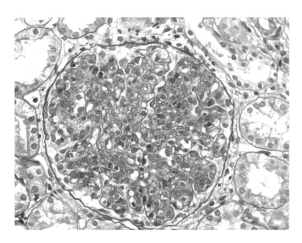

图 4-25　毛细血管内细胞增多（PAS 染色）

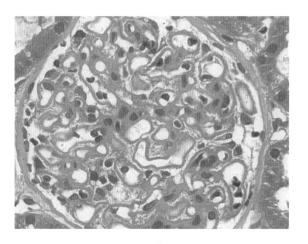

图 4-26　肾小球基膜增厚（HE 染色）

**9. 双轨（double contour）**　由于内皮下免疫复合物沉积和（或）系膜插入，肾小球基膜呈现双层铁轨样外观（图 4-27）。

**10. 钉突（spike）**　银染色显示毛细血管襻外侧垂直于基膜的钉状突起，其本质为针对免疫复合物产生的基膜反应，电镜下位于电子致密物两边（图 4-28）。

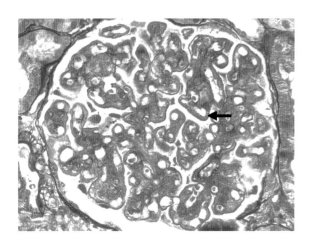

图 4-27　肾小球基膜呈双轨样（PASM 染色）

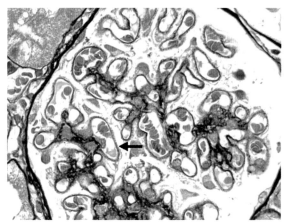

图 4-28　肾小球基膜钉突形成（PASM 染色）

**11. 驼峰（hump）**　电镜下位于上皮下的电子致密物沉积，状如驼峰，常见于急性感染后肾小球肾炎（图 4-29）。

**12. 白金耳（wire loop）**　内皮下大量免疫复合物沉积所致的毛细血管襻僵硬、增厚，在 HE 染色中色红，状如烧红的白金丝细菌接种环（图 4-30）。

**13. 坏死（necrosis）**　细胞和基质的完全破坏伴纤维蛋白沉积（图 4-31）。

**14. 硬化（sclerosis）**　细胞外基质增多导致系膜区扩大和毛细血管腔阻塞（图 4-32）。

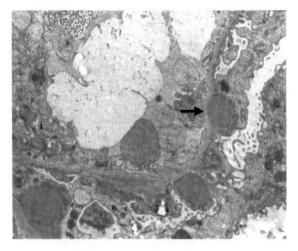

图 4-29　上皮下驼峰（电镜）

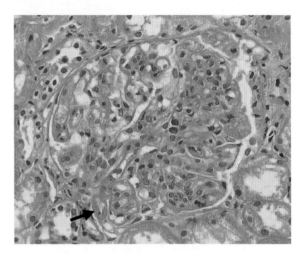

图 4-30　白金耳（HE 染色）

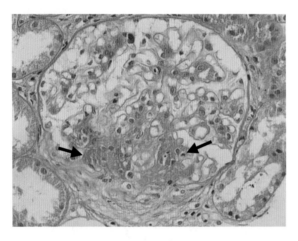

图 4-31　毛细血管襻坏死（HE 染色）

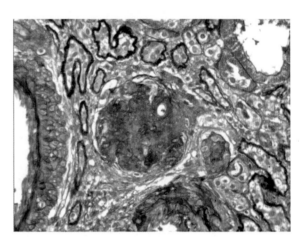

图 4-32　肾小球硬化（PASM 染色）

## 四、以肾病综合征为表现的肾小球肾炎

引起肾病综合征的肾小球疾病非常多。在我国的原发性肾小球疾病中，微小病变病和膜性肾病分别是引起儿童和成人肾病综合征的最常见原因。肾病综合征还可继发于多种全身性疾病，例如：糖尿病、淀粉样变性和系统性红斑狼疮等。值得注意的是，随着 2 型糖尿病发病率的逐年上升，糖尿病肾病呈现出快速增长的趋势，其是引起肾病综合征的最常见继发性原因。

### （一）微小病变病

微小病变病（minimal change disease，MCD）又称脂性肾病（lipoid nephrosis）或足突病（foot process disease），是儿童肾病综合征最常见的病因，好发年龄段为 1 ～ 7 岁，也可发生于成人。临床上起病急，以大量选择性白蛋白尿或肾病综合征为主要表现，肾功能常不受影响，偶见血尿或急性肾损伤。患者预后良好，90% 以上对激素敏感，极少数发展成慢性肾病。

微小病变病的发病机制尚不清楚。多数为特发性，与 T 细胞功能异常所产生的循环因子损伤足细胞相关，但近年研究发现，B 细胞功能异常所产生的自身抗体攻击足细胞亦是潜在致病机制。部分微小病变病的发生也可能与某些感染、药物使用或肿瘤相关。

**病理变化**：肉眼双肾体积增大，肿胀苍白，表面或皮质切面可见黄色条纹。光镜下肾小球形态结构无明显异常，肾近端小管上皮细胞中可见脂质空泡和蛋白吸收滴；免疫荧光见免疫球蛋白和补体均为阴性，部分病例可见 IgM 的非特异性阳性；电镜下足细胞的足突广泛融合，伴有微绒毛和胞浆内空泡形成（图 4-33），无电子致密物沉积。

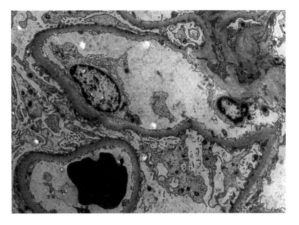

图 4-33 微小病变病
足细胞足突广泛融合伴微绒毛形成（电镜）

### （二）局灶节段性肾小球硬化

局灶节段性肾小球硬化（focal segmental glomerulosclerosis，FSGS）是一种特殊的病理形态，特指部分肾小球的部分毛细血管襻出现硬化性病变。FSGS 可发生于任何年龄段，临床以大量非选择性蛋白尿或肾病综合征为主要表现，可伴有血尿、高血压或氮质血症。患者对激素治疗反应不佳，预后较差，大部分患者进展至终末期肾病。

FSGS 分为原发性、继发性和遗传性三种类型。原发性 FSGS 的病因和发病机制尚不明确，研究认为足细胞损伤是始动因素，其可能与淋巴细胞产生的循环因子相关，损伤足细胞后使血浆蛋白和脂质滞留、细胞外基质沉积，从而阻塞肾小球毛细血管并最终导致硬化；继发性 FSGS 可继发于各种慢性肾病、HIV 或细小病毒 B19 等多种感染、药物影响、淋巴瘤、镰状细胞病等；遗传性 FSGS 以常染色体隐性遗传为多见，目前已知涉及 60 多个基因，部分编码足细胞骨架和功能蛋白如：nephrin、podocin 等。

**病理变化**：肉眼双肾体积增大，颜色苍白带黄色。光镜下的典型特征为节段性硬化灶的形成，即部分肾小球的部分节段毛细血管腔闭塞、系膜基质增多和血浆蛋白沉积（图 4-34），可伴有泡沫细胞和球囊壁粘连，最后发展为整个肾小球的硬化。病变首先累及皮髓交界处的肾小球，逐步扩展到皮质中层和浅层。未受累及的节段或肾小球形态结构大致正常。免疫荧光阴性或在硬化区域见到 IgM 和 C3 的非特异性沉积。电镜下原发性 FSGS 的足细胞足突广泛融合（图 4-35），无或极少量电子致密物沉积；如足突融合范围 < 50% 或见到明确电子致密物沉积，则提示继发性 FSGS。值得注意的是，根据节段性硬化灶的病理特点不同，FSGS 分为非特殊型、门周型、顶端型、塌陷型和细胞型共 5 种病理分型，其中，塌陷型 FSGS 病理表现为毛细血管襻塌陷和上皮细胞增生，又被称之为塌陷性肾病，该类型损伤更为严重，预后极差。

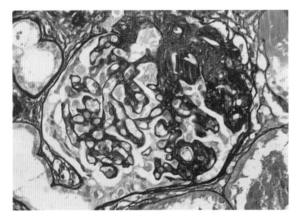

图 4-34 局灶节段性肾小球硬化（PASM 染色）
该小球有一节段性硬化灶，并与球囊壁粘连

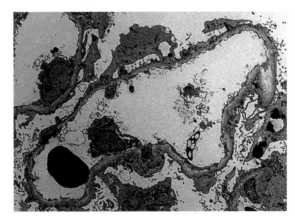

图 4-35 局灶节段性肾小球硬化（电镜）
足细胞足突广泛融合伴微绒毛形成

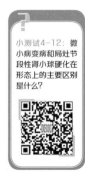

小测试4-12：微小病变病和局灶节段性肾小球硬化在形态上的主要区别是什么？

### （三）膜性肾病

膜性肾病（membranous nephropathy，MN）是一种肾小球毛细血管襻上皮下免疫复合物沉积所致的自身免疫性疾病，其是导致中老年人肾病综合征最常见的原因。临床上起病隐匿，进展缓慢，约 1/3 患者蛋白尿可部分或完全缓解，1/3 患者病情稳定，1/3 患者逐渐进展至肾衰竭。

膜性肾病分为原发性和继发性两种类型。70% ~ 80% 的原发性膜性肾病由自身抗体识别足细胞抗原 PLA2R 引起，其余原发性膜性肾病涉及的自身抗原包括：THSD7A、NELL-1、EXT1/EXT2、Sema3B、PCDH7 等。继发性膜性肾病的发生与乙型肝炎病毒（HBV）和梅毒等多种感染、恶性肿瘤、狼疮等自身免疫性疾病、金和汞等重金属的接触以及药物相关。

**病理变化：**肉眼双肾体积增大肿胀，颜色苍白，被称为"大白肾"。光镜下膜性肾病的主要特征是肾小球毛细血管基膜的弥漫性增厚，PASM 染色可见黑色增厚的基膜中有很多细小空泡，基膜外侧可见毛刺样突起（钉突）（图 4-36）。免疫荧光可见 IgG 和 C3 阳性，呈颗粒状沿毛细血管襻分布（图 4-37），原发性膜性肾病的 IgG 亚型主要为 IgG4，且大多数原发性膜性肾病还可见 PLA2R 的阳性染色（图 4-38）。

电镜下毛细血管襻基膜增厚，上皮下弥漫性电子致密物沉积伴足突广泛融合（图 4-39）。根据电镜特点，膜性肾病分为 4 期：Ⅰ 期为上皮下电子致密物沉积不伴有基膜反应；Ⅱ 期为上皮下电子致密物沉积伴有基膜反应（即：钉突形成）；Ⅲ 期为电子致密物除上皮下沉积外，出现膜内沉积（基膜样物质包绕电子致密物所致）；Ⅳ 期为致密物周围出现电子空晕（致密物被吸收所致）。

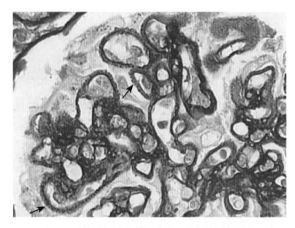

图 4-36 膜性肾病（PASM 染色）
毛细血管襻基膜外侧钉突形成

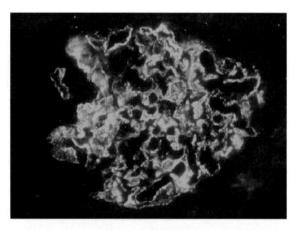

图 4-37 膜性肾病（免疫荧光：IgG）
免疫荧光显示 IgG 呈颗粒状沿毛细血管襻分布

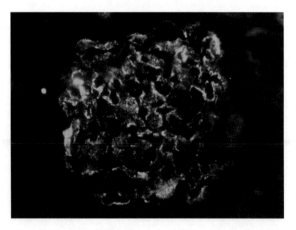

图 4-38 膜性肾病（免疫荧光：PLA2R）
免疫荧光显示 PLA2R 呈颗粒状沿毛细血管襻分布

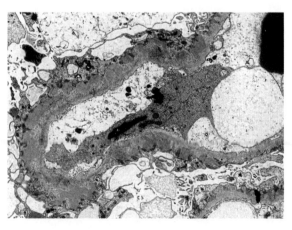

图 4-39 膜性肾病（电镜）
上皮下电子致密物沉积伴钉突形成和足突

### （四）膜增生性肾小球肾炎

膜增生性肾小球肾炎（membranoproliferative glomerulonephritis，MPGN）又被称为系膜毛细血管性肾小球肾炎（mesangiocapillary glomerulonephritis），是一种损伤后的病理形态，其特征为系膜或毛细血管内细胞增多伴系膜基质增多和毛细血管襻基膜双轨形成，由内皮下和系膜区免疫复合物或补体沉积、单克隆免疫球蛋白沉积或慢性内皮损伤所致。原发性 MPGN 多见于青壮年，继发性 MPGN 样病变多见于成年人，与乙型肝炎、丙型肝炎、亚急性细菌性心内膜炎、冷球蛋白、梅毒等多种慢性感染等相关。临床上多数患者表现为肾病综合征，伴低补体血症和 C3 下降，部分患者伴有肾炎综合征。MPGN 患者的肾功能常呈现进行性下降，约半数在 10 年左右进展至肾衰竭。MPGN 激素和免疫抑制剂的治疗效果不明确，预后较差，约 1/3 患者在肾移植后复发。

以往根据电镜下致密物沉积部位的不同，MPGN 被分为 Ⅰ、Ⅱ、Ⅲ 型。Ⅰ 型 MPGN 最为常见（约占总病例的 80%），由免疫复合物沉积所致，分布在系膜区和内皮下。Ⅱ 型 MPGN 即是现在的致密物沉积病，由补体替代途径活化调节异常所致，不伴有免疫复合物沉积。Ⅲ 型 MPGN 可在系膜区、内皮下、上皮下和膜内同时见到致密物沉积。大多数 Ⅰ 型和 Ⅲ 型 MPGN 与慢性感染关系密切，除致密物沉积部位不同外，两者区别不大。

**病理变化**：肉眼双肾体积增大，颜色苍白。光镜下肾小球体积较大，毛细血管内细胞增多包括系膜细胞和内皮细胞弥漫性增生，炎症细胞浸润，伴系膜基质增多，部分节段有系膜插入，小球可呈"分叶状"改变；毛细血管襻基膜增厚，PASM 染色显示基膜呈"双轨"样改变（由系膜细胞及基质、炎症细胞向内皮下插入和免疫复合物内皮下沉积所致）（图 4-40）。免疫荧光显示 IgG 和 C3 呈颗粒状或块状沿毛细血管襻和系膜区分布。电镜下可见电子致密物沉积在内皮下和系膜区（Ⅰ 型）（图 4-41），以及同时沉积在上皮下和膜内（Ⅲ 型），内皮下可见系膜细胞和基质插入。

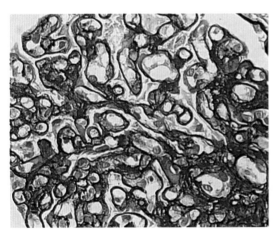

图 4-40　膜增生性肾小球肾炎（PASM 染色）
部分毛细血管襻基膜呈"双轨"状（箭头）

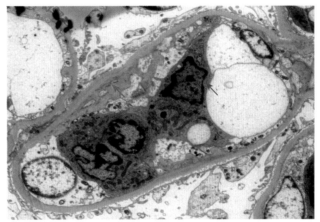

图 4-41　膜增生性肾小球肾炎（电镜）
电镜显示内皮下电子致密物沉积（红箭头），伴毛细血管内细胞增多（蓝箭头）

### （五）糖尿病肾病

糖尿病肾病（diabetic nephropathy，DN）是一种由糖尿病引起的尿蛋白持续升高、肾小球滤过率降低的疾病，病变可累及肾小球、小管和间质。随着我国糖尿病的发病率逐年上升，糖尿病肾病的发生率也随之不断升高，约 30% 的糖尿病患者会发生糖尿病肾病，通常见于病程超过 10 年的 1 型糖尿病患者，而 2 型糖尿病患者由于其起病时间常不甚清楚，在诊断时即可伴有糖尿病肾病。微量白蛋白尿是糖尿病肾病早期的临床表现，随着疾病进展，患者出现蛋白尿、肾小球滤过率初期增加随后进行性降低、高血压和视网膜病，还可出现急性肾盂肾炎和肾乳头坏死。

1型糖尿病是破坏胰岛的自身免疫性疾病，2型糖尿病是由肥胖等因素造成胰岛素抵抗所致的疾病，无论1型还是2型糖尿病，均导致胰岛素（绝对或相对）不足和高血糖。糖尿病肾病的发生涉及多种因素，高血糖是最重要的始动因素，造成高级糖基化终末产物积聚，从而使基膜增厚和基质增多。其次，PKC通路的激活和线粒体损伤也参与糖尿病肾病的发生发展。再次，遗传因素，包括多个基因位点和基因多态性也发挥重要作用，因此，部分糖尿病患者并不发生糖尿病肾病。此外，血流动力学因素、吸烟和高脂血症等均参与糖尿病肾病的发病。

**病理变化：**光镜下糖尿病肾病的病理改变主要如下。①肾小球病变：肾小球系膜基质增多导致系膜区扩大，随着疾病进展，扩大的系膜区可呈现结节样改变（K-W结节），结节呈圆形，中央为增多的基质，周围为系膜细胞和毛细血管襻，同时可伴有系膜溶解和微动脉瘤形成（图4-42）。随着结节状病灶的增大或增多，以及毛细血管襻基膜的进行性增厚，肾小球毛细血管腔狭窄或闭塞，从而导致整个肾小球硬化。在糖尿病肾病晚期，节段性硬化灶尤其是肾小球门部的硬化灶非常多见。肾小球内常可见血浆蛋白渗出性病灶，如果渗出的血浆蛋白位于毛细血管襻内皮细胞与基膜之间，称其为纤维帽，如位于壁层上皮细胞与球囊壁基膜之间，则称其为球囊滴。②肾血管病变：糖尿病肾病中，肾细动脉玻璃样变不仅累及入球动脉，还累及出球动脉，出球动脉玻璃样变在非糖尿病病变中非常少见。③肾小管间质病变：可伴有不同程度的肾小管萎缩、间质炎症和间质纤维化，萎缩小管和非萎缩小管均可见基膜增厚，在近端小管上皮细胞胞浆内有大量脂质空泡和蛋白吸收滴，一般2型糖尿病较1型糖尿病患者的小管间质改变为重。

免疫荧光检查发现，部分患者肾小球毛细血管襻基膜和肾小管基膜IgG、Kappa、Lambda和白蛋白呈弥漫线状阳性。在硬化小球或渗出性病灶中可见IgM、C3和C1q的非特异阳性荧光。电镜对于糖尿病肾病的诊断非常重要，其典型病变为毛细血管襻基膜弥漫性增厚（图4-43），这一病理改变在糖尿病肾病早期即可出现，还可见到增厚的非萎缩小管基膜；肾小球系膜区明显扩大，部分节段呈结节状（图4-43），足细胞出现不同程度的足突融合；系膜区、上皮下和内皮下均无电子致密物沉积。

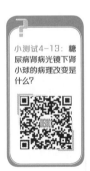

小测试4-13：糖尿病肾病光镜下肾小球的病理改变是什么？

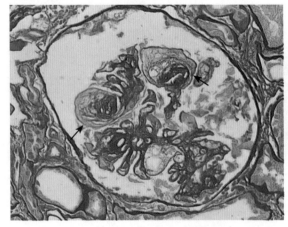

图4-42　糖尿病肾病（PASM染色）
肾小球系膜区扩大，K-W结节伴微动脉瘤形成
（箭头）

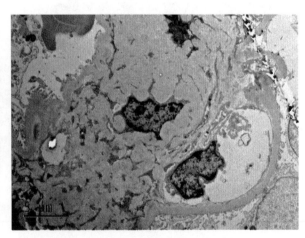

图4-43　糖尿病肾病（电镜）
肾小球毛细血管襻基膜增厚，系膜区基质明显增多
呈结节状

## 五、以肾炎综合征为表现的肾小球肾炎

以肾炎综合征为表现的肾小球疾病常与小球内炎症相关，炎症可破坏毛细血管襻，使红细胞

漏出形成血尿，滤过率下降导致少尿和氮质血症。

### （一）急性感染后肾小球肾炎

急性感染后肾小球肾炎（acute postinfectious glomerulonephritis，APGN）或称感染相关性肾小球肾炎（infection related glomerulonephritis，IRGN），因形态学上以肾小球系膜细胞和内皮细胞弥漫增生为特点，故又称急性弥漫增生性肾小球肾炎（acute diffuse proliferative glomerulonephritis）。急性感染后肾小球肾炎常见于链球菌感染后，也可继发于其他细菌感染如：肺炎球菌、葡萄球菌等感染，病毒感染如：腮腺炎病毒、麻疹病毒、水痘病毒、乙型肝炎病毒和丙型肝炎病毒等感染，以及真菌或原虫感染。

该病临床上主要表现为急性肾炎综合征伴补体 C3 降低。链球菌感染相关急性感染后肾小球肾炎以儿童或年轻人多见，男性多于女性，预后佳。一般发生在链球菌感染恢复后的 1～4 周。临床表现从无症状到轻度血尿到急性肾炎综合征伴水肿、高血压和轻至中度氮质血症不等，常伴有少量蛋白尿，严重者可出现肾病综合征，血清抗溶血素 O（ASO）抗体滴度升高。成人急性感染后肾小球肾炎患者常有糖尿病、免疫力低下、酗酒或肿瘤等病史，以非链球菌感染为主，预后差。

急性感染后肾小球肾炎由微生物抗原与特异性抗体形成免疫复合物并沉积在肾小球所致，引起补体激活、炎症和小球损伤。链球菌感染后肾小球肾炎的发生与诸多链球菌抗原相关，其中最重要的是链球菌外毒素 B，其具有高度免疫原性，可激活替代补体途径，并与肾小球蛋白及纤溶酶有着高度亲和力，在肾小球上皮下沉积的免疫复合物中可检测到该抗原。老年人群的急性感染后肾小球肾炎多由葡萄球菌感染造成，可发生在感染后或与感染同时发生，因此，称感染相关性肾小球肾炎更为合适。急性感染后肾小球肾炎肾小球中沉积的免疫复合物可来自于循环，亦可抗体结合沉积在肾小球基膜的抗原后原位形成。

**病理变化**：肉眼双肾体积增大，髓质瘀血，肾表面可见细小出血点，状似蚤咬，故称"蚤咬肾"。光镜下最重要的特征是肾小球毛细血管内细胞增多，包括内皮细胞和系膜细胞的增生以及中性粒细胞浸润，从而造成管腔狭窄甚至堵塞（图 4-44）。上述病变弥漫，累及几乎所有肾小球。部分病例肾小球毛细血管襻可出现纤维蛋白样坏死，少数病例伴有新月体形成。免疫荧光可见 IgG 和 C3 阳性，以粗颗粒状或块状沿毛细血管襻和部分系膜区呈"星空状"分布。值得注意的是，葡萄球菌感染相关性肾小球肾炎患者中，沉积的免疫球蛋白以 IgA 为主。电镜下除了肾小球毛细血管内细胞增多外，在上皮下可以观察到体积颇大的"驼峰"样电子致密物沉积（图 4-29）。此外，系膜区和内皮下可有少量体积较小的致密物沉积。这些致密物通常在感染消退后的 2 个月左右被清除。

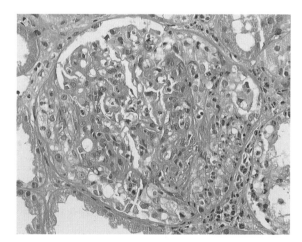

图 4-44　急性感染后肾小球肾炎（HE 染色）
毛细血管内细胞增多，可见大量中性粒细胞浸润，伴新月体形成

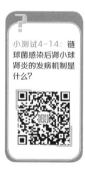

小测试4-14：链球菌感染后肾小球肾炎的发病机制是什么？

### （二）IgA 肾病

IgA 肾病（IgA nephropathy，IgAN）是全世界范围内最常见的原发性肾小球疾病，在我国非常高发。IgA 肾病可发生于任何年龄段，临床上以反复发作的肉眼或镜下血尿为主要表现，伴有不同程度蛋白尿。IgA 肾病的预后在患者间的差异很大，较多患者可维持正常肾功能长达数 10 年，但 25% ～ 50% 的病例在 20 年间将逐渐进展为终末期肾病。

目前认为，异常的黏膜免疫反应与 IgA 肾病的发生关系极为密切，其导致大量低半乳糖化 IgA1 的产生，此种 IgA1 易于聚集且难以被降解。机体针对其铰链区异常的 N- 乙酰半乳糖胺形成了大量自身抗体 IgA 和 IgG，并与之形成免疫复合物，沉积在肾小球系膜区。随后这些免疫复合物激活补体，释放多种促系膜细胞生长因子，造成肾小球损伤。某些感染（如：克罗恩病）和肝病（尤其是酒精性肝硬化）均能诱发 IgA 肾病，其机制分别与黏膜产生 IgA 增多和肝清除 IgA 减少相关。此外，IgA 肾病的发生还与遗传因素相关，25% 以上的患者亲属血清中存在异常 IgA1 的水平升高。

**病理变化**：IgA 肾病在形态学上的表现多、差异大。肾小球可能形态结构基本正常，也可能出现系膜细胞增生伴基质增多、毛细血管内细胞增多，慢性病例常见毛细血管襻节段性硬化，伴小管萎缩和间质纤维化，严重病例可见新月体形成、毛细血管襻坏死（图 4-45）。上述病变范围可以是局灶节段性，也可以是弥漫球性。根据每种病变的具体情况，肾病研究者们建立了牛津病理分型 MEST-C 对 IgA 肾病进行评分（表 4-4）以指导临床治疗。免疫荧光对于诊断 IgA 肾病非常重要，表现为肾小球系膜区以 IgA 为主（相比于其他免疫球蛋白，IgA 的免疫荧光强度更强或相同）的免疫球蛋白呈颗粒状或团块状沉积（图 4-46），并常伴有 C3 和少量 IgG 或 IgM 沉积。电镜下可见系膜区电子致密物的沉积伴系膜增生（图 4-47），部分病例可有内皮下致密物的沉积，偶有上皮下和膜内致密物沉积。

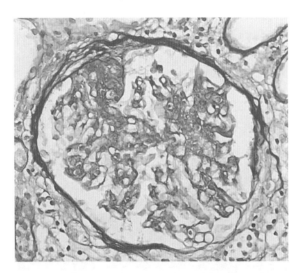

图 4-45　IgA 肾病（PAS 染色）
系膜细胞增生伴基质增多，可见节段硬化和粘连

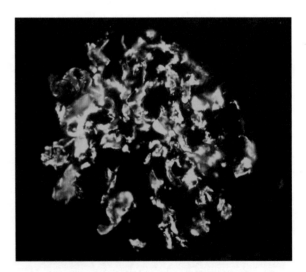

图 4-46　IgA 肾病（免疫荧光：IgA）
免疫荧光显示 IgA 呈团块状沿系膜区分布

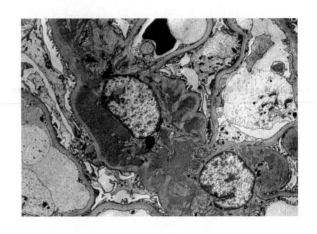

图 4-47　IgA 肾病（电镜）
肾小球系膜区电子致密物沉积

表 4-4　IgA 肾病牛津病理分型 MEST-C[1]

| 病理指标 | 评分 |
|---|---|
| Mesangial proliferation<br>（系膜增生） | ➤ M0：≤ 0.5[2]<br>➤ M1：> 0.5[2] |
| Endocapillary hypercellularity<br>（毛细血管内细胞增多） | ➤ E0：无<br>➤ E1：有 |
| Segmental glomerulosclerosis<br>（节段性肾小球硬化） | ➤ S0：无<br>➤ S1：有<br>➤ S1 是否伴有足细胞肥大 / 顶端病变 |
| Tubular atrophy/interstitial fibrosis<br>（小管萎缩 / 间质纤维化） | ➤ T0：≤ 25%<br>➤ T1：26% ~ 50%<br>➤ T2：> 50% |
| Cellular/fibrocellular crescents<br>（细胞性 / 细胞纤维性新月体） | ➤ C0：无<br>➤ C1：至少 1 个肾小球有<br>➤ C2：> 25% 的肾小球有 |

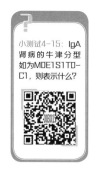

小测试4-15：IgA 肾病的牛津分型如为M0E1S1T0-C1，则表示什么？

[1] 可被评分的非硬化肾小球数 ≥ 8 个
[2] M1 为有系膜增生的小球，其系膜增生评分总和除以小球总数之后 > 0.5，若 ≤ 0.5 则为 M0

## 框 4-6　牛津病理分型与临床相关性

　　系膜细胞增生、毛细血管内细胞增多、节段性硬化或粘连、肾小管萎缩 / 间质纤维化、细胞性 / 细胞纤维性新月体是 IgA 肾病预后不佳的形态学指标。根据牛津病理分型及分型提出后的验证性研究，发现 M1、S1、T1/T2 均与肾小球滤过率的更快下降相关，这一相关性与免疫抑制治疗无关；E1 的患者如未接受免疫抑制治疗，则与肾小球滤过率的更快下降相关；C1 患者如未接受免疫抑制治疗，则预后不佳，C2 患者无论是否接受免疫抑制治疗，预后均不佳；S1 患者中有 1/3 的病例观察到足细胞肥大，7% 的病例观察到肾小球顶端病变，这些病例往往在活检（或就诊）时蛋白尿更为明显。但值得注意的是，牛津病理分型与临床的相关性仍有待进一步验证。

### （三）急进性（新月体性）肾小球肾炎

　　急进性肾小球肾炎（rapidly progressive glomerulonephritis，RPGN）是一种病因多样的临床综合征，其临床特点是急性肾衰竭，起病急、进展迅速，表现为肾炎综合征伴严重少尿，其病理特点是弥漫性新月体形成，故又称新月体性肾小球肾炎（crescentic glomerulonephritis）。

　　大多数新月体性肾小球肾炎是免疫介导的损伤，根据其发病机制、临床和病理特征，分为以下三种类型。①Ⅰ型：抗肾小球基膜型（anti-glomerular basement membrane type），为抗肾小球基膜抗体结合肾小球毛细血管襻基膜组分Ⅳ型胶原 α3 链 NC1 段所致，其特点是 IgG 沿毛细血管襻呈线性沉积，多数病例伴有 C3 沉积。绝大多数患者的血清中可检测到抗肾小球基膜抗体，该抗体也可与肺泡毛细血管基膜结合导致肺出血，如合并肾衰竭，即是肺出血肾炎综合征（Goodpasture syndrome）。②Ⅱ型：免疫复合物介导型（immune complex type），可并发于感染后肾小球肾炎、狼疮性肾炎、IgA 肾病、紫癜性肾炎等任何免疫复合物介导的肾病。③Ⅲ型：寡免疫复合物型（pauci-immune type）。这一类型免疫荧光阴性或检测到极少量免疫复合物沉积，多数患者血浆中可检测到 c-ANCA 和 p-ANCA，两者可引发 ANCA 相关系统性血管炎，包括：显微镜型多血管炎、韦格纳肉芽肿和 Churg-Strauss 综合征等。

　　**病理变化：**肉眼双肾呈弥漫性肿胀，常见点状或片状出血。光镜下不同类型的新月体性肾小球肾炎的病理改变相似，均表现为肾小球毛细血管外细胞增生（即新月体形成），伴有纤维蛋白样坏死、毛细血管襻基膜断裂及球囊壁断裂（图 4-48）。新月体由壁层上皮细胞增生和单核细胞及其他白细胞浸润而形成，早期为细胞性新月体，逐渐进展为细胞纤维性新月体和纤维性新月体。值得注意的是，Ⅰ型新月体性肾小球肾炎因受到抗肾小球基膜抗体的一次性无差别攻击，故新月体类型往往十分一致。除新月体外，在Ⅱ型新月体性肾小球肾炎中，还可见到毛细血管内细胞增多和（或）系膜增生。Ⅲ型可以见到不同时期的新月体，未受累及的肾小球则无明显增生，此外，细动脉和小叶间动脉可出现坏死，韦格纳肉芽肿和 Churg-Strauss 综合征的肾组织中可见到小球周围有肉芽肿形成。根据 WHO 的分类标准，50% 以上的肾小球出现新月体时才能诊断为新月体性肾小球肾炎。免疫荧光可见，Ⅰ型新月体性肾小球肾炎为 IgG 和 C3 沿毛细血管襻基膜呈线状沉积（图 4-49）；Ⅱ型根据其肾炎类型不同，可有不同种类免疫球蛋白和（或）补体在不同部位呈颗粒状沉积；Ⅲ型免疫球蛋白和补体均阴性或极少量阳性。电镜显示，Ⅰ型无电子致密物沉积；Ⅱ型根据肾炎类型不同，在不同的部位见到电子致密物沉积；Ⅲ型无或极少量电子致密物沉积。三种类型均可见到肾小球基膜断裂，伴坏死等改变。

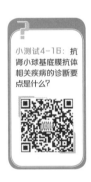

小测试 4-16：抗肾小球基底膜抗体相关疾病的诊断要点是什么？

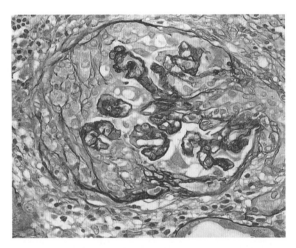

图 4-48　新月体性肾小球肾炎（PASM 染色）
细胞性新月体伴球囊壁断裂

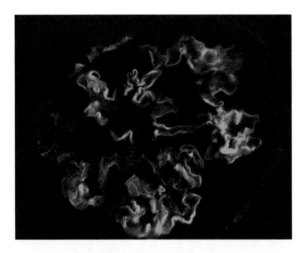

图 4-49　新月体性肾小球肾炎（免疫荧光）
免疫荧光显示 IgG 沿毛细血管襻基膜呈线状分布

　　新月体性肾小球肾炎的起病与其他原因所致的肾炎综合征类似，但少尿和氮质血症更为明显，伴不同程度蛋白尿。部分患者出现无尿，需要进行长期透析或肾移植。如未及时进行治疗，可在数周或数月内进展为肾衰竭。新月体性肾小球肾炎的预后与肾小球中新月体的比例以及诊断时肾衰竭的严重程度密切相关，据报道，新月体比例低于 80% 的患者预后较好。

### （四）狼疮性肾炎

　　狼疮性肾炎（lupus nephritis, LN）是一种继发于系统性红斑狼疮（systemic lupus erythematosus, SLE）的肾病，病变以肾小球为主。SLE 是系统性自身免疫病，常累及皮肤、肾、关节、心脏和浆膜面，女性多于男性，非裔多见。SLE 的起病通常在青少年到 30 岁人群，也可发生于任何年龄段。肾受累是 SLE 患者发病的主要原因，也是最常见的死亡原因。

　　SLE 有遗传易感性。各种损伤如紫外线所致细胞凋亡发生后，凋亡细胞核的不完全清除使过多的核抗原（包括 DNA、RNA、各种组蛋白和非组蛋白）产生，结合 B 细胞和 T 细胞的异常，最终导致大量自身抗体形成。自身抗体可与内源性抗原或从循环中植入的外源性抗原结合，形成免疫复合物沉积于肾。免疫复合物沉积的部位决定了肾炎的病变类型：沉积于系膜区导致系膜增生，沉积于内皮下导致毛细血管内细胞增多，沉积于上皮下导致足细胞反应等。免疫复合物也可沉积于肾小球外的肾组织结构，包括：小管基膜和血管壁。SLE 患者发生狼疮性肾炎也可能由一些药物引发，如：丙硫氧嘧啶、异烟肼等。

狼疮性肾炎患者临床上可为进行性发展或突然起病，主要表现为孤立性血尿、孤立性蛋白尿、肾病综合征或者急性肾衰竭，以及肾外表现如：浆膜炎、滑膜炎、皮疹等。

**病理变化**：光镜下，肾小球病变呈多样性，大多数肾小球系膜细胞明显增生伴基质增多，使肾小球呈分叶状（图 4-50）。部分患者内皮下或上皮下大量的免疫复合物沉积可使毛细血管基膜明显增厚，银染色可见基膜有细小空泡和钉突形成（上皮下沉积），HE 染色可见嗜伊红增强，形成白金耳（wire loop）样改变或者透明血栓（内皮下沉积）（图 4-51）；部分可见新月体形成致球囊腔受压，也可伴有毛细血管襻纤维蛋白样坏死、毛细血管内细胞增多（图 4-50）或者节段性 / 球性硬化。肾小管萎缩和间质炎症在狼疮性肾炎中也较明显。免疫复合物还可沉积在血管壁，造成肾细小动脉坏死性血管炎。

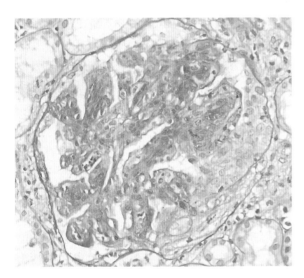

图 4-50　狼疮性肾炎（PAS 染色）
肾小球系膜细胞增生伴基质增多，新月体形成，部分节段见毛细血管内细胞增多

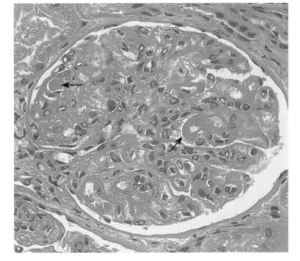

图 4-51　狼疮性肾炎（HE 染色）
白金耳和透明血栓形成

免疫荧光检查发现，肾内沉积的免疫球蛋白和补体种类繁多，包括 IgG、IgA、IgM、C1q 和 C3，这种现象被称为"满堂亮"；免疫球蛋白和补体沉积的范围也很广，除沉积于肾小球毛细血管和系膜区外，也可沉积于肾小管基膜和血管壁。电镜观察发现，肾小球内皮下、上皮下和系膜区有大量、广泛的电子致密物沉积（图 4-52），内皮细胞内发现的管网状结构和少数病例中观察到的小球内指纹状结构、微管结构等均能提示狼疮性肾炎。如为 ISN/RPS V 型狼疮性肾炎，可见足细胞足突广泛融合。

根据肾小球免疫复合物沉积方式和病变的

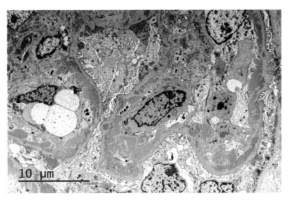

图 4-52　狼疮性肾炎（电镜）
肾小球内皮下、上皮下和系膜区大量电子致密物沉积

差异，国际肾脏病协会及肾脏病理学会（ISN/RPS）工作组将狼疮性肾炎共分为 6 种类型。

Ⅰ型（轻微病变型）：光镜下肾小球形态结构大致正常。免疫荧光可见系膜区 IgG、IgA、IgM、C1q 和 C3 呈"满堂亮"的阳性，以 IgG 为主；也可呈现为单个免疫球蛋白阳性，以 IgG 阳性多见。电镜下可见系膜区电子致密物沉积。

Ⅱ型（系膜增生型）：光镜下肾小球系膜区系膜细胞增生伴基质增多，无毛细血管襻基膜增厚、节段硬化、新月体或纤维蛋白样坏死。免疫荧光可见系膜区免疫球蛋白和补体阳性染色。电镜下可见系膜区电子致密物沉积，部分患者可见上皮下少量电子致密物沉积。

Ⅲ型（局灶型）：光镜下，少于 50% 的肾小球表现为活动性或慢性病变，包括毛细血管内细胞增多、纤维蛋白样坏死、白金耳和透明血栓、新月体或节段硬化等，这些病变常与不同程度的系膜增生伴发。免疫荧光可见块状或颗粒状阳性染色沿毛细血管襻和系膜区分布。电镜下可见除系膜区电子致密物沉积外，内皮下有大量电子致密物沉积，上皮下（< 50%）也可见致密物。

Ⅳ型（弥漫型）：光镜、免疫荧光和电镜的表现同Ⅲ型，但病变肾小球超过 50%。电镜下，Ⅳ型狼疮性肾炎更容易见到指纹、微管等机化性结构以及管网状小体。

Ⅴ型（膜型）：光镜下半数以上的肾小球有 50% 以上毛细血管襻基膜呈明显增厚，银染色可见大量钉突和基膜内细小空泡，伴有不同程度的系膜增生。免疫荧光可见颗粒状阳性染色沿毛细血管襻分布，系膜区也可有阳性。电镜下可见上皮下和膜内有大量电子致密物沉积，可伴有系膜区沉积。值得注意的是，Ⅴ型狼疮性肾炎可伴发Ⅲ型或Ⅳ型。

Ⅵ型（硬化型）：这一类型属于终末期肾病。光镜下显示肾小球硬化和间质纤维化，与其他原因所致的慢性硬化性病变难以区分，需依赖免疫荧光、电镜或者以往肾活检结果加以判断。

## 六、其他肾小球疾病

### （一）遗传性肾小球疾病

遗传性肾小球疾病是指参与肾小球基底膜功能、足细胞功能、系膜功能或毛细血管内皮功能等多种蛋白的基因突变所致的肾小球疾病，遗传方式以常染色体显性、常染色体隐性和 X 连锁为主。其种类繁多，临床主要表现为蛋白尿或肾病综合征、肾炎综合征。此处将以 Alport 综合征为例进行介绍。

Alport 综合征（Alport syndrome）是由编码Ⅳ型胶原（肾小球基底膜的主要组分）α3、α4 或 α5 链的基因突变所引起的遗传性肾小球疾病，以 X 连锁遗传最为多见（65% ~ 85%），其次为常染色体隐性遗传和常染色体显性遗传。该病临床表现为血尿、蛋白尿及进行性肾衰竭，部分患者可合并感音神经性耳聋、眼部异常、平滑肌瘤、动脉瘤等肾外表现，故又被称为眼 - 耳 - 肾综合征。男性发病率多于女性，且病情较女性重。

**病理变化**：光镜下无特征性病理变化，病变早期肾小球病变轻微，后期可出现节段性硬化和球性硬化，间质可见泡沫细胞、小管萎缩和间质纤维化。肾或皮肤组织的免疫荧光染色发现Ⅳ型胶原 α3、α4 或 α5 链缺失或异常分布，这对于诊断该病具有重要价值；免疫球蛋白和补体常为阴性，可见 IgM 和 C3 在节段性硬化灶中的非特异性沉积。电镜下该病具有特征性改变，可观察到肾小球基底膜节段性增厚，基膜分层呈"篮网状"，或弥漫性变薄伴有裂隙或裂口（图 4-53），或厚薄不均，形态不规则。

### （二）硬化性肾小球肾炎

硬化性肾小球肾炎（sclerosing glomerulonephritis）是所有肾小球肾炎进展到终末期的病变，

又称弥漫硬化性肾小球肾炎。多见于成人，临床上以慢性肾衰竭为特征，预后差，最终发展为尿毒症而进行透析或肾移植。

**病理变化**：两侧肾对称性萎缩变小，质硬，表面呈弥漫性细颗粒状，故称颗粒性固缩肾（granular contracted kidney）（图 4-54）。切面见肾皮质萎缩变薄，纹理模糊不清，皮髓质分界不明显，肾盂周围脂肪组织增多，肾小动脉管壁增厚、变硬，管腔狭窄、口哆开。

光镜下可见肾的所有组织结构均受损。大量肾小球（75% 以上）发生硬化和纤维化，残留肾小球代偿性体积增大，这些硬化肾小球所属的肾小管萎缩消失，残留小管可见管腔扩张，

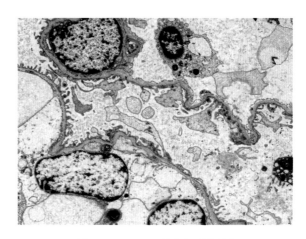

图 4-53 Alport 综合征（电镜）
肾小球基膜弥漫性变薄

小管上皮细胞扁平，管腔内含蛋白管型、颗粒管型等各种管型；间质纤维组织增生，伴大量淋巴细胞和浆细胞浸润；肾细动脉玻璃样变，小动脉内膜纤维化，管壁增厚，管腔狭窄（图 4-55）。因此，部分肾组织因纤维化牵拉而收缩凹陷，而另一部分肾组织因代偿性肥大而向表面突起，故而形成肉眼所见的肾表面颗粒状。免疫荧光显示硬化肾小球常呈阴性，可有 IgM 和 C3 的非特异性沉积；如果尚存未发生硬化或未完全硬化的肾小球，则可从中观察到原有肾小球病的荧光特点。电镜下可以观察到硬化小球中皱缩的基膜和增多的基质。

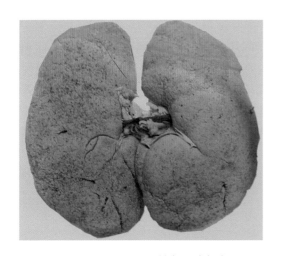

图 4-54 硬化性肾小球肾炎
肾表面呈弥漫细颗粒状

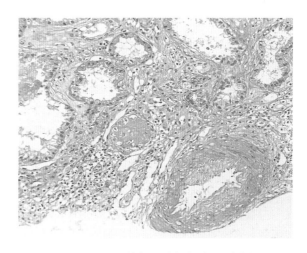

图 4-55 硬化性肾小球肾炎（HE 染色）
肾小球硬化，部分小管萎缩，部分小管代偿性扩张，
间质炎症纤维化，小叶间动脉内膜纤维化

**临床病理联系**：晚期硬化性肾炎患者常有尿液改变、贫血、持续性高血压、氮质血症和尿毒症。①尿液改变：由于大量肾单位的丢失，血流只能通过残存肾单位，故血流通过肾小球的速度加快，尿液通过肾小管的速度也随之加快，但肾小管的重吸收功能有限，大量水分不能被吸收，肾的尿浓缩功能降低，从而出现多尿、夜尿、等渗或低渗尿。②贫血：由于肾组织大量破坏，促红细胞生成素生成减少以及大量积聚在血液内的代谢产物抑制骨髓造血功能或促进溶血所致。③高血压：主要由大量肾单位纤维化造成肾组织严重缺血，肾素分泌增加所致，高血压可进一步引起细动脉、小动脉硬化，加重肾缺血，使血压长期维持在高水平，长期高血压可引起左心室肥大，甚至导致心力衰竭。④氮质血症和尿毒症：由肾单位大量破坏，残留的肾单位逐渐减少，最

后造成代谢产物在体内大量积聚，水、电解质和酸碱平衡均发生紊乱，患者血中尿素氮和肌酐明显增高，导致氮质血症和肾衰竭。

（吴慧娟）

# 第五节　肾小管间质病理变化及相关疾病

## 案例 4-5

女性，65 岁，行无痛胃肠镜后 2 小时出现晕厥和急性肾衰竭。尿常规检查发现尿蛋白 1+，尿红细胞 3 个 /ul，24 小时尿蛋白定量为 0.89 g；血肌酐 258 μmol/L，尿素氮 7.6 mmol/L，尿酸 368 μmol/L，总蛋白 62 g/L，白蛋白 36.6 g/L；空腹血糖 5.2 mmol/L，糖化血红蛋白 5.3%；ANA、A-dsDNA、A-Smith、A-RNP、A-SSA、A-SSB、ANCA、抗肾小球基膜抗体均阴性。经肾穿刺活检后，病理诊断为：急性肾小管损伤。

**问题：**

1. 急性肾小管损伤的病理特点是什么？
2. 导致急性肾小管损伤的原因有哪些？

案例 4-5 解析

肾小管损伤常累及间质，因此两者一并被称为肾小管间质疾病，其是一组以小管间质炎症和（或）损伤为初始表现的疾病。肾小管间质疾病的病因主要包括药物、感染、中毒、自身免疫性疾病、代谢病、肿瘤、缺血等。根据病理形态，肾小管间质疾病主要分为三大类：①急性肾小管损伤；②间质性肾炎（急性、亚急性、慢性）；③肾皮质坏死。肾小管间质疾病的病理表现常非常相似，一定要仔细询问临床病史，结合实验室检查和光镜、荧光、电镜的细致检查来寻找可能的原因。

## 一、常见肾小管间质疾病的病理描述

1. **管型**（cast）　小管管腔中凝聚的蛋白或细胞（可为脱落的小管上皮细胞、红细胞、白细胞，细胞破碎后呈颗粒状），呈柱形（图 4-56）。

2. **小管上皮细胞空泡化**（vacuolization of tubules）　小管上皮细胞胞浆内有透明圆形空泡（图 4-57）。

3. **小管萎缩**（tubular atrophy）　小管上皮细胞丢失、数量减少，小管皱缩、直径变小，常伴有基膜增厚（图 4-58）。

4. **小管炎**（tubulitis）　炎症细胞突破小管基膜进入到小管上皮细胞层（图 4-59）。

5. **间质炎症**（interstitial inflammation）　肾间质增宽，炎症细胞在间质中散在、灶性或弥漫性浸润，急性期可伴有水肿，慢性期可伴有纤维化（图 4-60）。

6. **间质纤维化**（interstitial fibrosis）　肾间质增宽，Ⅰ型、Ⅲ型胶原等间质型纤维组织增加，可伴有小管萎缩和间质炎症（图 4-61）。

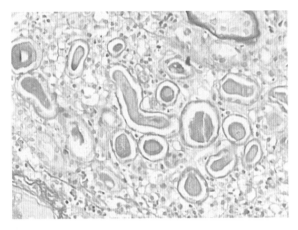

图 4-56 管型（PAS 染色）

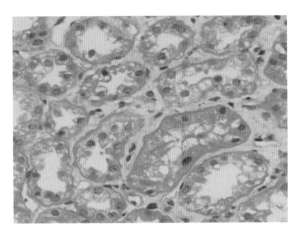

图 4-57 小管上皮细胞空泡化（HE 染色）

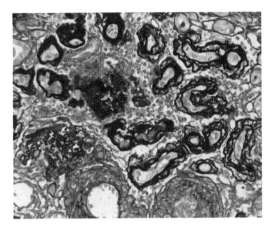

图 4-58 小管萎缩（箭头，PASM 染色）

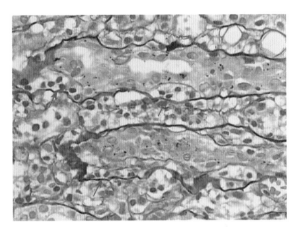

图 4-59 小管炎（箭头，PASM 染色）

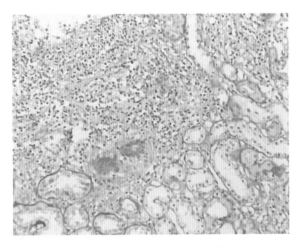

图 4-60 间质炎症（PAS 染色）

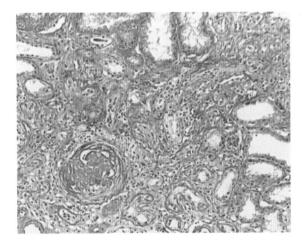

图 4-61 间质纤维化（Masson 染色）

## 二、急性肾小管损伤

急性肾小管损伤（acute tubular injury，ATI）又称急性肾小管坏死（acute tubular necrosis），临床上以急性肾衰竭为表现，患者出现少尿、肾小球滤过率迅速下降、血肌酐和血尿素氮迅速升高，尿中可以检测出小管损伤指标 KIM-1、NGAL 和 IL-18 的升高，血中可以检测到小管损伤指标 NGAL 的升高。

导致急性肾小管损伤的最重要原因是肾灌注下降所致的缺血，约占总病例数的 90%；其次为各种肾毒性物质，约占 10%，包括药物、有机溶剂（如乙二醇）、重金属（如汞）、内源性物质（血红蛋白、肌红蛋白、小管内结晶、胆汁管型、轻链等）；此外，因肿瘤、结石等所致的急性尿流阻塞也可导致急性肾小管损伤。

近端小管上皮细胞对缺血和毒素非常敏感，一方面是其细胞内各种分子、离子的浓度高，另一方面是其耗氧量高。缺血和毒素损伤近端小管上皮细胞膜后，导致近端小管钠重吸收减少，钠向远端小管的运输增加，从而触发管 - 球反馈，并通过肾素 - 血管紧张素系统引起肾内血管收缩，进一步减少肾小球血、氧向升支粗段和近端小管直段的运输，引起更严重的小管损伤。此外，坏死脱落的上皮细胞可以阻塞管腔，使小管内压力升高，导致肾小球滤过率进一步降低。如及时去除病因，小管可再生恢复，如损伤时间长且严重，则急性病变可发展为慢性肾病。

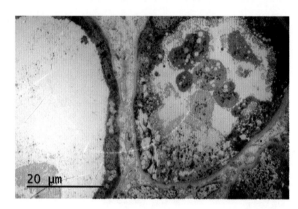

图 4-62　急性肾小管损伤（电镜）
左边小管上皮细胞扁平、刷状缘脱落，右边小管上皮细胞脱落入管腔

**病理变化**：急性肾小管损伤时，小管上皮细胞可以出现一系列变化，包括刷状缘脱落，细胞变得扁平、胞浆空泡化、钙化，细胞坏死或脱落入管腔形成细胞或颗粒管型，也可以见到蛋白管型（图 4-62）。再生的小管上皮细胞可看到核分裂象。间质常表现为水肿伴有少量中性粒细胞、淋巴细胞或浆细胞浸润。小球和血管无明显病变。肾毒性物质所致急性肾小管损伤的总体病理变化与缺血所致急性肾小管损伤类似，但近端小管的坏死更为明显。

值得注意的是，不同原因所致的急性肾小管损伤可能具有某些特征性改变，如血红蛋白和肌红蛋白，除引起上述急性肾小管损伤的普遍现象外，还有血红蛋白管型或肌红蛋白管型形成（图 4-63）；各种小管内结晶引起的急性肾小管损伤，还可在管腔内、小管上皮细胞内甚至间质内看到具有不同光镜和偏振光特点的各种类型结晶（图 4-64）。

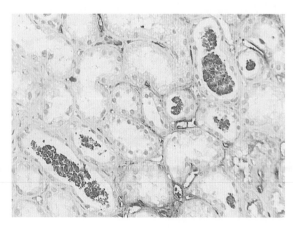

图 4-63　急性肾小管损伤（免疫组化）
血红蛋白管型，免疫组化显示管型呈血红蛋白染色阳性

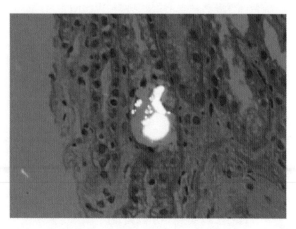

图 4-64　急性肾小管损伤（偏振光）
偏振光下可见小管内草酸盐结晶的强折光

缺血性急性肾小管损伤常由肾血流不足引起，常发生在患者明显低血压和休克的情况下，其原因包括严重创伤、失血、急性胰腺炎和败血症等。此外，肾小管缺血也可以由肾内血流减少引起，如小血管炎、恶性高血压和血栓性微血管病等。不相容性输血和其他溶血危象以及肌红蛋白尿症，也同样产生类似缺血性急性肾小管损伤的临床表现。

# 三、间质性肾炎

间质性肾炎（interstitial nephritis）又称小管间质性肾炎（tubulointerstitial nephritis），并非特指某种疾病，而是累及间质和小管的肾病总称，致病因素众多。药物是导致间质性肾炎的最重要原因，约占半数以上的病例，其余病因包括感染、自身免疫性疾病、遗传病 / 毒物 / 代谢病、尿流阻塞 / 尿液反流或一些未知因素。根据病程，间质性肾炎分为急性、亚急性和慢性，其中，急性间质性肾炎（acute interstitial nephritis，AIN）是引起急性肾损伤临床表现的常见原因，可伴蛋白尿、镜下血尿和其他一些系统性症状（根据病因）。

病理变化：尽管间质性肾炎的病因很多，但其具有相似的主要病理特点，即间质炎症伴小管炎，以及在急性期可见的间质水肿或慢性期可见的间质纤维化。除了上述主要病理特点，不同病因所致的间质性肾炎可能具有某些特征性的形态学变化。

## （一）药物诱导性间质性肾炎

药物是导致急性间质性肾炎的最主要原因，据报道，已有超过 150 种药物可引起该病。最常见的致病药物为抗生素、质子泵抑制剂和非甾体抗炎药，肿瘤治疗中的化疗药物和免疫检查点抑制剂如 PD-1/PD-L1 抑制剂所致的肾小管间质性肾炎呈现越来越高发的趋势。临床上，该病常在接触相应药物的数周到数月后发病，以皮疹、嗜酸性粒细胞增多、发热和急性肾衰竭为临床表现，部分患者出现少尿。

药物诱导性间质性肾炎（drug induced tubulointerstitial nephritis）是针对药物的一种非剂量依赖的超敏反应，通常在药物暴露和病变发展之间的潜伏期出现皮疹、嗜酸性粒细胞增多和发热等，如再次暴露于相同或其他类似药物后可复发。血清 IgE 水平有时升高，提示存在 I 型超敏反应。而另一些病例中，炎症细胞浸润和药物皮肤试验阳性则提示存在 T 细胞介导的Ⅳ型超敏反应。

**病理变化**：光镜下，该病的主要特点是间质中大量以淋巴细胞为主的单个核细胞浸润，还有散在浆细胞、巨噬细胞和数量不等的嗜酸性粒细胞；炎症细胞可浸润至小管基膜内，此被称为小管炎；小管常有急性肾小管损伤的形态学改变，间质可见斑片状水肿（图 4-65）。药物（如噻嗪类药物、利福平等）是导致肉芽

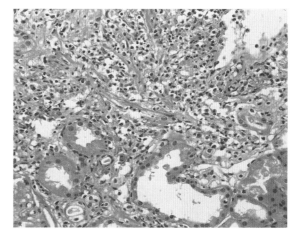

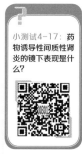

小测试4-17：药物诱导性间质性肾炎的镜下表现是什么？

图 4-65 药物诱导性肾小管间质性肾炎（HE 染色）
间质炎症，淋巴细胞浸润为主伴有嗜酸性粒细胞，小管炎伴急性小管损伤和间质水肿

肿性间质性肾炎的最常见原因，肾间质内出现非坏死性肉芽肿伴多核巨细胞形成。此时需要与其他导致肉芽肿性间质性肾炎的病因进行鉴别，如：结节病、分枝杆菌感染、真菌感染等。

　　临床上确诊药物诱导性间质性肾炎有时颇有难度，以下几个特征可以帮助诊断：①间质炎症中有嗜酸性粒细胞浸润；②由于药物在髓质聚积更多，因此间质炎症在髓质更为显著；③药物暴露和急性肾衰竭之间的时间关系，此需仔细询问病史。大多数药物诱导性间质性肾炎的肾小球形态结构正常，但在一些由非甾体抗炎药引起的病例中，超敏反应会导致微小病变病和膜性肾病，患者出现肾病综合征。

### （二）感染所致的间质性肾炎

　　细菌（如大肠埃希菌、结核分枝杆菌等）、病毒（如 BK 病毒、腺病毒、巨细胞病毒、EB 病毒、人类免疫缺陷病毒等）、立克次体和寄生虫等感染均可引起间质性肾炎。下面以临床多见的肾盂肾炎为例进行讲述。

　　1. 急性肾盂肾炎（acute pyelonephritis）　是由细菌感染引起的主要发生在肾盂、肾盏黏膜和肾间质的急性化脓性炎。其是尿路感染（urinary tract infection，UTI）的重要表现，UTI 除累及上尿路引起肾盂肾炎外，还可累及下尿路引起膀胱炎、前列腺炎、尿道炎。大多数肾盂肾炎病例与下尿路感染后炎症上行相关。

　　急性肾盂肾炎的主要致病菌是肠道内的革兰氏阴性菌，以大肠埃希菌最常见，其他致病菌包括变形杆菌、克雷伯菌、肠球菌和假单胞菌等，葡萄球菌、链球菌和真菌较为少见。

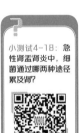

小测试4-1B：急性肾盂肾炎中，细菌通过哪两种途径累及肾？

　　下尿路感染后细菌上行是其到达肾的最重要也是最常见的途径（上行性感染），血源性感染较为少见，可以继发于败血症或细菌性心内膜炎（下行性感染）。肾盂肾炎更容易发生在女性。一方面，由于女性尿道靠近直肠，使肠道细菌更容易进入尿道。另一方面，由于女性尿道短，细菌更容易从尿道口进入膀胱。各种尿路检查或操作，如导尿、膀胱镜检查等可促进细菌进入下尿路及在其中播散。下尿路的细菌而后可沿输尿管上行感染肾盂和肾实质导致肾盂肾炎。

　　正常情况下，由于泌尿道具有其自身防御机制，包括：黏膜分泌的 IgA、巨噬细胞的吞噬功能以及尿液的周期性排泄冲洗，因此膀胱尿液是无菌的。而且，当膀胱收缩排尿时，输尿管入口关闭可阻止尿液反流。因此，病原菌入侵后，无法进入肾致病，只有在机体全身抵抗力下降、尿流阻塞（良性前列腺增生、子宫脱垂、妊娠期增大的子宫等）、膀胱功能障碍等情况下，病原菌才会在尿道繁殖滞留，并上行至肾引起肾盂肾炎。膀胱输尿管瓣膜功能不全所导致的膀胱输尿管反流（vesicoureteral reflux，VUR）是上行性感染的重要原因。膀胱输尿管反流可见于先天性疾病或因脊髓损伤引起膀胱无力或糖尿病引起膀胱失功能而后天获得，反流使细菌可以顺着输尿管进入肾盂，尿潴留则为细菌生长提供环境，促进肾盂肾炎的发生。肾盂肾炎的其他危险因素包括已有的肾纤维化、肾实质内梗阻以及免疫抑制治疗、免疫缺陷等。

　　病理变化：累及单侧或双侧肾。受累肾体积正常或增大，充血，表面可见散在分布、黄色隆起的脓肿，大小不等，可以融合形成更大病灶，周围有充血出血带；切面可见肾盂和肾盏积脓，黏膜充血出血，髓质内可见黄色脓肿病灶，亦可相互融合并延伸至皮质内（图 4-66）。光镜下观察，急性肾盂肾炎的典型病变特征是大量中性粒细胞浸润，沿着肾小管和周围组织间隙扩散，中性粒细胞和细胞碎片聚积在小管管腔形成中性粒细胞管型，浸润至小管上皮细胞和基膜之间形成中性粒细胞小管炎，中性粒细胞也可环绕在小管周围或散在、灶性分布于间质中，甚至形成脓肿（图 4-67），病灶中可见细菌菌落或真菌菌丝等，间质水肿。早期，肾小球不受影响，但随着病变进展，肾小球逐渐被中性粒细胞浸润破坏。当梗阻明显时，脓液不能排除，可充满肾盂、肾盏和输尿管导致脓肾。糖尿病、尿路梗阻和镰刀细胞性贫血的患者还可发生肾乳头坏死。

　　无并发症的急性肾盂肾炎起病急，患者常有发热、寒战、恶心、呕吐、血白细胞增高等全身感染症状，以及脓尿、菌尿、血尿、管型尿、腰部酸痛、膀胱刺激征（尿频、尿急、尿痛）等泌

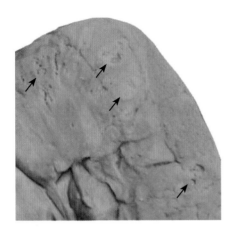
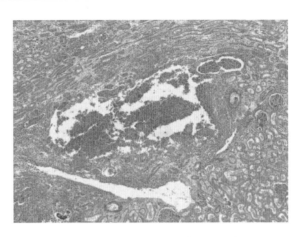

小测试4-19：急性肾盂肾炎的病理形态特点是什么？

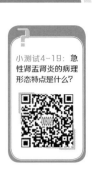

图 4-66　急性肾盂肾炎
箭头所指为黄色脓肿

图 4-67　急性肾盂肾炎（HE 染色）
大量中性粒细胞沿小管间质浸润扩散，此图中可见脓肿形成

尿系统局部症状。肾盂肾炎通常只影响单侧肾，因此一般不引起肾衰竭。如发生在肾移植患者，因患者仅有一个肾，极易引起肾衰竭，故需引起临床的高度重视。当前述易感因素存在时，疾病可复发或发展为慢性肾盂肾炎，也可发展为双侧性病变。肾乳头坏死病例的预后差。

2. **慢性肾盂肾炎**（chronic pyelonephritis）　是慢性肾病发生的原因之一，患者有尿路感染病史，肉眼观其肾出现明显瘢痕以及肾盂肾盏畸形。

慢性肾盂肾炎通常继发于尿路梗阻或反流。如前所述，梗阻或反流均使肾易受感染。反复感染导致肾炎症和纤维化反复发作，最终进展至慢性肾盂肾炎。梗阻或反流所致肾盂肾炎均可能是单侧或双侧。梗阻多为单侧性，继发于结石或单侧输尿管梗阻性病变，但当先天性尿道异常（如后尿道瓣膜）时，则为双侧性。

病理变化：肉眼观，累及单侧或双侧肾，肾体积略缩小、质地变硬，外形不规则，表面可见大小、数量不等的凹陷性瘢痕（图 4-68）；切面皮髓质分界不清，可见病灶呈 U 形，肾乳头萎缩变平，肾盂肾盏变形、扩张、边缘变钝，黏膜粗糙，可见不规则的皮质、髓质瘢痕。当病变累及双侧肾，瘢痕为非对称性。光镜下，肾多个结构被累及。肾盂肾盏黏膜呈纤维性增厚；肾实质内可见灶性或片状分布的炎症细胞浸润伴纤维化，以淋巴细胞、单核细胞和浆细胞浸润为主，如有急性发作，可伴有中性粒细胞浸润；肾小管萎缩，残留小管代偿性扩张，管腔内充满均质状、伊红染色的蛋白管型，状似甲状腺的滤泡结构（图 4-69）；肾小球毛细血管襻的形态结构无明显改变，但其球囊壁出现明显纤维化（图 4-70），随着病变进展，可发生继发性节段性硬化甚至球性硬化。

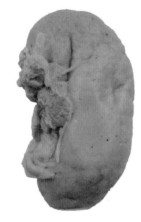
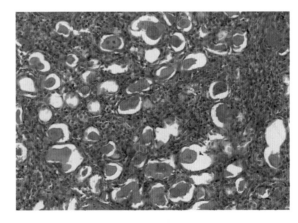

小测试4-20：慢性肾盂肾炎的病理形态特点是什么？

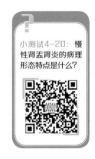

图 4-68　慢性肾盂肾炎（HE 染色，蛋白管型）
表面可见凹陷性瘢痕

图 4-69　慢性肾盂肾炎（HE 染色，蛋白管型）
大量蛋白管型，状似甲状腺滤泡

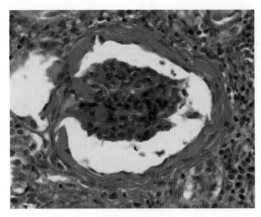

图 4-70　慢性肾盂肾炎（HE 染色）
球囊壁纤维化

慢性肾盂肾炎患者如累及双侧肾，常表现慢性肾病的一些非特异性症状，如尿浓缩功能丧失所致的多尿和夜尿、蛋白尿和高血压等；如累及单侧，则无明显临床表现，患者仅以高血压为主要表现。尿液检查可出现脓尿和蛋白尿，偶有白细胞管型。

### （三）自身免疫性间质性肾炎

自身免疫性间质性肾炎通常与系统性疾病相关，如系统性红斑狼疮、结节病、干燥综合征、伴有葡萄膜炎的肾小管间质性肾炎（tubulointerstitial nephritis with uveitis，TINU）和 IgG4 相关间质性肾炎等。

大约 50% 的系统性红斑狼疮患者肾活检显示淋巴浆细胞性间质性肾炎，偶尔伴有淋巴滤泡形成，间质炎症的程度通常与免疫荧光染色检测到的是否存在肾小管间质免疫复合物沉积及沉积程度相关。淋巴浆细胞性间质性肾炎同样也是干燥综合征的特征。结节病除具有间质性肾炎的普遍表现外，其特征是出现边界清楚、可相互融合的非坏死性肉芽肿。TINU 在儿科更为多见，其特征是具有急性间质性肾炎病理表现和慢性复发性葡萄膜炎病史。IgG4 相关间质性肾炎是一种系统性纤维炎症性疾病，几乎可以影响任何器官，其病理特点为免疫组化染色显示间质中以浆细胞为主的炎症细胞浸润，其中 IgG4$^+$ 浆细胞明显增多，免疫荧光可见小管基膜有颗粒性免疫复合物沉积，随着疾病的进展，IgG4 相关间质性肾炎的皮质出现特征性的席纹状纤维化。

## 四、肾皮质坏死

肾皮质坏死（renal cortical necrosis）指肾出现双侧、多灶性或弥漫性肾皮质凝固性坏死，多见于胎盘早剥伴出血、前置胎盘伴出血、产后败血症、羊水栓塞和重度子痫等产科并发症，大肠埃希菌、克雷伯菌等所致的败血症，也可见于血栓性微血管病、任何原因引起的休克和肾移植后抗体介导的排斥反应。临床以持续性少尿或无尿为主要表现，妊娠期患者可出现急性肾衰竭。据统计，约半数患者进展至慢性肾衰竭。

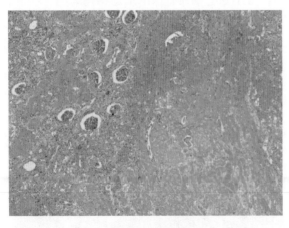

图 4-71　肾皮质坏死（HE 染色）
肾皮质灶性凝固性坏死，坏死周围可见充血出血

病理变化：肉眼观，急性期坏死皮质呈黄色，坏死边缘可见充血出血带，包膜下和近髓旁肾组织瘀血，后期坏死区域被不规则瘢痕所代替，皮质变薄伴钙化。光镜下可见肾皮质有多灶性或弥漫性凝固性坏死（图 4-71），即小管、小球等组织的形态结构尚存，但是细胞核消失，坏死边缘可见碎裂细胞核、充血出血和炎症细胞浸润，周围非坏死小管呈急性肾小管损伤的病理变化，肾小球毛细血管和间质细动脉、小静脉内可见血栓。值得注意的是，由于肾包膜下 1 ~ 2 mm 厚度皮质区的血供来源于肾上腺动脉，以及近髓旁皮质和髓质远离肾动脉分支末端，因此上述区域无明显病变。

（吴慧娟）

# 第六节　泌尿系统的常见肿瘤

## 案例 4-6

男性，67 岁，因"无痛性肉眼血尿 4 天"入院。患者于 4 天前无明显诱因出现肉眼血尿，伴双侧腰部酸胀不适、可见血凝块，无发热，无尿频、尿急、尿痛，排尿困难、恶心呕吐等症状。至当地医院就诊，行 CT 示：右肾中上极类圆形软组织密度团块，大小约 5.8 cm×6.0 cm，增强明显不均匀强化；左肾形态显示可，未见明显异常密度灶；双侧肾盂肾盏、输尿管未见明显扩张积水；膀胱充盈可，膀胱壁未见明显增厚。门诊以"右肾占位性病变"收入院。患者目前精神可，体力正常，食欲正常，睡眠正常，体重无明显变化，二便正常。

**问题：**

1. 该患者最可能的诊断是什么？
2. 该病变最常见的组织学类型是什么？
3. 该组织学类型常见的分子遗传学改变是怎样的？

案例 4-6 解析

泌尿系统可发生各种良性或者恶性肿瘤，以恶性者居多。在我国，最常见的泌尿系统肿瘤是膀胱尿路上皮癌和前列腺癌，其次是肾细胞癌。肾母细胞瘤是婴幼儿最常见的泌尿系统恶性肿瘤。

## 一、常见的肾上皮性肿瘤

### （一）肾细胞癌

肾细胞癌（renal cell carcinoma）又称肾腺癌或肾癌，是最常见的成人肾肿瘤，占肾恶性肿瘤的 80% ～ 90%，在世界范围内的发病率占成人恶性肿瘤的 2% ～ 3%。肾细胞癌最常见于 60 ～ 70 岁的人群，且男性发病约为女性的两倍。其分布具有明显的地域差异，北美、西欧等西方发达国家发病率显著高于非洲、亚洲等发展中国家。据 2020 中国肿瘤登记年报显示，我国肾癌发病率为 3.99/10 万，其中死亡率约占 35%。现已明确肾细胞癌起源于肾小管上皮，因此病变多位于肾皮质，常位于肾的一极，上极更为常见。

**病因和发病机制：**肾细胞癌的病因尚不明确。流行病学调查显示，吸烟是肾细胞癌中等危险因素之一。吸烟者肾细胞癌的发生率是非吸烟者的近两倍。其他危险因素包括肥胖、高血压、职业暴露（三氯乙烯、石棉、镉等）等。此外，终末期肾病的患者肾细胞癌发病率更高。长期透析的患者容易罹患获得性肾囊肿，继而进展为肾细胞癌，其发生率是普通人群的 30 倍。

肾细胞癌具有散发性和遗传性两种类型。散发性占绝大多数，发病年龄大，多发生于一侧肾。遗传性肾细胞癌多以常染色体显性遗传方式在家族中遗传，发病年龄小，肿瘤多为双侧多灶性。家族性肾细胞癌占肾细胞癌总数的 2% ～ 4%，虽然所占比例小，但其发生均与遗传基因变异有关，研究这些基因在肾细胞癌中的作用及其通路，有助于揭示肾细胞癌的发病机制。较为常见的遗传性肾细胞癌如下。

**1. 希佩尔 - 林道综合征（von Hippel-Lindau syndrome，VHL 综合征）** 属常染色体显性遗传性疾病，可累及全身多个脏器，除肾细胞癌外，还可表现为小脑和视网膜的血管母细胞瘤、嗜铬细胞瘤和肾及胰腺囊肿。VHL 综合征患者半数以上可发生肾囊肿和双侧多发性肾透明细胞癌，且发病年龄较散发型肾细胞癌患者年轻。VHL 综合征的发病与位于染色体 3p25-26 的 *VHL* 基因有关。*VHL* 为抑癌基因，该基因与遗传性和散发性肾透明细胞癌的发生均有关。*VHL* 基因编码的蛋白是泛素连接酶复合物的组成部分，可引起包括低氧诱导因子在内的靶蛋白降解。当 *VHL* 基因缺失时，低氧诱导因子水平增高，使 VEGF、PDGF、EPO、CA9 等蛋白的转录和合成上调，刺激细胞增生和血管生成，进而导致肿瘤的发生。

2. **遗传性平滑肌瘤病和肾细胞癌综合征**（hereditary leiomyomatosis and renal cell carcinoma syndrome，HLRCC）　又称为 Reed 综合征，是一种主要由编码延胡索酸水合酶的 *FH* 基因胚系突变所引起的常染色体显性遗传性疾病。患者可出现皮肤和子宫平滑肌瘤以及高侵袭亚型的肾细胞癌。

3. **遗传性乳头状肾细胞癌**（hereditary papillary renal cell carcinoma，HPRCC）　为常染色体显性遗传性疾病。患者常表现为双肾多灶性肿瘤，肿瘤细胞呈乳头状排列。本病无染色体 3p 缺失，无 *VHL* 基因突变，但具有原癌基因 *MET* 的突变。*MET* 基因是编码肝细胞生长因子的酪氨酸激酶受体，其表达异常可使细胞增殖分化紊乱，诱发肿瘤生成。

**分类和病理变化**：肾细胞癌以往根据细胞的形态和生长方式进行分型。然而，近年来，随着对肾细胞癌细胞遗传学研究的进展，一部分基于肾细胞癌分子改变的新分型逐渐被认可。第五版 WHO 对肾细胞癌的分类进行了修订，新分类的主要类型如下。

1. **透明细胞肾细胞癌**（clear cell renal cell carcinoma）　是肾细胞癌最常见的类型，占肾细胞癌的 60% ~ 75%。95% 的病例为散发性。散发性和遗传性病例均有染色体 3p 的缺失，缺失区域含有 *VHL* 基因。80% 的透明细胞肾细胞癌患者，其未缺失 *VHL* 的等位基因发生体细胞突变或高甲基化，最终导致 *VHL* 这一抑癌基因失活。

肿瘤大体通常为实性单侧病灶，表现为肾皮质内实性类圆形结节，与周围肾组织界限清楚或不清，可见假包膜；病变较大时可累及肾盂、肾盏甚至肾周脂肪及肾上腺。有时在病灶周围可见小的卫星灶或者局部突向周围肾实质，提示这些病灶的侵袭力较强。透明细胞肾细胞癌常可侵犯肾静脉，甚至侵及下腔静脉。静脉内瘤栓可侵袭至右心。肿瘤切面可呈现多彩状或金黄色，常见坏死、出血、囊性变，切面偶见钙化或骨化（图 4-72）。显微镜下肿瘤细胞体积较大，圆形或多边形，胞质丰富，透明或颗粒状，呈巢状、腺泡状或实性排列，一般无乳头状结构，间质具有丰富的毛细血管和血窦（图 4-73）。有时肿瘤细胞会高度间变，呈肉瘤样分化的肿瘤区域中可见到瘤巨细胞，呈横纹肌分化的肿瘤细胞可见到宽的嗜酸性胞浆伴有偏位细胞核，可见突出核仁，提示预后不良。

2. **乳头状肾细胞癌**（papillary renal cell carcinoma）　占肾细胞癌的 13% ~ 20%，是仅次于透明细胞癌第二常见的肾细胞癌。本型也包括家族性和散发性两个类型。与透明细胞肾细胞癌不同，乳头状肾细胞癌与染色体 3p 的缺失无关。大多数遗传性乳头状肾细胞癌的发生与位于染色体 7q31 上的 *MET* 原癌基因突变有关。散发性乳头状肾细胞癌的细胞遗传学改变主要是 7 号和 17 号染色体多倍体及男性患者的 Y 染色体丢失。

肿瘤大体上表现为境界清楚的结节，常可见厚的假包膜。切面淡黄色或红棕色，易继发缺血性坏死，从而导致颜色变化各异。质地松软易碎，可有不同程度囊性变（图 4-74）。双侧肾同时发生以及多灶性病例较其他常见类型的肾细胞癌更为常见。肿瘤细胞为立方状或矮柱状，胞浆嗜碱性，呈乳头状或管状排列，也可以具有透明的或粉红色细胞质（图 4-75）。乳头中轴水肿，间质内常见沙砾体和泡沫样组织细胞。间质及肿瘤细胞内还可见含铁血黄素沉积。

3. **肾嫌色细胞癌**（chromophobe renal cell carcinoma）　约占肾细胞癌的 5%。绝大多数为散发性，可以出现染色体丢失，包括 1、2、6、10、13、17、21 号及 Y 染色体。少量遗传性病例与 Birt-Hogg-Dubé 综合征 *FLCN* 基因突变或 Cowden 综合征 *PTEN* 基因突变有关。

知识拓展：常见的遗传性肾细胞癌及临床表现

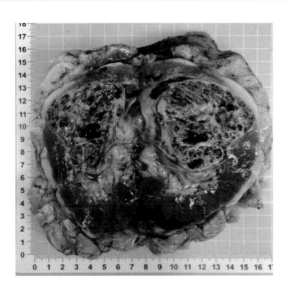

图 4-72 透明细胞肾细胞癌大体

肾一极皮质内可见一多彩状肿物，界清，有假包膜，可见出血、囊性变

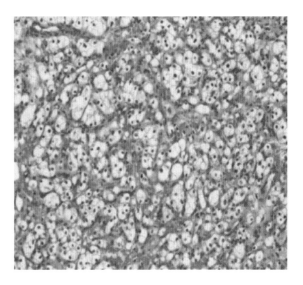

图 4-73 透明细胞肾细胞癌镜下

肿瘤细胞呈实性片状排列，细胞圆形，胞浆透明，胞核居中，间质血窦丰富（HE 染色，200×）

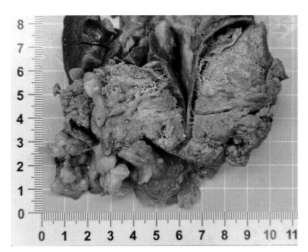

图 4-74 乳头状肾细胞癌大体

肾皮质内可见一个境界清楚的灰黄结节，伴有厚的假包膜，切面呈细颗粒状

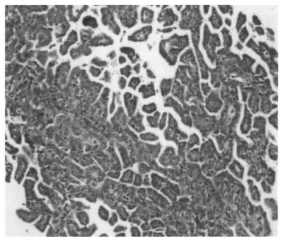

图 4-75 乳头状肾细胞癌镜下

肿瘤呈乳头状排列，细胞小，排列呈单层立方形，胞质稀少、略嗜碱性，核小，核仁不明显（HE 染色，200×）

　　肿瘤一般体积较大（平均直径为 8 cm），大体呈灰色或棕褐色（图 4-76）。镜下肿瘤细胞呈实性片状排列，也可呈小的巢状、微囊状、梁状，偶尔呈乳头状结构。肿瘤细胞起源于集合管的暗细胞，体积较大，多角形，通常具有透明、絮状的细胞质和非常突出、似植物细胞的细胞膜。细胞核形态不规则，皱缩状，类似葡萄干样，周围可见透明光环包围，即核周空晕，是此型肿瘤的特征之一。此外，可见部分肿瘤细胞体积较小，含有嗜酸性颗粒状胞浆（图 4-77）。超微结构上，肿瘤细胞胞质内可以观察到大量特征性微泡。患者预后较好。

　　除了以上列举的肾细胞癌常见类型以外，还有一些少见类型，如集合管癌（collecting duct carcinoma）、分子定义的肾细胞癌（molecularly defined renal cell carcinomas）以及其他肾细胞癌。随着人们对肾细胞癌研究的深入，肾细胞癌的分类也在不断变化。

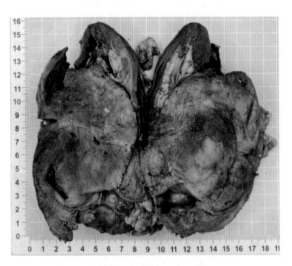

图 4-76　嫌色细胞癌大体

肾皮质内见一质地均匀的浅棕色肿物，局灶有少量出血

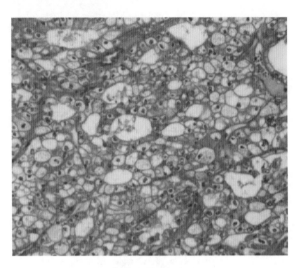

图 4-77　嫌色细胞癌镜下

肿瘤细胞弥漫呈片分布，细胞膜厚、清楚，细胞核皱缩，可见核周空晕（HE 染色，200×）

临床病理联系：肾细胞癌临床表现复杂多样，早期症状可不明显，导致病变发现时肿瘤体积往往较大。血尿、腹部肿块和腰痛三联征是肾细胞癌具有诊断意义的特征，但三者同时出现的比例很小，常常以无痛性血尿作为肾癌的主要症状。血尿常为间歇性，早期可仅表现为镜下血尿。肿瘤可产生异位激素和激素样物质，患者出现红细胞增多症、高钙血症、高血压、库欣综合征或女性 / 男性化等副肿瘤综合征。其中，红细胞增多症是癌细胞产生促红细胞生成素的结果。

由于肿瘤富于血管，肾细胞癌容易血行转移。转移最常发生于肺和骨，也可转移至肝、肾上腺和脑。淋巴转移则首先转移至肾门和主动脉旁淋巴结。

肾细胞癌患者的预后和组织学类型、诊断时的分期有关。在常见类型中，透明细胞肾细胞癌的预后较乳头状肾细胞癌差，而嫌色细胞癌的预后最好。核分级系统在透明细胞肾细胞癌和乳头状肾细胞癌中是预后参考指标。总体来看，Ⅰ期肾细胞癌患者的 5 年生存率超过 92%，Ⅱ期和Ⅲ期的 5 年生存率仅 40%；30% 的患者在术后发生转移，预后较差。肾根治术是所有局限性肾细胞癌的经典治疗手段，而近 20 年以来，肾单位保留的楔形切除术已经成为 T1～T2a 肿瘤的更优选择。

### 框 4-8　肾细胞癌的分级标准

世界卫生组织（WHO）和国际泌尿病理学会（International Society of Urological Pathology，ISUP）根据肾细胞癌的细胞核形态以及核仁的明显程度，将肾细胞癌的核级别分为 1～4 级：1 级在 400 倍显微镜下看不到核仁或核仁不明显；2 级在 400 倍镜下可见清晰的核仁，但在 100 倍镜下核仁不明显；3 级在 100 倍镜下可见清晰的核仁；4 级瘤细胞显示明显多形性的核、瘤巨细胞、肉瘤样或横纹肌样分化。不同类型的肾细胞癌，核级的判断对于预后的提示价值不一。目前，WHO/ISUP 推荐对于透明细胞肾细胞癌和乳头状肾细胞癌必须在肾切除术后的病理报告中进行核级的判定。而对于嫌色细胞癌，则没有必要进行核级的判定。其他类型的肾细胞癌是否有必要进行核级的判定尚有待于更多病例的分析及进一步的研究探讨。

（二）嗜酸细胞瘤

嗜酸细胞瘤（oncocytoma）是较常见的一种良性肾肿瘤，占肾肿瘤的 6%～9%。发病年龄广泛，中位年龄在 60 岁左右。男女比例约为 2∶1。

**病因和发病机制：**嗜酸细胞瘤可以出现染色体 1、14、21、X、Y 的丢失。11q13 位点 *CCND1* 基因重排见于一部分嗜酸细胞瘤。此外，该病还发现线粒体相关基因的突变。极少病例为发生于 Birt-Hogg-Dubé 综合征患者。

**病理变化：**嗜酸细胞瘤大体红褐色或棕色，实性界清，通常无包膜，位于肾皮质（图 4-78）。肿瘤体积较大时可以侵入肾周脂肪、肾髓质、肾窦或大的肾静脉，但均不影响肿瘤的良性本质。1/3 的病例可见中央瘢痕，此特征有助于术前腹部影像学作出诊断。多灶常见，也可双侧发生。肿瘤细胞起源于集合管的暗细胞，常呈团巢状、器官样或管囊状排列，圆形至多角形，胞浆致密颗粒状、嗜酸性，核圆形、一致，染色质细腻，有小的中位核仁（图 4-79）。间质常见水肿、玻璃样变或黏液变。

**临床病理联系：**大部分病例没有明显症状或在做腹部影像学检查时无意间发现。少数病例可出现血尿、腹痛、排尿困难、体重减轻以及明显的腹部包块等症状。

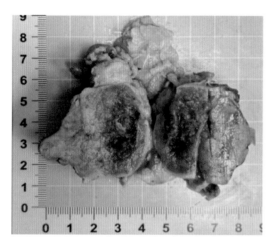

图 4-78　嗜酸细胞瘤大体

肿瘤呈灰黄灰褐色，境界清楚，中央可见少许瘢痕

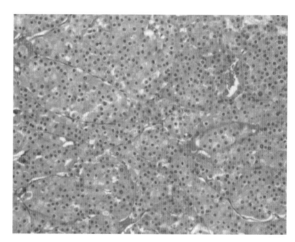

图 4-79　嗜酸细胞瘤镜下

肿瘤呈实性巢状结构，由胞质丰富、嗜酸性颗粒状的圆形细胞组成，核较一致，小圆形，偶见小核仁（HE 染色，200×）

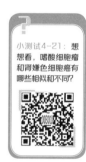

小测试4-21：想想看，嗜酸细胞瘤和肾嫌色细胞癌有哪些相似和不同？

# 二、肾母细胞瘤

肾母细胞瘤（nephroblastoma）又称 Wilms 瘤（Wilms tumor），最初由德国医师 Max Wilms 于 1899 年首先予以描述，是起源于后肾胚基细胞的恶性胚胎性肿瘤。该病多发生于儿童，偶见于成人，为 15 岁以下儿童最常见的肾恶性肿瘤。大多数为散发性，但 10%～15% 的病例伴有综合征或先天性畸形。家族性病例占 1%～2%，以常染色体显性方式遗传。

病因和发病机制：肾母细胞瘤的发生主要与位于 11 号染色体短臂上两个相邻的基因位点异常相关。一个是位于 11p13 上的抑癌基因 *WT1* 缺失或点突变。*WT1* 对肾和性腺的发育起着至关重要的作用，它可以促进输尿管胚芽的发育和间叶胚基细胞向上皮分化，其表达异常可导致 45%～60% 肾母细胞瘤发生。另一个则是位于 11p15.5 的 *WT2* 基因缺失，继而引起该区段重要印记基因，如 *IGF2*、*P57* 等表达异常，导致肾母细胞瘤发生。散发性肾母细胞瘤常可见到 *WT2* 基因的体细胞缺失。

在肾母细胞瘤病例中，与其发病率高度相关的综合征有以下三种。

1. WAGR（**Wilms tumor，aniridia，genitourinary anomalies and mental retardation**）综合征　表现为 Wilms 瘤、虹膜缺如、生殖泌尿道畸形和精神发育迟缓。WAGR 综合征的患者染色体 11p13 发生胚系缺失。

2. Denys-Drash 综合征　特点为性腺发育不全（男性假两性畸形）和幼年发生的肾病变（如弥漫性肾小球系膜硬化）并导致肾衰竭。该综合征患者遗传学异常主要是 *WT1* 基因的点突变，可致 90% 的概率发生 Wilms 瘤。

3. Beckwith-Wiedemann 综合征　特征为器官肥大、巨舌、偏身肥大、脐突出和肾发育异常。该综合征患者常可检测到染色体 11p15.5 的缺失。

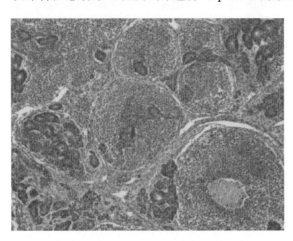

图 4-80　肾母细胞瘤镜下

肿瘤细胞丰富，可见不同细胞成分。部分肿瘤细胞排列成小管或菊形团结构，部分肿瘤细胞小，胞质稀少，呈实性结节状分布，类似原始胚基。肿瘤间质富于梭形细胞（HE 染色，100×）

**病理变化**：肾母细胞瘤大体多表现为单个实性肿物，体积较大，边界清楚，可有假包膜形成。少数病例双侧发生或呈多灶性。肿瘤质软，切面鱼肉状，灰白或灰红色，可有灶状出血、坏死或囊性变。显微镜下具有肾不同发育阶段的组织学结构，细胞成分包括上皮、间叶和幼稚细胞 3 种，不同病例中 3 种成分的比例不一，甚至仅有单一成分。上皮细胞体积小，圆形、多边或立方形，可形成原始肾小管或肾小球样结构，并可出现鳞状上皮分化。间叶成分多样，富于黏液和成纤维细胞样梭形细胞，细胞较小，梭形或星状，可出现横纹肌、软骨、骨或脂肪等分化。胚基幼稚细胞为小圆形或卵圆形原始细胞，胞质少，核分裂象多见，呈弥漫状和条索状分布（图 4-80）。

**临床病理联系**：肾母细胞瘤的主要症状是腹部肿块。部分病例可出现血尿、腹痛、肠梗阻和高血压等症状。肿瘤可侵及肾周脂肪组织或肾静脉，通过血行转移到肺或肝，也可经淋巴转移至肾门和腹主动脉淋巴结。肾母细胞瘤预后很好，目前治疗方案主要是手术切除和化疗的综合应用。体积巨大的肿瘤多采用新辅助治疗后手术的方式，具有良好的治疗效果。

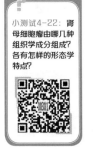

小测试4-22：肾母细胞瘤由哪几种组织学成分组成？各有怎样的形态学特点？

## 三、尿路上皮肿瘤

尿路上皮（urothelium）即移行上皮，被覆在几乎整个泌尿道，包括膀胱、输尿管、肾盂以及部分尿道。其所发生的肿瘤即尿路上皮肿瘤（urothelial tumor），最常见的肿瘤类型就是尿路上皮癌（urothelial carcinoma）。尿路上皮癌好发于 50 ~ 70 岁患者，膀胱是最常见的发生部位，男女之比为（3 ~ 4）：1。

**病因和发病机制**：尿路上皮癌的发生发展较为复杂，具体发病机制尚未阐明，内在的遗传因素与外在环境因素均有重要作用。目前对膀胱癌的研究较多，已有研究表明，膀胱癌的发生与吸烟、长期接触工业化学产品、特殊感染、辐射、药物暴露和膀胱黏膜的慢性刺激等有关。其中，吸烟和长期接触工业化学产品与膀胱癌的发生关系最为明确。香烟里的芳香胺类被认为是主要的致癌物质。约 50% 的膀胱癌患者有吸烟史，吸烟者膀胱癌的患病风险较非吸烟者增加 2 ～ 3 倍，风险率与吸烟强度和时间呈正比。约 20% 的膀胱癌患者所从事的职业长期接触苯胺类工业化学产品。

尿路上皮肿瘤的分子病理学改变具有异质性。良性尿路上皮肿瘤，包括乳头状瘤和内生性乳头状瘤，常见的分子改变是 RAS/ERK 信号异常。其中，*HRAS* 和 *KRAS* 突变几乎见于所有良性肿瘤。这与尿路上皮癌的分子改变完全不同。*TERT* 启动子区域突变是尿路上皮癌，包括 70% ～ 80% 的膀胱非浸润性尿路上皮癌最常见的分子改变。*TERT* 突变会导致端粒酶活性异常，进而导致细胞增殖异常，从而促进肿瘤生长。但在尿路上皮的良性病变中，未发现 *TERT* 突变。研究表明，在早期尿路上皮癌或者低级别尿路上皮病变中检出 *TERT* 突变，可作为肿瘤进展为浸润性尿路上皮癌的早期分子事件。除此以外，*FGFR3* 基因的改变（包括突变、扩增和融合）也常见于尿路上皮癌的病例中，并且目前已有针对 FGFR 的拮抗剂获批。高级别尿路上皮病变还可见 *TP53*、*RB1* 和 *CDKN2A* 等基因突变 / 缺失。低级别尿路上皮癌很少进展为高级别或者浸润性尿路上皮癌，但当低级别病变合并以上基因改变时，会向高级别病变转化。

尿路上皮癌可以发生在 Lynch 综合征的患者，这是一种 DNA 错配修复功能缺失的常染色体显性遗传性疾病。其中，*MSH2* 胚系突变的患者尿路上皮癌的发生率较正常人稍高。Costello 综合征，一种 *HRAS* 胚系突变的罕见遗传性疾病，则可导致青少年和年轻人膀胱癌的发生。

**分类和病理变化**：尿路上皮癌有不同的分类标准。形态学上，尿路上皮肿瘤根据有无浸润，分为非浸润性尿路上皮肿瘤和浸润性尿路上皮癌两大类。前者根据生长方式，又进一步分为乳头状和平坦型尿路上皮肿瘤。随着对尿路上皮癌分子机制研究的深入，又可将尿路上皮癌根据相应的分子特征及免疫表型，分为两种主要的分子亚型：管腔型和基底型。目前形态学分类仍是尿路上皮癌最主要的分类依据。

尿路上皮癌好发于膀胱侧壁和膀胱三角区近输尿管开口处。肿瘤可为单个，也可为多灶性（图 4-81）。大小不等，可呈乳头状或息肉状，也可呈扁平斑块状。浸润性生长时可以呈溃疡型、结节型或弥漫型。

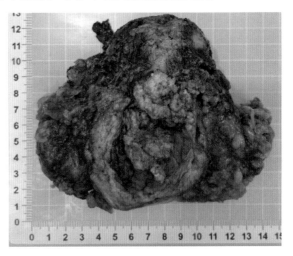

**图 4-81　膀胱癌大体**
肿瘤呈灰白色，菜花状生长，向膀胱腔内凸起

1. 尿路上皮乳头状瘤（**urothelial papilloma**）　占非浸润性尿路上皮肿瘤的 4% 或更少。多见于 50 岁左右，男性好发。组织学上，肿瘤呈乳头状生长，细胞分化好，类似正常尿路上皮。

2. 内生性尿路上皮乳头状瘤（**inverted urothelial papilloma**）　发病率不到非浸润性尿路上皮肿瘤的 1%。好发年龄及性别差异与尿路上皮乳头状瘤相同。组织学上，肿瘤向内，在间质中呈内生乳头状生长，细胞分化好。

3. 低度恶性潜能的尿路上皮乳头状肿瘤（**papillary urothelial neoplasm of low malignant potential**）　占尿路上皮肿瘤的 40% ～ 50%。男性好发，常见于 60 ～ 70 岁的患者。组织学上，可见分支粗大的乳头，被覆上皮较正常尿路上皮增厚，细胞单一，失去正常成熟的分化，核稍增大。

4. 非浸润性尿路上皮乳头状癌，低级别（**non-invasive papillary urothelial carcinoma，low grade**）　好发于 60 岁以上的人群，男性多见。组织学上，肿瘤呈乳头状，可有分支或融合，细胞排列紧密，但有轻度核异型性改变，表现为核浓染、核增大及少量核分裂象（多见于基底部，图 4-82）。

5. **非浸润性尿路上皮乳头状癌，高级别**（non-invasive papillary urothelial carcinoma，high grade）　属于高级别尿路上皮病变。除此以外，高级别尿路上皮病变还包括尿路上皮原位癌及浸润性尿路上皮癌，其发病率相似，均为老年人多见，平均年龄为70岁，男性好发。组织学上，高级别非浸润性尿路上皮乳头状癌的乳头更为复杂，细胞排列紊乱，极性消失。细胞核深染，异型性明显，核分裂象全层可见，且有病理性核分裂象（图4-83）。

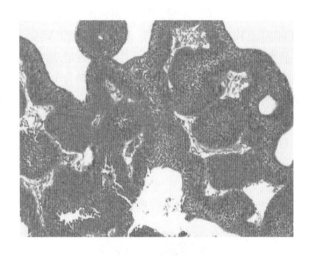

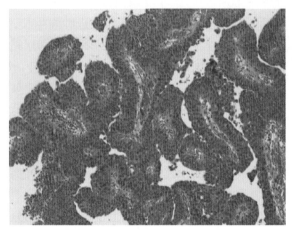

图4-82　非浸润性尿路上皮乳头状癌，低级别
肿瘤呈乳头状生长，部分乳头融合，被覆上皮层次增多，极向尚存，核增大，轻度异型（HE 染色，100×）

图4-83　非浸润性尿路上皮乳头状癌，高级别
肿瘤呈乳头状结构，乳头被覆上皮明显异型，极向紊乱，核大，且大小不等，核分裂象可见（HE 染色，100×）

6. **尿路上皮原位癌**（urothelial carcinoma in situ）　大多数尿路上皮原位癌伴随高级别非浸润性尿路上皮乳头状癌或者浸润性尿路上皮癌而存在，少数病例（1%～3%）仅存在尿路上皮原位癌。组织学表现为扁平病变，被覆上皮可厚薄不等，但细胞呈现高级别异型性。

7. **浸润性尿路上皮癌**（invasive urothelial carcinoma）　大多数病例见于膀胱，上尿路发生浸润性尿路上皮癌的比例为5%～10%。根据浸润深度，浸润性尿路上皮癌又分为非肌层浸润性尿路上皮癌和肌层浸润性尿路上皮癌。肿瘤细胞呈巢状、片状、梁索状、小团状或单个细胞浸润，常伴有促纤维结缔组织反应。除少数病例外，大多数浸润性尿路上皮癌为高级别。

此外，泌尿道也可发生鳞状细胞癌、腺癌和间叶起源的肿瘤等，但相对较少见。

临床病理联系：膀胱肿瘤最常见的临床表现是血尿。80%～90%的患者以间歇性、无痛性全程肉眼血尿为首发症状。约有10%的膀胱癌患者因肿瘤侵犯膀胱壁，刺激膀胱黏膜或并发感染，出现尿频、尿急和尿痛等膀胱刺激症状。肿瘤阻塞输尿管开口时可引起腰部疼痛、下肢水肿、骨痛、尿潴留、体重减轻等晚期症状。

膀胱镜检是发现膀胱肿瘤最主要的诊断方式。对非肌层浸润性癌的治疗包括经尿道电切，根据复发危险决定膀胱灌注治疗方案。对于肌层浸润性癌需要进行全膀胱根治术。术前辅助放化疗、术后辅助放化疗以及免疫治疗等也应用于肌层浸润性癌或者复发、转移性尿路上皮癌的治疗。尿路上皮肿瘤术后容易复发，有的复发肿瘤分化可能变差。

尿路上皮癌的预后与肿瘤的分级、浸润与否及浸润深度等密切相关。一般来讲，低级别非浸润性尿路上皮乳头状癌普遍预后较好，但有10%～20%会发展为高级别或浸润性癌。而高级别病变的预后则较差。此外，合并尿路上皮原位癌是肿瘤的不良预后因素之一。肿瘤可累及邻近的器官，包括前列腺、精囊和输尿管等，甚至侵犯阴道或直肠形成瘘管。肿瘤也可发生淋巴血管侵犯，继而出现远处转移。

## 四、前列腺癌

前列腺癌（prostatic cancer）是起源于前列腺上皮的恶性肿瘤，也是泌尿男性生殖系统最常见的恶性肿瘤之一。仅有 1% 的前列腺癌在 50 岁以前能够检出并明确诊断，50 岁以后，发病率随年龄增加逐步提高，60 ～ 85 岁为发病高峰。2020 年，全球前列腺癌发病率仅次于乳腺癌和肺癌，位于第 3 位。前列腺癌发病率有明显的地理和种族差异。西方发达国家发病率较高，其中黑人的发病率是白人的两倍。亚洲地区的发病率则较低，但近年来呈逐渐上升趋势。我国 2015 年恶性肿瘤新发病例数据显示，前列腺癌发病率居男性恶性肿瘤的第 6 位。

病因和发病机制：前列腺癌的病因及发病机制十分复杂，其确切病因尚不明确。目前研究显示，前列腺癌与遗传、年龄、外源性因素和激素等有密切关系。直系亲属中患有前列腺癌的人群前列腺癌的风险会增加 1 倍以上，且有前列腺癌家族史的患者比无家族史的患者确诊年龄早。对于前列腺癌分子遗传学研究发现，约 1/6 的患者可检测出重要基因胚系致病性突变，其中主要是 DNA 修复基因的胚系致病性突变，如 *BRCA2*、*BRCA1*、*CHEK2*、*FANCI*、*PALB2*、*ATM* 和 *MSH2*。外源性因素包括环境因素和饮食习惯等。紫外线暴露可能会降低前列腺癌的发病率。酒精摄入量过多是前列腺癌的高危因素，而过低或者过高的维生素 D 水平也和前列腺癌，尤其是高级别前列腺癌的发病率有关。去势手术（切除睾丸）或服用雌激素可抑制肿瘤生长，说明雄激素和前列腺癌的发生相关。

**病理变化**：前列腺癌中约 70% 发生于前列腺外周带，以后叶多见，可在肛诊检查时扪及。68% ～ 90% 的前列腺癌呈多灶性生长。肉眼观，肿瘤切面灰白、质硬，与周围正常前列腺界限不清，触之有沙砾感（图 4-84）。

前列腺癌有多种病理类型，包括腺泡腺癌、导管内癌、导管腺癌、鳞状细胞癌、基底细胞癌以及神经内分泌肿瘤等，以腺泡腺癌最多见。镜下，分化好的肿瘤腺泡较规则，排列拥挤，可见背靠背现象（图 4-85）。腺体由单层肿瘤细胞构成，外层的基底细胞缺如。细胞核体积增大，呈空泡状，含有一个或多个大的核仁。随着肿瘤分化程度下降，腺体轮廓不规则，可出现筛状融合，或者呈肾小球样。在低分化癌中，癌细胞可排列呈条索、巢状或片状。前列腺癌可以出现包膜、淋巴管、血管和周围神经的浸润。

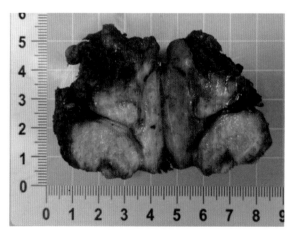

**图 4-84　前列腺癌大体**

肿瘤呈灰白、灰黄色，弥漫分布，与正常前列腺组织分界不清

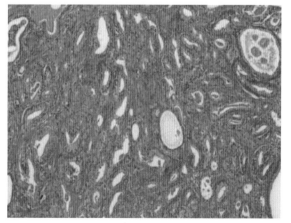

**图 4-85　前列腺癌镜下**

肿瘤分化较好，腺泡形态较规则，散在分布，部分区域可见背靠背现象。肿瘤性腺泡由单层肿瘤细胞构成，外层缺乏基底细胞，部分腺腔内可见嗜伊红的分泌物（HE 染色，100×）

知识拓展：前列腺癌 Gleason 组织学分级模式

前列腺腺癌周围的腺管和腺泡中常可见腺上皮灶性非典型增生，但和癌相比，异型的细胞外侧有一层基底细胞和完整的基底膜，这种改变被称为前列腺上皮内瘤变（prostatic intraepithelial neoplasia，PIN）。PIN 常为多灶分布，或呈单个病灶。依据细胞非典型性的程度，PIN 既往分为低级别和高级别。然而，因低级别病变与良性前列腺腺泡增生无法鉴别，现已不列为独立的疾病。高级别 PIN 和浸润性癌有相似的分子水平的改变，说明高级别 PIN 是一种癌前病变。其中，筛状高级别 PIN 更被认为是介于高级别 PIN 和前列腺导管内癌（intraductal carcinoma of prostate，IDC-P）之间的一种导管内非典型增生性病变。

**临床病理联系：** 早期前列腺癌一般无症状，常在因前列腺增生的切除标本中，或体检发现异常升高的前列腺特异性抗原（prostate specific antigen，PSA）而偶然发现。部分患者可出现下尿道的症状，例如排尿困难、尿频、尿痛等。男性勃起功能障碍在前列腺癌患者中更常见。

前列腺癌可发生局部浸润，常直接向周围脂肪、精囊腺和膀胱底部浸润，后者可引起尿道梗阻。5% ～ 13% 的前列腺癌首次诊断已有远处转移，可转移到骨、肺和肝，其中骨转移，尤以脊椎骨最常见。男性肿瘤骨转移应首先想到前列腺癌转移的可能。淋巴转移首先至区域淋巴结，随后可到内脏及远处淋巴结。

前列腺癌根治术后病例，肿瘤的分级与分期是前列腺癌复发最重要的预后参考指标。除此以外，肿瘤的体积、脉管或神经侵犯以及肿瘤的增殖活性也与前列腺癌预后相关。在前列腺癌的病变中，大多数 IDC-P 病变是作为肿瘤进展的晚期事件形成的，识别 IDC-P 会对预后产生负面影响，因此报告其存在具有重要意义。

（程恒辉）

# 小 结

以肾为主的器官组织精密调节水、电解质和酸碱平衡。外界环境的剧烈变化和疾病往往会引起自稳态的破坏，引起各型脱水、水中毒、水肿、低 / 高钾血症、低 / 高钙血症、低 / 高磷血症、低 / 高镁血症等水、电解质代谢紊乱以及代谢性 / 呼吸性酸中毒、代谢性 / 呼吸性碱中毒等酸碱失衡。

肾衰竭的病理生理过程是涉及多系统功能改变的复杂过程。肾功能障碍的发病与肾小球滤过、肾小管及肾内分泌功能障碍有关。根据病因与发病的急缓，肾衰竭可分为急性和慢性两种。急性肾衰竭时，双肾泌尿功能在短期内急剧障碍，代谢产物在体内积聚出现氮质血症和代谢性酸中毒，机体内环境严重紊乱。急性肾衰竭初期，肾血管及血流动力学的改变导致肾小球滤过率降低，发生少尿；而肾小管的损伤维持了肾小球滤过率的持续降低和少尿。慢性肾衰竭是由肾单位慢性进行性、不可逆性破坏，以致残存的肾单位不能完全排出代谢废物和维持内环境恒定而导致水、电解质和酸碱平衡紊乱，代谢产物在体内积聚以及肾内分泌功能障碍等一系列临床综合征。慢性肾衰竭可由原发性肾病如慢性肾小球肾炎等引起，也可继发于全身性疾病，如糖尿病、高血压等。慢性肾衰竭常伴随多系统并发症如肾性骨营养不良、肾性高血压、肾性贫血和出血等。急慢性肾衰竭进展到晚期，大量代谢终产物以及毒素包括甲状旁腺激素、甲基胍、中分子量毒素、尿素和尿酸等在体内积聚，导致多系统功能代谢障碍。尿毒症患者需依靠透析治疗维持部分肾功能，而肾移植治疗是最根本的治疗方法。

第四、五节围绕非肿瘤性肾病，介绍了肾小球和肾小管间质的基本病理形态学变化及其发病机制，列举了各类常见肾小球肾炎和肾小管间质病的病因、病理变化和临床病理联系。

泌尿系统肿瘤恶性居多。肾细胞癌是肾最常见的恶性肿瘤，其主要的病理类型包括透明细胞癌、乳头状癌和嫌色细胞癌。肾母细胞瘤是儿童期肾最常见的恶性肿瘤。肿瘤由间叶、上皮和幼稚细胞 3 种成分以不同比例组成。膀胱尿路上皮癌多见。前列腺癌主要发生于老年男性。

## 整合思考题

1. 急性肾衰竭最严重的并发症是什么？为什么？其机制是什么？
2. 慢性肾衰竭患者为什么容易骨折？其机制是什么？
3. 以肾病综合征为主要临床表现的疾病有哪些？它们的病理特点是什么？
4. 以肾炎综合征为主要临床表现的疾病有哪些？它们的病理特点是什么？
5. 引起间质性肾炎的病因有哪些？间质性肾炎的病理特点是什么？
6. 肾小球肾炎和肾盂肾炎的差异有哪些？
7. 泌尿系统肿瘤的发生可与多种遗传综合征相关，你还知道哪些肿瘤的发生也与遗传综合征相关？
8. 低钾血症和高钾血症皆可引起肌无力、肌麻痹，其机制有何不同？
9. 女性，35 岁。呕吐、腹泻伴发热、口渴、尿少 4 天入院，体温：38.2 ℃，血压 110/80 mmHg，汗少、皮肤黏膜干燥，血 $Na^+$ 155 mmol/L。入院后给予静脉推注 5% 葡萄糖溶液 2500 ml/d 和抗生素。2 天后患者体温、尿量恢复正常，口不渴，但出现眼窝凹陷、皮肤弹性差、头晕。脉搏 110 次 / 分，血压 72/50 mmHg，血 $Na^+$ 120 mmol/L。试述该患者发生了哪些水电解质代谢紊乱？为什么作出该判断？并阐述其发生原因和机制。
10. 女性，37 岁。多次因家庭不和、与家人口角后心情久久不能平复，反复发作呼吸困难、气促、头晕、心悸、手脚冰冷、手指或上肢强直、发抖，有几次手指竟僵硬呈鸡爪般模样且说不出话来，一次发作时动脉血气分析显示：pH 7.6、$PaCO_2$ 31 mmHg。试述该患者血气分析指标异常的原因是什么？患者出现肌肉僵硬的机制是什么？如何进行纠正？

第四章整合思考题
解析

# 第五章　以泌尿系统为靶点的药物及应用

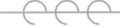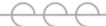

## 导学目标

通过本章内容的学习，学生应能够：

※ **基本目标**

1. 概括作用于肾素 - 血管紧张素 - 醛固酮系统药物的药理学作用机制和临床应用。
2. 比较各类利尿药的作用靶点、作用机制和临床应用。
3. 说明钠 - 葡萄糖转运体 2 抑制药的药理学作用和保护肾的分子机制。
4. 解释低氧诱导因子稳定药的作用的生理学基础和分子机制。

※ **发展目标**

1. 基于肾素 - 血管紧张素 - 醛固酮系统调控机制，理解肾血管性高血压动物模型的基本原理，并熟悉应用动物模型进行药物筛选和药效学评价。
2. 在理解尿浓缩机制的基础上，阐述潜在的新型利尿药靶点和研发策略。
3. 综合运用独立于降糖机制外的保护心肾机制，分析无论是否患有 T2DM，SGLT2 抑制药治疗均可获益的机制。
4. 以罗沙司他研发过程为例，讲述从基础研究到临床应用的新药研发各阶段的特点和意义。

## 第一节　肾素 – 血管紧张素 – 醛固酮系统抑制药

### 一、肾素 – 血管紧张素 – 醛固酮系统的发现

1898 年，Robert Adolph Armand Tigerstedt 与他的学生 Per Gustav Bergman 将家兔肾皮质碾碎离心后，发现在粗提物中存在一种不耐热的物质，极小剂量注射后，立即使动物血压持续升高，证明其收缩血管的作用不依赖于肾的交感神经，因此，提出"肾素"的概念。此后研究表明，除肾素外，缺血肾还可以释放一种耐热的、短暂的升压物质。这一发现使人们认识到肾素的升压作用是间接的，是由于肾素发挥蛋白水解酶作用，作用于最终被称为"血管紧张素原"（angiotensinogen，AGT）的血浆底物，从而释放了具有直接升压作用的升压肽。1940 年，该升压肽被阿根廷的 Braun Menendez 与美国的 Page 和 Helmer 等报告。肾素是一种酶，它催化底物血管紧张素原转化为加压物质血管紧张素。因此，最初研究人员称之为"血管紧张素"或"高血

压素"，之后统一被命名为"血管紧张素"。20世纪50年代初，在试图纯化的过程中，Skeggs和同事发现这种肽以两种形式存在，分别命名为血管紧张素Ⅰ（angiotensin Ⅰ，Ang Ⅰ）和血管紧张素Ⅱ（angiotensin Ⅱ，Ang Ⅱ）。之后，他们证明了血管紧张素Ⅰ能够被一种血浆酶血管紧张素转换酶（angiotensin-converting enzyme，ACE）裂解，从而产生活性升压肽血管紧张素Ⅱ。随后，Laragh、Genest、Davis和Ganong等发现血管紧张素Ⅱ还能刺激肾上腺皮质激素醛固酮的释放。醛固酮是钠、钾平衡的主要调节激素。这些里程碑式的研究成果确立了一个概念，即肾素 - 血管紧张素 - 醛固酮系统（renin-angiotensin-aldosterone system，RAAS）参与血压和水、电解质平衡的调节。

## 案例 5-1

1934年，美国病理学家Harry Goldblatt注意到一个现象，某些因原发性高血压而死的患者有一个典型的特征即肾动脉狭窄，他猜想如果造成肾缺血的话，会不会引发高血压呢？于是他用一个可调节松紧度的银夹子夹在了犬的肾动脉上，在保证犬的肾功能无明显衰竭的情况下，使肾动脉部分狭窄，结果引起犬的血压持续升高。他在 *J Exp Med* 上发表了相关研究论文，公布了肾血管性高血压模型。因此，Harry Goldblatt发明了最早的慢性肾血管性高血压动物模型的制备方法，该方法沿用至今。

案例 5-1 解析

**问题：**
1. 慢性肾血管性高血压动物模型的基本原理是什么？
2. 如果用动脉夹造成犬脾动脉或者股动脉狭窄的话，血压会不会升高？

## 二、肾素 – 血管紧张素 – 醛固酮系统的病理生理作用及其调节机制

肾素 - 血管紧张素 - 醛固酮系统是由一系列激素及相应的酶组成，在动脉压、组织灌注、细胞外液容量、水和电解质的动态平衡及稳态调控中起着不可或缺的作用。因此，肾素 - 血管紧张素 - 醛固酮系统在肾、心脏和血管等组织的生理功能调节过程中发挥重要作用，该系统过度激活和失调可引起很多常见病理状态，包括高血压、心力衰竭和肾病等。

传统观点认为，肾素 - 血管紧张素 - 醛固酮系统途径始于肾小球旁器细胞分泌的肾素，其作用于主要由肝产生并释放到血流中的血管紧张素原，使其裂解为血管紧张素Ⅰ，随后内皮细胞的ACE将无活性的血管紧张素Ⅰ转化为调控血管收缩的血管紧张素Ⅱ。血管紧张素Ⅱ是肾素 - 血管紧张素 - 醛固酮系统的核心效应分子，通过血管紧张素受体（AT1和AT2）介导多种生物学反应。ACE/Ang Ⅱ/AT1受体途径的激活与血管收缩、高血压、炎症、氧化应激、心血管重构、纤维化和胰岛素抵抗等病理过程密切相关。

血管紧张素Ⅱ通过激动AT1受体，刺激肾上腺皮质最外层的球状带产生肾素 - 血管紧张素 - 醛固酮系统下游的效应分子醛固酮。此外，心脏、血管等组织也能合成醛固酮，并以自分泌和（或）旁分泌的形式发挥作用，参与局部病理生理过程。醛固酮是一种主要的类固醇类盐皮质激素，是钠、钾平衡的主要调节因子，主要生理功能是保钠排钾，通过调节血容量维持体液、水和电解质平衡。醛固酮作用于肾远端小管和集合管，发挥保钠排钾作用，即促进钠和水的重吸收，促进钾的排泄，因此，它在调节血容量/细胞外容量方面发挥重要作用。醛固酮还可以增强血管平滑肌对缩血管物质的敏感性，间接引起机体其他疾病的发生。醛固酮的分泌主要通过肾素 - 血管紧张素 - 醛固酮系统的激活实现，当机体循环血量减少或者钠离子水平较低时，肾动脉压下降，流经肾的血液减少或者钠离子浓度降低，被肾的致密斑感受器感受，进而促进肾素分泌。因此，肾素 - 血管紧张素 - 醛固酮系统激活可以促进醛固酮分泌增加，使肾重吸收钠增加，进而引起水

重吸收增加,细胞外液容量增多;相反,细胞外液容量增多时,通过上述相反的机制,使醛固酮分泌减少,肾重吸收钠和水减少,细胞外液容量下降。

血钾是调节醛固酮分泌的重要刺激物。血钾水平较正常时升高仅 0.1 mmol/L,就可直接刺激球状带细胞分泌醛固酮。血钠降低 10% 以上时,也能刺激醛固酮的分泌,通过保钠排钾作用,调节细胞外液和血钾及血钠水平的稳态。此外,在应激情况下,促肾上腺皮质激素(adrenocorticotropic hormone,ACTH)和去甲肾上腺素也可以刺激醛固酮的分泌。内皮素和 5- 羟色胺也可刺激血管紧张素 II 的合成,进而促进醛固酮的释放;而心房利尿钠肽(atrial natriuretic peptide,ANP)和一氧化氮(nitric oxide,NO)可抑制血管紧张素 II 的合成,减少醛固酮的释放。醛固酮的生物学作用主要由盐皮质激素受体(mineralocorticoid receptor,MR)/ 醛固酮受体介导,作为肾素 - 血管紧张素 - 醛固酮系统的重要组成部分,醛固酮的部分作用还可由信号传导系统介导,引起细胞内钙、环磷酸腺苷(cyclic adenosine monophosphate,cAMP)、环磷酸鸟苷(cyclic guanosine monophosphate,cGMP)等改变,影响靶细胞的功能。醛固酮受体分布于多种组织细胞。在肾分布于足细胞、巨噬细胞、系膜细胞、成纤维细胞等;在心血管系统分布于心肌细胞、巨噬细胞、成纤维细胞、内皮细胞、血管平滑肌细胞等。当醛固酮受体过度活化后,会引起炎症、纤维化、氧化应激等一系列病理生理改变。在肾,引起肾小球肥大、肾小球硬化、肾纤维化,最终导致肾病进展和肾功能丧失;在心血管系统,引起心肌灌注减少、心血管重构、心律失常、左心室功能下降等,最终导致恶性心律失常、心肌梗死、心力衰竭等不良心血管结局。因此,当机体醛固酮分泌过多可致钠、水潴留,引起高血钠、低血钾、碱中毒,甚至发生顽固性高血压;相反,醛固酮分泌过低则可导致钠和水排出过多,出现高血钠、低血钾、酸中毒或低血压。

此外,值得关注的是,在原发性高血压中,肾素 - 血管紧张素 - 醛固酮系统失调往往被局限在经典循环肾素 - 血管紧张素 - 醛固酮系统功能异常上,组织肾素 - 血管紧张素 - 醛固酮系统失调的作用仍不明确。一般认为,组织肾素 - 血管紧张素 - 醛固酮系统的生理学作用与循环肾素 - 血管紧张素 - 醛固酮系统有相似之处,但也不完全相同,循环的肾素 - 血管紧张素 - 醛固酮系统的功能主要是参与机体水、电解质平衡的调节,而组织局部的肾素 - 血管紧张素 - 醛固酮系统具有调节细胞生长和组织修复、重构的作用,如在病理性心肌重构、动脉增厚中,局部肾素 - 血管紧张素 - 醛固酮系统就发挥了重要作用。因此,近些年局部组织中肾素 - 血管紧张素 - 醛固酮系统水平与血管紧张素生物合成的替代途径在疾病进程中的作用受到关注。

## 三、ACE / Ang II / AT1 受体和 ACE2 / Ang(1-7)/Mas 受体通路之间的平衡

血管紧张素转化酶 2(ACE2)与 ACE 均属于肾素 - 血管紧张素 - 醛固酮系统和激肽释放酶 - 激肽系统(kallikrein-kinin system,KKS)家族。ACE 以 2 种形态存在于人体内,一种表达于体细胞,称为 sACE(somatic ACE);另一种表达于生殖细胞,称为 gACE(germinal ACE)。ACE2 是一种含 805 个氨基酸的金属蛋白酶,具有单一胞外催化结构域的 I 型跨膜糖蛋白。研究指出,ACE2 在肺部组织和小肠组织表达最丰富,ACE2 在几乎所有器官的内皮细胞和平滑肌细胞的表达也很丰富,包括神经系统和骨骼。ACE2 是 ACE 的同源物,能够催化并灭活 Ang II,并产生血管扩张肽血管紧张素(1-7),即 Ang(1-7)。研究发现,Ang(1-7)具有舒张血管、保护心脏、抗增殖、抗纤维化、抗动脉粥样硬化和抗炎作用,而这些作用与作用于 AT1 受体的 Ang II 介导的作用相反,这有助于在肾素 - 血管紧张素 - 醛固酮系统中确定两个相反的轴(图 5-1)。

最初的基因表达研究表明,ACE2 仅在心脏、肾和睾丸表达,但随后的研究表明,它也存在于肺、肝、脑、胰腺和结肠。在大脑中也发现了较低水平的 ACE2 表达。肾素 - 血管紧张素 - 醛

小测试5-1:
RAAS的组成是什么?

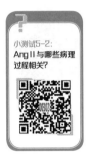

小测试5-2:
Ang II 与哪些病理过程相关?

固酮系统调节体液、血压平衡并维持血管张力，而 ACE2 是肾素 - 血管紧张素 - 醛固酮系统中重要的调节蛋白，肾素 - 血管紧张素 - 醛固酮系统过度激活（血管收缩增加）或者受到抑制（血管舒张减少）会导致血管功能障碍，血管功能障碍是动脉粥样硬化和心血管系统疾病发生和进展的主要原因。由于 ACE2 在心肌细胞、心肌成纤维细胞和冠状动脉内皮细胞表达，因此，提示可以通过增加 ACE2 的活性，平衡 Ang Ⅱ 的作用而修复血管功能障碍及其他病理变化。

在肾中，Ang（1-7）作用于 G 蛋白偶联受体 Mas，起到舒张血管、抗增殖、抗炎和抗纤维化等血管保护作用。肾损伤很大程度上是通过 Ang Ⅱ 介导的，研究表明，*ACE2* 基因敲除可导致糖尿病小鼠血压升高、肾小球损伤和肾纤维化；外源人重组 ACE2 可以通过减少白蛋白排泄，延缓糖尿病肾病的进展。ACE2 在肾中主要表达在肾小管刷状缘、肾血管的内皮和平滑肌细胞以及足细胞。研究发现，在受损的肾小管，Ang Ⅱ 升高可能是加速肾病中肾损害不断进展的重要因素。因此，肾内 ACE 和 ACE2 之间的平衡破坏及继发的 Ang Ⅱ 水平升高，可能是导致肾损害的主要原因。高血压性肾病是高血压的常见并发症，其主要机制之一也与 Ang Ⅱ 激活的炎症、氧化应激和肾组织纤维化相关。综上所述，大量的研究数据表明，ACE/Ang Ⅱ /AT1 受体和 ACE2/Ang 1-7/Mas 受体通路之间的不平衡是多种疾病，包括肾病、心血管系统疾病、中枢神经系统疾病、糖尿病及其并发症发生和发展的常见病理生理基础。而近 20 年的研究也支持这一假设，即Ang Ⅱ 介导的有害作用可能部分归因于 ACE2/Ang（1-7）/Mas 受体轴组分的表达或活性降低，ACE2 缺乏会增加组织和循环中 Ang Ⅱ 的水平，同时降低 Ang（1-7）的水平，因此，操纵该轴已成为最近研究的热点，以确定是否能发现有效的治疗靶点。

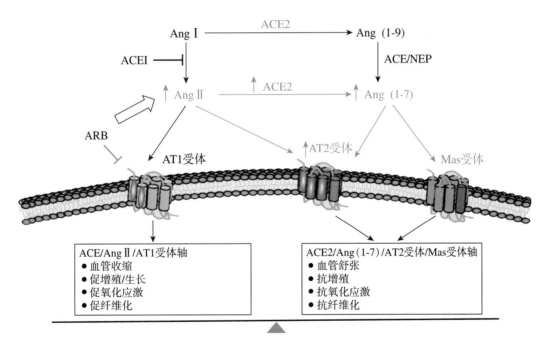

**图 5-1　ACE2/Ang（1-7）/AT2 受体 /Mas 受体轴与 ACE/Ang Ⅱ /AT1 受体轴的平衡调节**

阻断 AT1 受体可以抑制 AT1 受体轴介导的血管收缩、促增殖 / 生长、促氧化应激和促纤维化等作用，同时，由于 Mas 受体和 AT2 受体未被阻断，Ang（1-7）和 Ang Ⅱ 可以与之结合，从而增强 ACE2/AT2 受体 /Mas 受体轴介导的血管舒张、抗增殖、抗氧化应激和抗纤维化等作用。ACE：血管紧张素转换酶；ACEI：血管紧张素转换酶抑制药；Ang：血管紧张素；ARB，血管紧张素受体阻断药；AT：血管紧张素

## 四、作用于肾素 - 血管紧张素 - 醛固酮系统的药物靶点及其药物的发现

1957 年，Skeggs 提出了抑制肾素 - 血管紧张素 - 醛固酮系统的三个途径，并预测抑制肾素将

是最有效的途径。因为肾素是肾素 - 血管紧张素 - 醛固酮系统级联反应的起始和限速步骤，长期以来被认为是阻断肾素 - 血管紧张素 - 醛固酮系统的合理治疗靶点。早期关于抗肾素抗体和人工合成的肾素抑制药的临床前研究，建立了肾素 - 血管紧张素 - 醛固酮系统抑制剂的潜在用途。早期研究中，发现肾素抑制剂能够导致血浆肾素活性（plasma renin activity，PRA）、血管紧张素 I、血管紧张素 II 和醛固酮水平下降，同时使血压下降。PRA 水平非常低，仅为纳克（$10^{-9}$ g）级，因此对检测方法的灵敏度要求很高。19 世纪 70 年代起使用放射免疫法（radioimmunoassay，RIA）检测。这些研究也表明降低血压与抑制 PRA 有关。然而，早期肾素抑制药的药理活性只能通过静脉输注实现，而口服有效的直接肾素抑制药的开发面临着许多困难，这些困难来自于药效、低生物利用度、作用时间和合成成本等问题。因此，第一代、第二代肾素抑制药均未能进入临床；而且肾素抑制药的进一步开发也在 20 世纪 90 年代中期被迫停止。一直到 2000 年，Alice Huxley 研发成功肾素抑制药阿利吉仑（aliskiren），属非肽类化合物。因此，从肾素的发现到肾素抑制药上市，经历了 100 多年的历程。但是，值得庆幸的是，其他抑制肾素 - 血管紧张素 - 醛固酮系统的策略也进入了临床应用阶段。1977 年，Cushman 和 Miguel Ondetti 研发成功了第一个血管紧张素转化酶抑制药（angiotensin-converting enzyme inhibitor，ACEI）卡托普利（captopril）。1986 年，Timmermans 和 Wong 研发成功血管紧张素受体阻断药（angiotensin receptor blocker，ARB）氯沙坦（losartan）。目前，有数 10 个 ACEI 和 ARB 应用于临床。

近些年，醛固酮受体阻断药逐渐受到关注。1960 年，第一代醛固酮受体阻断药螺内酯（spironolactone）上市，当时被批准作为保钾利尿药，1999 年被批准用于治疗心力衰竭；此后第二代依普利酮（eplerenone）上市，但二者只批准用于醛固酮增多症、心力衰竭及难治性高血压的治疗，没有发现保护肾的证据。而且，由于致高钾血症的风险高，以及螺内酯有性激素相关的副作用，醛固酮受体阻断药的使用一直受到限制。通过对 100 种二氢砒啶类化合物进行高通量筛选，获得对醛固酮受体具有高选择性、高亲和力、高拮抗性的第三代醛固酮受体阻断药非奈利酮（finerenone），于 2021 年上市，该药物具有明确的保护心脏和肾的作用。

## 五、作用于肾素 - 血管紧张素 - 醛固酮系统的药物

肾素 - 血管紧张素 - 醛固酮系统在许多疾病的发生和发展过程中发挥关键性的作用，故阻断或抑制这一机制中的某一环节可达到治疗疾病的目的。

**1. 肾素抑制药**　阿利吉仑是口服有效的非肽类低分子量肾素抑制药。口服给药后 1～3 小时达到血药浓度峰值。能够直接降低肾素活性，抑制肾素 - 血管紧张素 - 醛固酮系统激活，减少血管紧张素 II 和醛固酮的生成，而不影响缓激肽和前列腺素的代谢，起到降血压和治疗心血管疾病的作用。此外，ACEI 和 ARB 减弱了血管紧张素 II 抑制肾素合成和释放的负反馈，导致反应性血浆肾素活性增高。而阿利吉仑能显著而持续地降低血浆肾素活性、血管紧张素 I 和血管紧张素 II 水平，与剂量呈正相关。研究发现，其具有一定的抗动脉粥样硬化、保护心血管和肾的作用。临床应用主要包括治疗单纯性高血压、高血压伴肥胖和高血压伴糖尿病。

**2. 血管紧张素转化酶抑制药（ACEI）**

（1）药理作用和作用机制：ACEI 通过抑制 ACE 的活性，减少血浆和局部组织中血管紧张素 II 的生成，发挥降压和保护靶器官作用。①抑制血浆与组织中的 ACE，降低血管紧张素 II 的水平，舒张动脉与静脉，降低外周血管阻力，降低血压。②减少缓激肽降解，升高缓激肽水平，继而促进一氧化氮（NO）和前列环素（$PGI_2$）生成，产生舒血管、抗炎及保护内皮等作用。③减少抗利尿激素和醛固酮的分泌，减少水的重吸收，促进水钠排泄，减轻水钠潴留，降低血容量，降低血压和心脏前负荷。④减弱血管紧张素 II 对交感神经末梢突触前膜 AT1 受体的激动作用，减少去

甲肾上腺素释放，降低中枢交感神经活性，从而使外周交感神经活性降低，降低血压和心脏后负荷。⑤降低心血管组织中血管紧张素Ⅱ水平，可以预防或逆转心血管重塑，改善心肌和动脉的顺应性。⑥保护肾的作用：除了降低血压和肾小球压作用以外，ACEI/ARB 尚具有许多独立于降压以外的保护肾的作用。如扩张出球小动脉、改善肾小球滤过膜通透性、减少蛋白尿排泄、抗炎和抑制肾纤维化等作用。ACEI/ARB 用于糖尿病肾病和非糖尿病肾病均可降低肾终点事件发生率，如终末期肾病（end-stage renal disease，ESRD）风险。

（2）体内过程：不同的 ACEI 因化学结构不同，药物的体内过程有较大差异。许多药物为含乙酯的前体药，如依那普利（enalapril）、培哚普利（perindopril）等，其活性代谢物抑制 ACE 的强度强于前体药物 100～1000 倍。由于主要基团的亲/疏水性不同，组织亲和力不同，影响半衰期与代谢清除率，使药物作用持续时间不同。含巯基类 ACEI 组织亲和力最低、作用持续时间最短；含羧基类 ACEI 组织亲和力最高、作用持续时间最长；含膦酸基类 ACEI 组织亲和力介于二者之间。

（3）临床应用：①治疗轻、中度原发性和肾性高血压，可与其他抗高血压药，如利尿药、β肾上腺素受体阻断药、钙通道阻滞药等联合应用。也可作为伴有糖尿病、左心室肥厚、左心功能障碍和急性心肌梗死的高血压患者的首选药物。②治疗充血性心力衰竭与心肌梗死：能明显降低心力衰竭患者的死亡率，改善预后，延长寿命。③治疗糖尿病肾病和其他肾病：能够减少蛋白尿，改善肾功能，延缓多种肾病导致的肾功能进行性下降。对 1 型和 2 型糖尿病，无论有无高血压均能改善或阻止肾功能恶化。

### 框 5-1 与其他常用降压药相比，ACEI/ARB 的优势

与其他常用降压药相比，ACEI/ARB 的优势包括：①降压时不易引起反射性交感神经兴奋，对心率和心排血量无明显影响；②能预防或逆转高血压导致的左心室心肌肥厚和血管平滑肌细胞的增生和肥大，抑制心血管重构；③降低肾血管阻力，增加肾血流量；但在用药初期可能会有一过性的肾小球滤过率（GFR）下降；④除了降压以外，具有独立于降压作用以外的分子机制，能够保护肾功能，减少蛋白尿排泄；⑤对慢性心功能不全患者能降低心脏前、后负荷，改善心脏泵血功能，抑制心血管重构，延缓疾病进程；⑥ACEI/ARB 单用降压作用明确，对糖、脂代谢无明显影响；⑦限盐或加用利尿药可增强它们的降压效果。因此，ACEI/ARB 类药物对于高血压患者具有良好的靶器官保护和心血管终点事件预防作用。

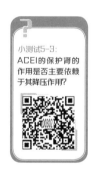

小测试5-3：
ACEI的保护肾的作用是否主要依赖于其降压作用？

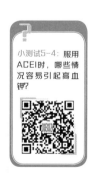

小测试5-4：服用ACEI时，哪些情况容易引起高血钾？

（4）不良反应：①干咳，发生率 5%～20%，多见于用药初期，症状较轻者可坚持服药，不能耐受者可换用 ARB。发生原因可能与缓激肽、P 物质、前列腺素等物质在肺组织内蓄积有关。常于用药后 1 周至 6 个月时发生，致使不能耐受者中断用药。②低血压：心力衰竭或重度高血压患者在应用利尿药的基础上，首次应用卡托普利可能引起首剂低血压。③高血钾：一般不会引起，但在补钾、服用保钾利尿药或 β 肾上腺素受体阻断药以及伴有肾功能不全者中可能发生，应用时应定期监测血钾和血肌酐水平。④肾功能损害：对于肾动脉阻塞或肾动脉硬化造成的双侧肾血管病患者，ACEI 能加重肾功能损伤。肾动脉狭窄的患者依赖血管紧张素Ⅱ收缩出球小动脉以保持 GFR，而 ACEI 抑制血管紧张素Ⅱ的生成，使该调节机制失效，进而导致肾衰竭，故双侧肾动脉严重狭窄者禁用 ACEI。此外，妊娠和哺乳期妇女、高钾血症和血管神经性水肿患者也禁用。

（5）常用 ACEI：根据化学结构可分为三类。含巯基（—SH）的卡托普利、阿拉普利（alacepril）；含羧基（—COOH）的依那普利、贝那普利（benazepril）、赖诺普利（lisinopril）、喹

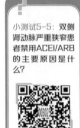

小测试5-5: 双侧肾动脉严重狭窄患者禁用ACEI/ARB的主要原因是什么？

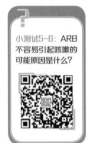

小测试5-6: ARB不容易引起咳嗽的可能原因是什么？

那普利（quinapril）、培哚普利等；含膦酸基的福辛普利（fosinopril）等。

卡托普利降压作用中等。口服生物利用度70%，15分钟起效，0.5～1小时血药浓度达高峰，半衰期2小时，作用维持3～4小时。因食物能影响卡托普利的吸收，故应于餐前1小时服药。卡托普利可出现青霉胺样反应，如皮疹、瘙痒、嗜酸性粒细胞增多及味觉障碍等。在妊娠中期和末期服用卡托普利会引起胎儿颅盖及肺发育不全、生长迟缓，甚至引起胎儿死亡。

福辛普利是前体药，口服后吸收缓慢且不完全，能迅速转变为活性更强的二酸代谢产物福辛普利拉（fosinoprilat）发挥作用。对心脏、脑ACE抑制作用强而持久，对肾ACE抑制作用相对弱而短暂。肝、肾双通道排泄，单纯肝或肾功能减退患者，一般不需要减量，较少引起蓄积。

3. 血管紧张素Ⅱ受体阻断药（angiotensin Ⅱ receptor blockers，ARB）　长期应用ACEI可能会导致非ACE途径如糜蛋白酶催化生成的血管紧张素Ⅱ增加，使ACEI的药效下降；而ARB能特异性地与AT1受体结合，阻断不同途径生成的血管紧张素Ⅱ作用于AT1受体，因而抑制血管紧张素Ⅱ对心血管、肾等组织器官的作用。此外，ACEI抑制缓激肽降解，使缓激肽、P物质等在肺组织堆积而引起咳嗽等不良反应，ARB不具有该作用而不易引起咳嗽。

目前应用于临床的药物有氯沙坦、缬沙坦（valsartan）、厄贝沙坦（irbesartan）、替米沙坦（telmisartan）和奥美沙坦（olmesartan）等。可选择性阻断AT1受体，有抑制血管紧张素Ⅱ收缩血管和促进醛固酮及抗利尿素激素分泌的作用；降低中枢及外周交感神经系统的活性；降低血压，还能抑制或逆转心血管重塑。不良反应较轻而且短暂。极少发生干咳和血管神经性水肿，偶有头痛、头晕、腹泻、乏力等。长期应用可升高血钾，应注意监测血钾及肌酐水平变化。用药期间应慎用保钾利尿药及补钾药。双侧肾动脉严重狭窄、妊娠和哺乳期妇女、高钾血症和血管神经性水肿患者禁用。

氯沙坦口服易吸收，首关效应明显，生物利用度为33%，给药后血药浓度达峰值时间为1小时，半衰期（$t_{1/2}$）为2小时，血浆蛋白结合率为98.7%，大部分在肝被细胞色素P450酶系统代谢，经胆汁和随尿排出。大剂量促进尿酸排泄，明显降低血尿酸水平。用于治疗高血压；可用于不能耐受ACEI的患者；还能改善左心室心肌肥厚；治疗充血性心力衰竭，降低心脏后负荷，增加心排血量等。能够降低糖尿病或肾病患者的蛋白尿及微量白蛋白尿，适用于伴糖尿病肾病、代谢综合征、微量白蛋白尿或蛋白尿患者。

替米沙坦口服，80毫克/次/日，作用迅速，约0.3小时起效，持续时间长达35.4小时，$t_{1/2}$约为20小时，可与食物同时服用，不影响其吸收。主要用于高血压，也用于心力衰竭，防治高血压并发的血管壁增厚和心肌肥厚。

奥美沙坦酯（olmesartan medoxomil）与其他ARB相比，具有独特的药动学和药效学特性。奥美沙坦酯口服后在小肠壁完全去酯转化成活性代谢产物奥美沙坦，无需经肝细胞色素（CYP450）酶代谢；$t_{1/2}$可长达13小时，血浆谷浓度水平仍能达到AT1受体半抑制浓度（$IC_{50}$）的5～6倍；口服吸收不受食物影响，吸收剂量的35%～50%从尿中排泄，其他部分经肠道排泄，呈现较平衡的双径路排泄，可用于肝、肾功能不全者。与其他药物同时应用时较少发生相互作用。

## ◗ 案例 5-2

女性，68岁。1周前出现头晕、头痛、四肢乏力，来医院就诊。原发性高血压史30年，间断用药。查体：血压180/100 mmHg，超声心动检查提示左心室肥厚，左室收缩功能正常，舒张功能减低。肾动脉彩色多普勒超声检查提示双侧肾动脉起始段未见明显狭窄；眼底检查视网膜小动脉硬化。入院诊断：原发性高血压（3级）。住院期间给予替米沙坦；低盐、低脂饮食；每天定时监测血压。

**问题：**

1．选用替米沙坦的药理学依据是什么？

2．为什么要检查双侧肾动脉是否狭窄？如果有双侧肾动脉严重狭窄不可应用哪种药物进行治疗？

**4．盐皮质激素受体阻断药（mineralocorticoid receptor antagonist，MRA）** 盐皮质激素以醛固酮为主，是人体内调节血容量、维持水及电解质平衡的重要激素，主要受肾素 - 血管紧张素 - 醛固酮系统的调控。此外，醛固酮还可以促进心肌、肝、肺、肾、血管等组织器官纤维化。醛固酮可促进肾远端小管对钠、氯的重吸收；增加钾和氢的排出，具有明显的保钠排钾作用。其通过盐皮质激素受体诱导钠泵（$Na^+$-$K^+$-ATP 酶）、上皮钠通道（ENaC）和 $Na^+$-$Cl^-$ 同向转运体（NCC）表达，影响水盐代谢。因此，醛固酮的主要生理功能是保钠排钾，伴有氯和水的吸收；醛固酮水平增高可导致钠水潴留，引起高血压。

MRA 根据分子结构不同，可分为甾体类 MRA（如螺内酯、依普利酮）和非甾体类 MRA（如非奈利酮）（表 5-1）。MRA 属于弱效利尿药、保钾利尿药，可利尿、降压，临床可用于高血压、心力衰竭等疾病的治疗，其可调节血压、水盐平衡及循环血容量，改善靶器官损伤与促进血管内皮修复，也可改善肾功能，对肾有良好的保护作用。

（1）第一代 MRA/ 醛固酮受体阻断药：螺内酯（spironolactone）又称"安体舒通"，是首个 MRA，是一种非选择性甾体类醛固酮受体阻断药，化学结构与醛固酮相近，竞争性阻断肾远端小管和集合管细胞上的醛固酮受体，抑制 $K^+$-$Na^+$ 交换，起到保钾、利尿作用；现有研究认为，螺内酯对醛固酮抑制作用显著，可减少醛固酮引起的心肌纤维化及 $Mg^{2+}$ 排出；用于难治性高血压、心力衰竭和原发性醛固酮增多症的治疗。该药有性激素相关的副作用，可引起男性乳腺发育或勃起障碍，女性出现毛发变粗、痛经和月经失调、性欲降低等。服药后应每周监测血钾水平，根据血钾水平调整药物剂量。肾功能不全的慢性肾病（chronic kidney disease，CKD）患者应慎用，而 CKD 4 期及以上应禁用，以防发生高钾血症。

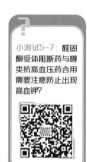

（2）第二代 MRA/ 醛固酮受体阻断药：依普利酮（eplerenone）是一种选择性甾体类 MRA，作用机制与螺内酯基本一致，可阻止醛固酮与 MR 结合，抑制醛固酮受体复合物形成及由此所诱导的一系列病理生理过程。与螺内酯相比，其对 MR 的选择性提高，对雄激素及黄体酮受体的亲和力较低，具有减轻抗雌激素和雄激素副作用的优点。

（3）第三代 MRA/ 醛固酮受体阻断药：非奈利酮（finerenone）属于新型非甾体类 MRA，对 MR 的特异性比螺内酯强；与依普利酮比，对 MR 具有更高的选择性亲和力。不同于螺内酯和依普利酮，非奈利酮在肾和心脏具有相同的亲和力和选择性，研究发现较低剂量的非奈利酮即可发挥明显的保护心、肾作用，但降压效果相对较弱。大量证据表明，醛固酮可以通过多种机制介导肾血管重塑，导致高血压血管病、高血压肾病和糖尿病肾病的进展。与传统甾体类 MRA 相比，非奈利酮可以更有效地降低肾炎症水平，延缓肾纤维化，阻止肾血管重塑，有利于慢性肾病患者预后。而部分传统甾体类 MRA，因未有效结合 MR，反而还可能引起 MR 受体异常激活，增加肾氧化应激、炎症反应和纤维化程度。

此外，非奈利酮致高血钾风险低；与雄激素、糖皮质激素、孕激素受体的亲和力较低，具有减轻抗性激素副作用的优点。因此，非奈利酮具有显著的降蛋白尿、延缓肾损伤、抑制心力衰竭进展的作用，可用于心力衰竭和糖尿病肾病等慢性肾病的治疗。

表 5-1　三代 MRA 比较

|  | 螺内酯 | 依普利酮 | 非奈利酮 |
|---|---|---|---|
| 分代 | 第一代 MRA | 第二代 MRA | 第三代 MRA |
| 结构 | 甾体类 | 甾体类 | 非甾体类 |
| 拮抗 MR 强度和选择性 | 强效，非选择性 | 弱效，高选择性 | 强效，高选择性 |
| 口服生物利用度 | 80% ～ 90% | 69% | 86.5% |
| 心脏 / 肾组织分布 | 1/6 | 1/3 | 1/1 |
| 性激素相关不良反应 | 有 | 较少 | 无 |
| 高钾血症 | 有 | 有 | 少见 |

### 框 5-2　醛固酮逃逸及其病理机制

长期应用 ACEI/ARB 后，醛固酮水平不能保持稳定、持续地降低，即出现"醛固酮逃逸现象"。其机制尚未完全明确，可能是由于治疗后的血浆钾浓度、细胞外钠总量和有效血容量改变所致。目前学界普遍认为"醛固酮逃逸"的机制可能是人体内存在另一种高度特异性的 ACE 将血管紧张素 I 转换为血管紧张素 II。据研究报道，尽管使用了 ACEI，仍有高达 40% 的有症状的充血性心力衰竭患者、50% 的左心室肥厚患者的醛固酮水平升高。心力衰竭和 CKD 的发生和发展存在相互促进的关系，且醛固酮是进行性肾病的决定因素之一。综上，在有症状的心力衰竭或左心室肥大的患者中，尽管使用了阻断肾素 - 血管紧张素 - 醛固酮系统的治疗，醛固酮水平升高仍很常见，醛固酮可通过醛固酮受体激活，从而促进左心室肥厚、心力衰竭和肾病的进展。而醛固酮受体阻断剂则可以通过抑制钠水潴留、心血管重塑和纤维化，发挥保护心血管作用，延缓心力衰竭进展，降低慢性心力衰竭患者病死率；通过减少钾丢失和增加去甲肾上腺素的心肌摄取预防心源性猝死。因此，如能在 ACEI/ARB 基础上加用醛固酮受体阻断药，进一步抑制醛固酮的有害作用，对心力衰竭患者有益。醛固酮受体阻断药与 ACEI/ARB 和 β 受体阻断药组成心力衰竭治疗的"金三角"。第三代甾体类 MRA 非奈利酮在肾和心脏具有相同的亲和力和选择性，研究发现较低剂量的非奈利酮即可发挥明显的保护心、肾作用，但降压效果相对较弱。

（周　虹）

# 第二节　利 尿 药

### 案例 5-3

男性，40 岁，患者长期出现持续不断的腹胀，入院 4 天前有呕血、黑便。入院检查，白细胞 $4.1 \times 10^9$/L，血小板 $43 \times 10^9$/L，血红蛋白 110 g/L，凝血酶原时间 15.1 s，总胆红素 23.2 μmol/L，直接胆红素 10.9 mmol/L，白蛋白 27.4 g/L，甲胎蛋白 13.88 ng/ml，血清 CA-125 550.60 U/ml，高精度 HBV 病毒载量扩增阳性。增强 CT 扫描显示：肝硬化、脾大、门静脉高压，侧支循环开放，大量腹水。

**问题：**

1. 患者应采用什么药物治疗肝硬化腹水？
2. 肝硬化腹水治疗中常用的利尿药有哪些？

案例 5-3 解析

小测试5-8：利尿药的概念是什么？

## 一、利尿药的概念

利尿药（diuretics）是作用于肾、增加尿液排出的药物。临床上主要用于治疗各种原因引起的水肿，也可用于治疗某些非水肿性疾病，如高血压、心力衰竭、肝硬化、肾结石、高血钙症等。

## 二、利尿药作用的生理学基础与靶点

利尿药的药理学作用机制基于肾的电解质、水重吸收和分泌的生理学基础。肾小管和集合管的重吸收和分泌系统及利尿药的作用靶点如图 5-2 所示。

原尿中约 85% $NaHCO_3$、40% $NaCl$、葡萄糖、氨基酸和其他可滤过的有机溶质能够通过近曲小管转运系统被重吸收，60% 的水在管内、外的渗透压差的作用下被动重吸收以维持近曲小管液体渗透压的稳定。其中 $NaHCO_3$ 和 $NaCl$ 的重吸收与利尿药作用最相关。近曲小管重吸收 $NaHCO_3$ 由近曲小管顶质膜（管腔面）的 $Na^+$-$H^+$ 交换体（$Na^+$-$H^+$ exchanger）所触发。该转运系统促进管腔内的 $Na^+$ 进入细胞，交换细胞内的 $H^+$。基侧质膜的 $Na^+$-$K^+$-ATP 酶（$Na^+$-$K^+$-ATPase）将吸收进入细胞内的 $Na^+$ 泵出细胞，进入间质。$H^+$ 分泌进入管腔与 $HCO_3^-$ 形成 $H_2CO_3$。后者进一步脱水为 $CO_2$ 和 $H_2O$，然后迅速进入细胞，在细胞内再水化成为 $H_2CO_3$。$H_2CO_3$ 在细胞内分解后，$H^+$ 用于 $Na^+$-$H^+$ 交换，$HCO_3^-$ 经特殊的转运体跨过基侧质膜入血。其中，管腔内的脱水反应和细胞内的再水化反应均由碳酸酐酶（carbonic anhydrase，CA）催化。因此，碳酸酐酶抑制药通过抑制碳酸酐酶的活性而减少 $Na^+$ 和水的重吸收。

原尿中约 35% 的 $Na^+$ 在髓袢升支粗段髓质和皮质部被重吸收。髓袢升支粗段对 $NaCl$ 的重吸收依赖于管腔膜上的 $Na^+$-$K^+$-$2Cl^-$ 同向转运体（$Na^+$-$K^+$-$2Cl^-$ cotransporter，NKCC），管腔内的 $Na^+$、$K^+$ 和 $Cl^-$ 通过该转运体进入细胞，$Na^+$ 由基侧质膜上的 $Na^+$-$K^+$-ATP 酶主动转运至细胞外基质，在细胞内蓄积的 $K^+$ 扩散返回管腔，形成 $K^+$ 的再循环，造成管腔内正电位，驱动 $Mg^{2+}$ 和 $Ca^{2+}$ 的重吸收。因此，抑制髓袢升支粗段的 $Na^+$-$K^+$-$2Cl^-$ 同向转运体抑制药，不仅增加 $NaCl$ 的排出，也增加 $Ca^{2+}$ 和 $Mg^{2+}$ 的排出。此段不通透水，$Na^+$-$K^+$-$2Cl^-$ 同向转运体抑制药抑制 $NaCl$ 的重吸收，一方面降低了肾的稀释功能，另一方面由于髓质的高渗无法维持而降低了肾的浓缩功能，形成大量接近于等渗的尿液，产生强大的利尿作用。

滤液中约 10% 的 $NaCl$ 在远曲小管被重吸收，主要通过 $Na^+$-$Cl^-$ 同向转运体（$Na^+$-$Cl^-$ cotransporter）。与髓袢升支粗段一样，远曲小管不通透水，$NaCl$ 的重吸收进一步稀释了小管液。$Na^+$-$Cl^-$ 同向转运体抑制药通过抑制 $Na^+$-$Cl^-$ 同向转运体减少 $Na^+$ 和 $Cl^-$ 重吸收，继而产生利尿作用。

集合管重吸收原尿中 2% ～ 5% 的 $NaCl$。集合管主细胞顶质膜通过分离的通道重吸收 $Na^+$ 和排出 $K^+$，进入主细胞内的 $Na^+$ 通过基侧质膜的 $Na^+$-$K^+$-ATP 酶转运进入血液循环。由于管腔内 $Na^+$ 进入细胞的驱动力超过 $K^+$ 向管腔的分泌，因而 $Na^+$ 的重吸收要超过 $K^+$ 的分泌，可产生显著的管腔负电位。该负电位驱动 $Cl^-$ 通过细胞旁途径吸收入血。由于集合管管腔 $Na^+$ 的浓度与 $K^+$ 的

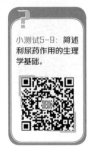

小测试5-9：简述利尿药作用的生理学基础。

分泌有密切的联系。作用于集合管上游的利尿药如果增加 $Na^+$ 的排出，则将促进集合管 $K^+$ 的分泌。而且如果 $Na^+$ 的排出是与离子结合的方式，如与 $HCO_3^-$ 结合，$Cl^-$ 则不容易在集合管被重吸收，导致管腔的负电位增加，进一步促进 $K^+$ 的分泌。

醛固酮通过对基因转录的影响，增加顶质膜 $Na^+$ 通道和 $K^+$ 通道表达以及基侧质膜 $Na^+$-$K^+$-ATP 酶的活性，促进 $Na^+$ 的重吸收以及 $K^+$ 的分泌。醛固酮受体阻断药和上皮钠通道阻滞药均作用于此部位，通过减少 $Na^+$ 的重吸收以及 $K^+$ 的分泌，继而增加水的排出，因此它们又称为保钾利尿药。

集合管表达水通道，是重吸收水的重要部位，受血管升压素（vasopressin；又称抗利尿激素，ADH）的调节。当集合管腔内低渗尿液流经高渗性的髓质区域时，稀释的尿液与高渗区之间的渗透压驱使水通过水通道从管腔流向间质。在加压素作用下，AQP2 转位到细胞的管腔膜，与基侧质膜上的 AQP3 和 AQP4 协同完成水的重吸收。精氨酸加压素受体阻断药减少主细胞 AQP2 表达，单纯抑制水的重吸收发挥利尿作用，其对电解质的排泄影响较小。

### 框 5-3　新型利尿药靶点

目前正在研发的针对新靶点的利尿药主要包括尿素通道抑制剂、水通道抑制剂和离子通道抑制剂等。

尿素通道是一组特异性通透尿素的膜通道蛋白，其介导肾内各特定部位的尿素通透性，在肾内尿素循环过程中起重要作用，参与尿浓缩机制。应用尿素通道基因敲除小鼠模型研究表明，尿素通道抑制剂可作为新型利尿药靶点。目前已发现尿素通道抑制剂具有显著的利尿作用。与传统利尿药相比，尿素通道抑制剂的优势在于不引起机体水、电解质紊乱，适用于慢性水潴留性疾病患者的长期用药。

水通道是一组特异性通透水的膜通道，肾对水的重吸收主要通过水通道介导，进而完成尿浓缩，调节机体的体液平衡。AQP2、AQP3 或 AQP4 功能缺失使集合管水通透性降低，阻碍集合管腔内尿液浓缩过程。这些水通道介导的水转运对肾尿浓缩功能至关重要，其特异性抑制剂有可能研发成为新型利尿药。

肾外髓钾通道（ROMK）是内向型整流钾通道家族的成员。在髓袢升支粗段，ROMK 作为 $K^+$ 分泌通道，功能上与 NKCC 偶联，参与 NaCl 跨膜重吸收。通过抑制 $Na^+$ 的重吸收、阻断 $K^+$ 的分泌，肾外髓钾通道抑制剂可能发挥排钠保钾作用。由于肾外髓钾通道参与多个肾小管节段的 NaCl 重吸收过程，其抑制剂可能发挥比传统袢利尿药、噻嗪类利尿药和保钾利尿药更有效的利尿效果。

氯离子通道（chloride channel，CLC）是一组阴离子选择性通道。在这一家族中，CLC-Ka 表达在髓袢升支细段的顶膜和基底膜，介导 $Cl^-$ 转运，维持肾髓质溶质浓度梯度，促进水的重吸收。提示它们可能成为新的利尿药靶点。CLC-Ka 抑制剂可用于治疗低钠血症及排水减少的疾病。

## 三、利尿药的分类

按作用靶点和作用机制（图 5-2）将利尿药分为 7 类。

**1. 碳酸酐酶抑制药（carbonic anhydrase inhibitor）**　如乙酰唑胺，抑制近曲小管碳酸酐酶活性，利尿作用弱。

2. **Na⁺-K⁺-2Cl⁻ 同向转运体抑制药**（Na⁺-K⁺-2Cl⁻ cotransporter inhibitor）　也称袢利尿药，为高效能利尿药。主要作用于髓袢升支粗段，抑制 Na⁺-K⁺-2Cl⁻ 同向转运体，利尿作用强，代表药为呋塞米（furosemide）。

3. **Na⁺-Cl⁻ 同向转运体抑制药**（Na⁺-Cl⁻ cotransporter inhibitor）　包括噻嗪类及类噻嗪类利尿药（thiazide and thiazide-like diuretics），为中效能利尿药（moderate efficacy diuretics），主要作用于远曲小管近端，抑制 Na⁺-Cl⁻ 同向转运体，如氢氯噻嗪（hydrochlorothiazide）、吲达帕胺（indapamide）等。

4. **醛固酮受体阻断药**（aldosterone antagonist）　属于保钾利尿药（potassium-retaining diuretics），为低效能利尿药（low efficacy diuretics）。主要作用于远曲小管远端和集合管，拮抗醛固酮作用，利尿作用弱，减少 K⁺ 排出，如螺内酯等。

5. **上皮钠通道阻滞药**（inhibitor of epithelial Na⁺ channel）　属于保钾利尿药和低效能利尿药。主要抑制远曲小管远端和集合管表达的 Na⁺ 通道，利尿作用弱，减少 K⁺ 排出，如氨苯蝶啶（triamterene）等。

6. **精氨酸加压素受体阻断药**（arginine vasopressin receptor antagonist）　如托伐普坦（tolvaptan），特异性阻断集合管的精氨酸加压素受体，减少主细胞 AQP2 表达，单纯抑制水的重吸收发挥利尿作用，其对电解质的排泄影响较小。

7. **渗透性利尿药**（osmotic diuretics）　又称脱水药（dehydrant agent），如甘露醇（mannitol），静脉注射给药后，可以提高血浆渗透压，产生组织脱水作用。同时作用于肾小管和集合管，发挥渗透性利尿作用。

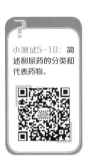

小测试5-10：简述利尿药的分类和代表药物。

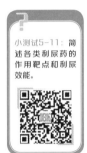

小测试5-11：简述各类利尿药的作用靶点和利尿效能。

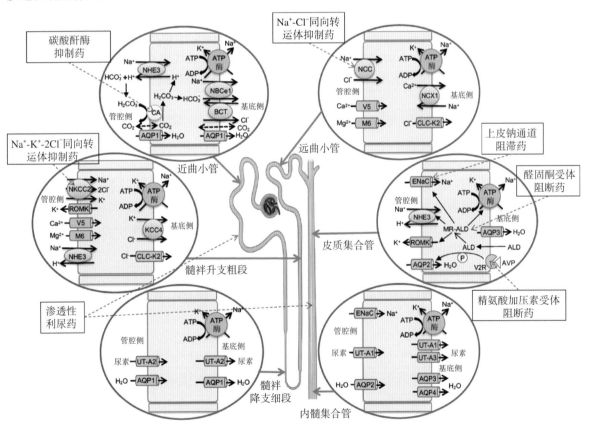

**图 5-2　肾小管和集合管的重吸收和分泌系统及利尿药的作用靶点**

细胞左侧为小管腔侧，右侧为基底侧，箭头指向作用部位和靶点。ALD：醛固酮；AQP：水通道；AVP：精氨酸血管升压素；BCT：碳酸氢根氯离子；CA：碳酸酐酶；CLC-K2：肾特异性氯离子通道2；ENaC：上皮钠通道；KCC4：K⁺-Cl⁻ 同向转运体4；Mb：瞬时受体电位阳离子通道Mb；MR-ALD：盐皮质激素受体-醛固酮复合物；NLX1：钠钙交换体1；NHE3：钠氢交换体3；NBCe1：生电碳酸氢钠协同转运蛋白1；NCC：Na⁺-Cl⁻ 同向转运体；NKCC2：Na⁺-K⁺-2Cl⁻ 同向转运体2；ROMK：肾外髓钾离子；UT：尿素通道

知识拓展：利尿药发展历史

# 四、常用利尿药

**1. 碳酸酐酶抑制药**　乙酰唑胺（acetazolamide）又称醋唑磺胺（diamox），是碳酸酐酶抑制药的原型药，属于磺胺衍生物。乙酰唑胺的化学结构中有磺胺基，是其活性必需基团。

（1）药理作用与作用机制：乙酰唑胺利尿作用较弱。其通过抑制碳酸酐酶活性而抑制 $HCO_3^-$ 的重吸收，治疗量乙酰唑胺抑制近曲小管约 85% 的 $HCO_3^-$ 的重吸收。由于 $Na^+$ 在近曲小管可与 $HCO_3^-$ 结合排出，近曲小管 $Na^+$ 重吸收减少，继而减少水的重吸收。但集合管 $Na^+$ 重吸收会大大增加，使 $K^+$ 的分泌相应增多（$Na^+$-$K^+$ 交换增多）。因而碳酸酐酶抑制药主要造成尿中 $HCO_3^-$、$K^+$ 和水的排出增多。

乙酰唑胺还抑制肾以外碳酸酐酶依赖的 $HCO_3^-$ 的跨膜转运。如眼睫状体向房水中分泌 $HCO_3^-$，以及脉络丛向脑脊液分泌 $HCO_3^-$，因而减少房水和脑脊液的生成量、降低 pH。

（2）临床应用：由于新型利尿药的不断涌现，加之其利尿作用较弱，本类药物现在很少作为利尿药使用。但它们仍有几种特殊的用途。

1）治疗青光眼：减少房水的生成，降低眼内压，对多种类型的青光眼有效，是乙酰唑胺应用最广的适应证。

2）急性高山病：登山者在急速登上 3000 米以上时会出现无力、头晕、头痛和失眠的症状。乙酰唑胺可减少脑脊液的生成和降低脑脊液及脑组织的 pH，减轻症状，改善机体功能。

3）碱化尿液：通过采用乙酰唑胺碱化尿液可促进尿酸、胱氨酸和弱酸性物质（如阿司匹林）的排泄。但只在使用初期有效，长时间服用乙酰唑胺要注意补充给予碳酸氢盐。

4）纠正代谢性碱中毒：心力衰竭患者在使用过多利尿药造成代谢性碱中毒时，由于补钠可能会增加心脏充盈压，因而可使用乙酰唑胺。乙酰唑胺还可用于迅速纠正呼吸性酸中毒继发的代谢性碱中毒。

5）其他：乙酰唑胺可用于癫痫的辅助治疗、伴有低钾血症的周期性麻痹，以及严重高磷酸血症，以增加磷酸盐的尿排泄等。

（3）不良反应：严重的不良反应少见。

1）过敏反应：作为磺胺的衍生物，可能会造成骨髓抑制、皮肤毒性、磺胺样肾损害，对磺胺过敏的患者易对本药产生过敏反应。

2）代谢性酸中毒：长时间用药后，体内贮存的 $HCO_3^-$ 减少可导致高氯性酸中毒。

3）尿结石：药物减少 $HCO_3^-$ 的作用会导致磷酸盐尿和高钙尿症。

4）失钾：同时补充 KCl 可以纠正。

**2. $Na^+$-$K^+$-$2Cl^-$ 同向转运体抑制药**　常用药物有呋塞米、依他尼酸（ethacrynic acid）、布美他尼（bumetanide）。

（1）药理作用及作用机制

1）利尿作用：$Na^+$-$K^+$-$2Cl^-$ 同向转运体抑制药能使肾小管对 $Na^+$ 的重吸收由原来的 99.4% 下降为 70%～80%，正常状态下，给予大剂量呋塞米可使成人排尿量明显增加，排尿量可达 30～40 ml/min。利尿作用快且强。

$Na^+$-$K^+$-$2Cl^-$ 同向转运体抑制药特异性地与分布在髓袢升支粗段管腔膜的 $Na^+$-$K^+$-$2Cl^-$ 同向转运体的 $Cl^-$ 结合位点结合，因而抑制 NaCl 的重吸收，降低肾的稀释与浓缩功能，排出大量接近于等渗的尿液。

由于 $Na^+$-$K^+$-$2Cl^-$ 同向转运体抑制药同时抑制 $K^+$ 重吸收，$K^+$ 重吸收减少降低了 $K^+$ 的再循环导致的管腔正电位，减小了 $Ca^{2+}$ 和 $Mg^{2+}$ 重吸收的驱动力，使它们的重吸收减少，排泄增加，长期应用可引起低血镁。当尿液流经远曲小管时，仍然能够重吸收 $Ca^{2+}$，故较少发生低血钙。输送到远曲小管和集合管的 $Na^+$ 增加又促使 $Na^+$- $K^+$ 交换增加，从而进一步增加 $K^+$ 的排泄，可引起低钾血症。大剂量呋塞米也可抑制近曲小管的碳酸酐酶活性，增加 $HCO_3^-$ 排出。

2）血管扩张作用：呋塞米可扩张肾血管，增加肾血流量，促进肾皮质血流重新分布。其作用机制可能与其降低血管对血管收缩因子（如血管紧张素Ⅱ和去甲肾上腺素）的反应性；增加引起血管舒张的前列腺素类的生成；以及促进动脉阻力血管钾通道开放等有关。

$Na^+$-$K^+$-$2Cl^-$ 同向转运体抑制药通过对血管的调节作用影响血流动力学。对心力衰竭的患者，在其利尿作用发生前就能产生有效的扩张血管作用。呋塞米和依他尼酸能迅速增加全身静脉血容量，降低左室充盈压，减轻肺淤血。

（2）体内过程：本类药物能被迅速吸收，呋塞米在口服 30 分钟内、静注 5 分钟后生效，维持 2 ~ 3 小时。消除主要通过肾近曲小管有机酸分泌机制排泄或肾小球滤过，随尿以原型排出。血浆 $t_{1/2}$ 受肾功能影响，正常为 1 小时左右，肾功能不全时可延长至 10 小时。吲哚美辛（indomethacin）和丙磺舒（probenecid）与 $Na^+$-$K^+$-$2Cl^-$ 同向转运体抑制药相互竞争近曲小管有机酸分泌途径，因此若与 $Na^+$-$K^+$-$2Cl^-$ 同向转运体抑制药同时使用，则影响后者的排泄和作用。由于 $Na^+$-$K^+$-$2Cl^-$ 同向转运体抑制药作用于肾小管的管腔侧，其药效也与它们在尿中的排泄量有一定关系。

（3）临床应用：$Na^+$-$K^+$-$2Cl^-$ 同向转运体抑制药主要用于肺水肿和其他严重水肿以及急性高血钙等。

1）急性肺水肿和脑水肿：静脉注射呋塞米能迅速扩张容量血管，使回心血量减少，在利尿作用发生之前即可缓解急性肺水肿，是急性肺水肿迅速、有效的治疗手段之一。同时，由于利尿，血容量降低，血浆渗透压增高，也有利于消除脑水肿，对脑水肿合并心力衰竭者尤为适用。

2）其他严重水肿：可治疗心源性、肝源性、肾源性水肿等各类水肿。主要用于其他利尿药无效的严重水肿患者。

3）急性、慢性肾衰竭：急性肾衰竭时，$Na^+$-$K^+$-$2Cl^-$ 同向转运体抑制药可增加尿量，冲洗肾小管，减少肾小管的萎缩和坏死，但不延缓肾衰竭的进程。大剂量呋塞米可以治疗慢性肾衰竭。

4）高钙血症：本类药可以抑制 $Ca^{2+}$ 的重吸收，降低血钙。通过联合应用 $Na^+$-$K^+$-$2Cl^-$ 同向转运体抑制药和静脉输入生理盐水而增加 $Ca^{2+}$ 的排泄，这对迅速控制高钙血症具有临床意义。

5）加速某些毒物的排泄：应用本类药物结合输液可使尿量增加。主要用于某些经肾排泄的药物中毒的抢救，如长效巴比妥类、水杨酸类、溴化物、氟化物、碘化物等。

（4）不良反应

1）水与电解质紊乱：常为过度利尿所引起，表现为低血容量、低血钾、低血钠、低氯性碱血症，长期应用还可引起低血镁。

低氯性碱血症是由于该类药增加钠和水的排泄，因而加强集合管 $K^+$ 和 $H^+$ 的分泌所致。低血钾可增强强心苷对心脏的毒性，低血钾对肝硬化的患者可能诱发肝性脑病。故应注意及时补充钾盐或加服保钾利尿药。

低血镁是由于 $Na^+$-$K^+$-$ATP$ 酶的激活需要 $Mg^{2+}$，当低血钾和低血镁同时存在时，如不纠正低血镁，即使补充 $K^+$ 也不易纠正低钾血症。

2）耳毒性：表现为耳鸣、听力减退或暂时性耳聋，呈剂量依赖性。耳毒性的发生机制可能与药物引起内耳淋巴液电解质成分改变有关。肾功能不全或同时使用其他耳毒性药物，如并用氨基糖苷类抗生素时较易发生耳毒性。依他尼酸最易引起，且可能发生永久性聋。布美他尼的耳毒性最小，为呋塞米的 1/6，听力有缺陷及急性肾衰竭者宜选用布美他尼。

3）高尿酸血症：$Na^+$-$K^+$-$2Cl^-$ 同向转运体抑制药可能造成高尿酸血症。这与利尿后血容量降低，细胞外液容积减少，导致尿酸经近曲小管的重吸收增加有关；另外，本类药和尿酸竞争有机酸分泌途径也是原因之一。长期用药时多数患者可出现高尿酸血症，但临床痛风的发生率较低。

4）其他：可引起高血糖，但很少促成糖尿病；升高低密度脂蛋白胆固醇和三酰甘油，降低高密度脂蛋白胆固醇；引起恶心、呕吐，大剂量时尚可出现胃肠出血；少数患者可发生白细胞、血小板减少；亦可发生过敏反应，表现为皮疹、嗜酸性粒细胞增多，偶有间质性肾炎等，停药后可以迅速恢复，这是由于其具有磺胺结构，对磺胺过敏的人对呋塞米、布美他尼和托拉塞米可发生交叉过敏反应，而非磺胺衍生物的依他尼酸则较少引起过敏反应。

**3. Na$^+$-Cl$^-$同向转运体抑制药**　是临床广泛应用的一类口服利尿药和降压药。其中，噻嗪类是由杂环苯并噻二嗪与磺酰胺基组成。本类药物作用相似，仅所用剂量不同，但均能达到同样效果。氢氯噻嗪（hydrochlorothiazide，双氢克尿噻）是本类药物的原型药物，常用的噻嗪类尚有氯噻嗪（chlorothiazide）。

作用于相同靶点的利尿药有类噻嗪类吲达帕胺（indapamide）、氯噻酮（chlortalidone，氯酞酮）、美托拉宗（metolazone）、喹乙宗（quinethazone）。它们虽无噻嗪环但有磺胺结构，它们的利尿作用与噻嗪类相似。

Na$^+$-Cl$^-$同向转运体抑制药主要促进 NaCl 的排泄。虽然部分 Na$^+$-Cl$^-$同向转运体抑制药也能够显著抑制碳酸酐酶活性，但并不是利尿作用的主要机制。

（1）药理作用及作用机制

1）利尿作用：Na$^+$-Cl$^-$同向转运体抑制药增强 NaCl 和水的排出，产生温和、持久的利尿作用。其作用机制是抑制远曲小管近端 Na$^+$-Cl$^-$同向转运体，抑制 NaCl 的重吸收。由于转运至远曲小管的 Na$^+$增加，促进了 Na$^+$-K$^+$交换。尿中除排出 Na$^+$、Cl$^-$外，K$^+$的排泄也增多，长期服用可引起低血钾。本类药对碳酸酐酶有一定的抑制作用，也能够增加 HCO$_3^-$的排泄。

与 Na$^+$-K$^+$-2Cl$^-$同向转运体抑制药不同的是，Na$^+$-Cl$^-$同向转运体抑制药促进远曲小管由甲状旁腺激素调节的 Ca$^{2+}$重吸收过程，而减少尿 Ca$^{2+}$含量，减少 Ca$^{2+}$在管腔中的沉积。这可能是由于 Na$^+$重吸收减少，肾小管上皮细胞内 Na$^+$降低，促进基侧质膜的 Na$^+$-Ca$^{2+}$交换所致。

2）降压作用：Na$^+$-Cl$^-$同向转运体抑制药是常用的降压药，用药早期通过利尿、血容量减少而降压，长期用药则通过扩张外周血管而产生降压作用。

3）抗利尿作用：Na$^+$-Cl$^-$同向转运体抑制药能显著减少尿崩症患者的尿量，并通过排 Na$^+$使血浆渗透压降低而减轻口渴感。其抗利尿作用机制不明。

（2）体内过程：本类药脂溶性较高，口服吸收迅速而完全，口服后 1～2 小时起效，4～6 小时血药浓度达高峰。所有的噻嗪类均以有机酸的形式从肾小管分泌，因而与尿酸的分泌产生竞争作用，可使尿酸的分泌速率降低。一般 3～6 小时排出体外。

氯噻嗪相对脂溶性小，因此常采用相对大的剂量。氯噻嗪吸收缓慢，且作用时间较长。吲达帕胺主要经过胆汁排泄，但仍有足够的活性形式经过肾清除，从而发挥它在远曲小管的利尿作用。

（3）临床应用

1）水肿：可用于各种原因引起的水肿。对轻度、中度心源性水肿疗效较好，是慢性心功能不全的主要治疗药物之一。对肾源性水肿的疗效与肾功能损害程度有关，受损较轻者效果较好；肝源性水肿在应用时要注意防止低血钾诱发肝性脑病。

2）原发性高血压：本类药物是治疗高血压的基础药物之一，多与其他降压药合用，可减少后者的剂量，减少不良反应。

3）其他：可用于肾性尿崩症及加压素无效的垂体性尿崩症。也可用于高尿钙伴有肾结石者，以抑制高尿钙引起的肾结石的形成。

（4）不良反应

1）电解质紊乱：如低血钾、低血钠、低血镁、低氯血症、代谢性碱血症等，合用保钾利尿药可防治。

2）高尿酸血症：痛风者慎用。

3）代谢变化：可导致高血糖、高脂血症。可使糖尿病患者以及糖耐量中度异常的患者血糖升高，可能是因其抑制了胰岛素的分泌以及减少组织利用葡萄糖。纠正低血钾后可部分翻转高血糖效应。本类药物可使血胆固醇增加 5% ～ 15%，并增加低密度脂蛋白。糖尿病、高脂血症患者慎用。

4）过敏反应：本类药物为磺胺类药物，与磺胺类有交叉过敏反应。可见皮疹、皮炎（包括光敏性皮炎）等，偶见严重的过敏反应如溶血性贫血、血小板减少、坏死性胰腺炎等。

**4．醛固酮受体阻断药**　此类药物作用机制为拮抗醛固酮（盐皮质激素），为低效能利尿药，能够减少 K$^+$ 排出，包括螺内酯、依普利酮、坎利酮（canrenone）和坎利酸钾（potassium canrenoate）。

（1）螺内酯：又称安体舒通（antisterone），是人工合成的甾体化合物，其化学结构与醛固酮相似，化学结构见图 5-3。

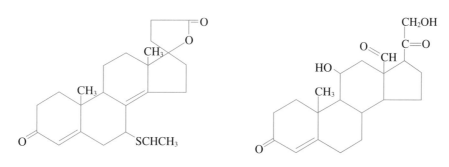

图 5-3　螺内酯（左）与醛固酮（右）化学结构

1）药理作用及作用机制：利尿作用弱，起效缓慢，持续时间长。螺内酯的利尿作用服药后 1 天起效，2 ～ 4 天达最大效应。其利尿作用与体内醛固酮的浓度有关，仅在体内有醛固酮存在时才发挥作用。对切除肾上腺的动物则无利尿作用。

螺内酯是醛固酮的竞争性拮抗药。醛固酮从肾上腺皮质释放后，进入远曲小管细胞，并与胞浆内盐皮质激素的胞浆受体结合成醛固酮 - 受体复合物，然后转位进入胞核诱导特异 DNA 的转录、翻译，产生醛固酮诱导蛋白，进而调控 Na$^+$、K$^+$ 转运。螺内酯及其代谢产物坎利酮结构与醛固酮相似，能够结合到胞浆中的盐皮质激素受体，阻止醛固酮 - 受体复合物的核转位，而产生拮抗醛固酮的作用。

该药也能干扰细胞内醛固酮活性代谢物的形成，影响醛固酮作用的充分发挥，表现出排 Na$^+$、保 K$^+$ 的作用。

2）临床应用：可用于治疗与醛固酮升高有关的顽固性水肿，对肝硬化和肾病综合征水肿患者较为有效。近年来认识到醛固酮在心力衰竭发生发展中起重要作用，因而螺内酯用于心力衰竭的治疗已经不仅限于通过排 Na$^+$、利尿消除水肿，也通过抑制心肌纤维化等多方面的作用而改善患者的状况。

3）不良反应：其不良反应较轻，少数患者可引起头痛、困倦与精神紊乱等。久用可引起高血钾，尤其当肾功能不全时，故肾功能不全者禁用。此外，还有性激素样不良反应，可引起男子乳房女性化和性功能障碍、妇女多毛症等，停药可消失。

（2）依普利酮：是选择性醛固酮受体阻断药。依普利酮口服给药后约经 1.5 小时达到血药峰浓度，$t_{1/2}$ 为 4 ～ 6 小时，吸收不受食物的影响。依普利酮拮抗醛固酮活性约为螺内酯的 2 倍。依普利酮对醛固酮受体具有高度的选择性，而对肾上腺糖皮质激素、黄体酮和雄激素受体的亲和性较低，从而克服了螺内酯的促孕激素和抗雄激素等不良反应。其不良反应较小，对高血压、心力衰竭等的疗效较好，具有广阔的临床使用前景。

5. **上皮钠通道阻滞药**　本类药物包括氨苯蝶啶（triamterene）和阿米洛利（amiloride）。

（1）药理作用及作用机制：氨苯蝶啶和阿米洛利作用于远曲小管末端和集合管，通过阻滞管腔 $Na^+$ 通道而减少 $Na^+$ 的重吸收。同时由于减少 $Na^+$ 的重吸收，使管腔的负电位降低，因此驱动 $K^+$ 分泌的动力减少，抑制了 $K^+$ 分泌，从而产生排 $Na^+$、利尿、保 $K^+$ 的作用。

阿米洛利在高浓度时，阻滞 $Na^+$-$H^+$ 和 $Na^+$-$Ca^{2+}$ 交换体（antiporter），可能抑制 $H^+$ 和 $Ca^{2+}$ 的排泄。

（2）体内过程：氨苯蝶啶在肝代谢，但其活性形式及代谢物也从肾排泄。阿米洛利则主要以原型经肾排泄。由于氨苯蝶啶消除途径广泛，因此 $t_{1/2}$ 比阿米洛利短，前者为 4.2 小时，后者为 6～9 小时，氨苯蝶啶需频繁用药。

（3）临床应用：常与排钾利尿药合用治疗顽固性水肿。

（4）不良反应：不良反应较少。长期服用可致高钾血症，严重肝肾功能不全、有高钾血症倾向者禁用。偶见嗜睡及恶心、呕吐、腹泻等消化道症状。另外，有报道氨苯蝶啶和吲哚美辛合用可引起急性肾衰竭。

6. **精氨酸加压素受体阻断药**　本类药包括托伐普坦、考尼伐坦（conivaptan）等。

（1）药理作用及作用机制：精氨酸加压素受体阻断药可以特异性拮抗精氨酸加压素，减少细胞囊泡内 AQP2 向腔面膜的运输和调控 AQP2 基因表达，单纯抑制水的重吸收而发挥利尿作用，其对电解质的排泄影响较小。

托伐普坦是选择性精氨酸加压素 $V_2$ 受体阻断药，与精氨酸加压素 $V_2$ 受体的亲和力是天然精氨酸精氨酸加压素（又称抗利尿激素）的 1.8 倍。

（2）体内过程：口服托伐普坦 60 mg 2～4 小时后，出现排水利尿作用，血清钠浓度升高。服药 4～8 小时后，血清钠浓度最高升高 6 mEq，尿排泄速度高达 9 ml/min。服用本药推荐剂量为 15～60 mg，1 天 1 次。

（3）临床应用：托伐普坦用于治疗高容量性和正常容量性低钠血症（血钠浓度 < 125 mEq/L，或低钠血症不明显，但有症状，并且限液治疗效果不佳），包括伴有心力衰竭、肝硬化以及抗利尿激素分泌异常综合征（syndrome of inappropriate antidiuretic hormone secretion，SIADHS）的患者。但需要紧急升高血钠以预防或治疗严重神经系统症状的患者不应使用本药进行治疗。

（4）不良反应：常见的不良反应包括口渴、口干、乏力、便秘、尿频或多尿以及高血糖。

7. **渗透性利尿药**　包括甘露醇、山梨醇（sorbitol）、高渗葡萄糖（hypertonic glucose）等。静脉注射给药后，可以提高血浆渗透压，产生组织脱水作用。当这些药物通过肾时，不易被重吸收，使水在髓袢升支和近曲小管的重吸收减少，肾排水增加，产生渗透性利尿作用。该类药一般具备如下特点：①静脉注射后不易通过毛细血管进入组织；②易经肾小球滤过；③不易被肾小管再吸收。

（1）药理作用和临床应用

1）脱水作用：20% 甘露醇溶液静脉注射后，能迅速提高血浆渗透压，使组织间液向血浆转移而产生组织脱水作用，可降低颅内压和眼内压。甘露醇口服用药则造成渗透性腹泻，可用于从胃肠道消除毒性物质。

甘露醇是治疗脑水肿、降低颅内压安全而有效的首选药物。也可用于青光眼急性发作和患者术前以降低眼内压。

2）利尿作用：静注甘露醇后，血浆渗透压升高，血容量增加，血液黏滞度降低，并通过稀释血液而增加循环血容量及肾小球滤过率。该药在肾小球滤过后不易被重吸收，导致肾小管内的渗透压升高，使水在近曲小管和髓袢降支管内、外渗透压差的作用下重吸收减少，产生利尿作用。

另外，由于排尿速率的增加，减少了尿液与肾小管上皮细胞接触的时间，使几乎所有电解质的重吸收减少。如抑制髓袢升支对 $Na^+$ 的重吸收，可以降低髓质高渗区的渗透压，进而抑制集合管水的重吸收。一般在 10～20 分钟起效，2～3 小时达高峰，持续 6～8 小时。

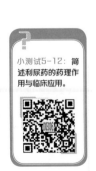

小测试5-12：简述利尿药的药理作用与临床应用。

可用于预防急性肾衰竭。在少尿时，若及时应用甘露醇，通过脱水作用，可减轻肾间质水肿。同时渗透性利尿效应可维持足够的尿量，稀释肾小管内有害物质，保护肾小管免于坏死。另外，还能改善急性肾衰竭早期的血流动力学紊乱，对肾衰竭伴有低血压者效果较好。

（2）不良反应：少见，注射过快时可引起一过性头痛、眩晕、畏寒和视力模糊。因可增加循环血容量而增加心脏负荷，慢性心功能不全者禁用。另外，活动性颅内出血者禁用。

（杨宝学）

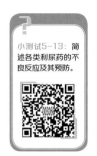

小测试5-13：简述各类利尿药的不良反应及其预防。

# 第三节　钠－葡萄糖同向转运体抑制药

钠-葡萄糖同向转运体 2（sodium-glucose co-transporter 2，SGLT2）抑制药作为一种新型口服降糖药，具有非胰岛素依赖的独特降糖作用机制，通过抑制肾小管对葡萄糖的重吸收，降低肾糖阈，增加尿糖排泄，从而降低血糖。目前我国上市的药物主要有达格列净（dapagliflozin）、恩格列净（empagliflozin）、卡格列净（canagliflozin）和艾托格列净（etoglizin）。在大型随机对照试验（randomized controlled trial，RCT）研究中发现，SGLT2 抑制药在保护心、肾方面也具有显著作用，证实了此类药物使心血管和肾获益，且这一保护作用可见于糖尿病和非糖尿病患者。因此，该类药物也应用于治疗慢性肾病（CKD）和慢性心功能不全，其可能机制包括降糖、降压、利尿、减重、改善胰岛素抵抗、血管内皮细胞功能、心肌细胞线粒体功能和能量代谢障碍等。

## ▌一、SGLT2 抑制药的发现

1835 年，法国化学家 Petersen·C 从苹果树皮中提取了根皮苷（phlorizin）。根皮苷是天然的糖苷衍生物，具有退热、抗感染的功效，最初用于治疗疟疾。1886 年，德国斯特拉斯堡大学的临床化学家 Joseph Von Mering 发现根皮苷具有引起多尿、尿糖和减轻体重的作用，类似于人类自然发生的糖尿病症状。但当时并不清楚是由于根皮苷抑制了体内糖的再吸收，增加了尿糖排泄所致。他还发现根皮苷对肾亦有影响。此后，科学家们一直将根皮苷作为研究细胞转运机制的工具药。20 世纪 30 年代，Homer Smith 采用静脉注射根皮苷作为研究人肾功能的工具药，对建立肾血流动力学和肾小管水盐代谢运输的基本概念作出了突出贡献。同时，他的研究也证实了静脉注射根皮苷的安全性。

1975 年，Defronzo 等人发现犬肾近端小管内存在高亲和性的根皮苷受体位点及其与葡萄糖转运机制的关系。他们的研究结果表明，给犬注射根皮苷可使葡萄糖经肾的排泄增加 60%，而肾小球滤过率和肾血流量保持不变。1981 年，Silverman M 在研究肾对葡萄糖再吸收作用时发现，根皮苷能抑制肾近端小管对葡萄糖的再吸收；发现根皮苷对肾葡萄糖转运体的亲和力是葡萄糖的 1000 ～ 3000 倍。

在根皮苷被发现 170 多年以后，直到 20 世纪 90 年代末，人们才发现了肾存在两种负责重吸收原尿中葡萄糖的转运体 SGLT 1 和 SGLT 2，对根皮苷的作用机制有了深入了解。发现根皮苷是上述两种转运体的非选择性抑制剂，含有 O- 糖苷键化学结构，相对较为脆弱，易被多种酶类分解而导致失活。因此，开始尝试开发更多具有更好生物利用度、更稳定的根皮苷衍生物。

2001 年，科学家们从大鼠的肾克隆出两个 SGLT1 和 SGLT2。目前人类 SGLT 蛋白家族数量已扩展到 12 个：SGLT1 ～ SGLT6 以及另外 6 个 SLC5A 蛋白。其中 SGLT1 和 SGLT2 起主导作用。SGLT1 主要位于小肠上皮细胞，SGLT2 只在肾小管上皮细胞发现。SGLT2 位于肾近端小管 S1 段，90% 经过肾滤过的葡萄糖需要通过 SGLT2 重吸收回到血液循环。另外 10% 的葡萄糖通过分布在肾远端小管的 SGLT1 重吸收。2 型糖尿病（type 2 diabetes mellitus，T2DM）患者的 SGLT2 表达增加，促进了葡萄糖重吸收，进一步升高了血糖。在克隆出 SGLT1 和 SGLT2 后有研究证明，根皮苷选择性地、竞争性地抑制 SGLT1 和 SGLT2 对葡萄糖的转运，可以降低空腹和餐后血糖水平，而不发生低血糖的不良反应。由于根皮苷对 SGLT1 和 SGLT2 无选择性，在小肠内吸收率低，还会被肠道中的 β- 葡萄糖苷酶水解而失去活性。因此，根皮苷无法成为 T2DM 的潜在治疗药物。

科学家们以根皮苷为基础进行结构改造，研究根皮苷衍生物对增加尿葡萄糖排泄的作用，探究其构效关系，提高化合物对 SGLT2 受体阻断的特异性，并防止糖苷酶对化合物的降解，保证化合物的活性和口服有效。尽管 SGLT2 抑制药多种多样，但大多数是以根皮苷为基础的结构改造，仍为糖苷类或拟态糖苷。达格列净于 2012 年 11 月在欧洲上市；2014 年 1 月被美国食品药品监督管理局（Food and Drug Administration，FDA）批准上市；2017 年中国国家食品药品监督管理总局正式批准其在中国上市，达格列净成为在我国上市的首个 SGLT2 抑制药。目前，非根皮苷类 SGLT2 抑制药也在研发中，如 ISIS-SGLT2Rx，一种反义抑制性 microRNA 分子；SGLT1 和 SGLT2 双重抑制药也在研发中，主要用来治疗 1 型糖尿病。

## 二、SGLT2 抑制药的药理作用及其作用机制

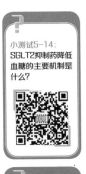

小测试5-14：
SGLT2抑制药降低血糖的主要机制是什么？

1．降糖作用　SGLT 在肾小管上皮细胞、小肠和心肌细胞均有分布，其中 SGLT2 主要分布在肾近端小管 S1 段，介导约 90% 的葡萄糖再吸收。因此，SGLT2 抑制药作用于肾近端小管，降低肾糖阈，减少肾小管对葡萄糖的重吸收，增加尿液中葡萄糖排泄，从而降低血中葡萄糖水平。肾每天通过 SGLT2 重吸收葡萄糖 > 179 g，排出 < 0.5 g，从而有助于维持正常的血糖水平。研究发现，糖尿病患者的肾小管上皮细胞上 SGLT2 蛋白表达水平显著上调，导致葡萄糖重吸收能力增加。SGLT2 抑制药通过抑制肾小管重吸收葡萄糖，促使葡萄糖从尿液中排出，成为不依赖于胰岛素，有效降低糖尿病患者血糖的新途径。同时，SGLT2 抑制剂可使糖化血红蛋白降低

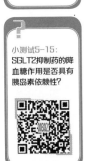

小测试5-15：
SGLT2抑制药的降血糖作用是否具有胰岛素依赖性？

0.5% ～ 1.0%，与常用的口服降糖药相比，其降糖疗效与二甲双胍相当，优于磺脲类药物和西格列汀，联合胰岛素使用时，还可以减少每日胰岛素用量 5.9 ～ 8.7 U。SGLT2 抑制药降糖疗效确切，同时可以减轻体重、降低血压，无低血糖风险，具有明确的保护心、肾作用，对糖尿病及其血管合并症的防治具有重要的临床意义。

2．保护心血管作用　既往研究表明，严格的血糖控制并不能降低糖尿病患者心脑血管疾病患病率及病死率。近些年研究发现，SGLT2 抑制药除降糖作用外，还可改善心血管疾病相关的危险因素，降低糖尿病患者的心血管事件以及终末期肾病风险，降低患者心力衰竭住院风险。SGLT2 抑制药具有多重心血管保护机制。

（1）改善血流动力学：SGLT2 抑制药可以通过排钠和渗透性利尿作用，降低血容量和血压，减轻心脏前、后负荷；通过改善内皮细胞功能、抗动脉硬化降低血压和心脏后负荷；通过抑制神经内分泌系统过度激活，改善血流动力学失衡，保护心血管。

（2）改善心肌能量代谢：当罹患 2 型糖尿病或心力衰竭时，因胰岛素抵抗和氧化应激，患者往往存在脂肪酸氧化失调、葡萄糖摄取或氧化受损，加重心肌损伤。SGLT2 抑制药可减少酮体经肾排泄，催生稳定且持续的高酮体状态，而酮体是一种比脂肪酸、葡萄糖更优效的燃料，作为心衰心肌的替代能量底物，可以增加能量利用率；同时，酮体可以降低线粒体蛋白乙酰化水平，改善线粒体 - 炎症环路，激活线粒体以产生更多能量，从而提高心脏机械效率，减少心肌耗氧。此

外，SGLT2 抑制药还可以通过降低血糖纠正高糖毒性，改善脂肪代谢紊乱，促进心肌细胞能量代谢，减轻炎症与氧化应激反应。

（3）维持心肌离子稳态：心肌细胞钙稳态失衡与糖尿病性心肌病和心力衰竭的发生、发展有关。SGLT2 抑制药可通过抑制心肌细胞 $Na^+$-$H^+$ 交换和 SGLT1 转运蛋白，降低心肌细胞胞浆 $Na^+$ 和 $Ca^{2+}$ 浓度，增加线粒体内 $Ca^{2+}$ 浓度，从而逆转钙超载，维持细胞内钙稳态，改善线粒体功能，减轻氧化应激，减少心律失常。

（4）抑制交感 -RAAS 活性：SGLT2 抑制药能够通过增加输送至致密斑的 $Na^+$ 浓度，减少肾素释放，调节肾素 - 血管紧张素 - 醛固酮系统和交感神经系统活性；也可以通过改善血流动力学和心肌能量代谢，抑制心脏交感神经的过度激活。SGLT2 抑制药可以增加心脏副交感神经活性，确切机制尚不清楚，可能是由于心脏交感神经活动降低而引起的继发作用。SGLT2 抑制剂降低心脏交感神经活动，增加副交感神经活动，或提示 SGLT2 抑制剂可预防心律失常和延缓心力衰竭进展。

（5）其他：SGLT2 抑制药还可通过改善血糖控制、改善血脂、减轻体重、抗炎、抗氧化、抗心肌纤维化、改变脂肪因子调节、增强自噬等途径起到保护心脏作用。

目前，SGLT2 抑制药治疗心血管获益的确切机制尚未阐明。随着临床研究及动物试验等的不断涌现，新的机制可能会出现。在细胞水平上，SGLT2 抑制作用可能会与其他关键途径相互作用，从而促进心血管获益。因此，建立确切的获益机制是了解 SGLT2 抑制药获益的关键，也可能会开辟新的、未探索的途径，从而为充分理解心力衰竭的病理生理学及潜在的新型治疗方法的发掘提供更为丰富的路径。

### 框 5-4　SGLT2 抑制药心血管获益的潜在分子机制

已有 3 种 SGLT2 抑制药（达格列净、恩格列净和卡格列净）在心血管结局研究中进行了评估。在一系列针对降糖药进行的关于心血管安全性的临床试验中，人们发现 SGLT2 抑制药可以减少主要心血管不良事件的发生，且对于非糖尿病的心力衰竭患者同样具有保护作用。SGLT2 抑制药相关的大型临床试验显示，其心血管保护的传统机制主要有利尿、降压、改善血流动力学、抑制交感 -RAAS 活性、改善血糖控制、体重减轻、改善血脂、红细胞质量和血细胞比容增加。潜在的新型机制包括心肌能量代谢改善、心肌离子稳态改善、自噬、脂肪因子调节改变等。

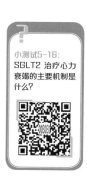

小测试5-16：SGLT2 治疗心力衰竭的主要机制是什么？

小测试5-17：SGLT2抑制药保护肾的分子机制是什么？

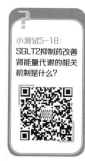

小测试5-18：SGLT2抑制药改善肾能量代谢的相关机制是什么？

**3. 保护肾的作用**　SGLT2 抑制药主要通过降低血糖、降低血压、恢复管 - 球反馈（tubuloglomerular feedback，TGF）、改善肾高滤过状态、降低蛋白尿、降低尿酸、减重、降脂以及增加促红细胞生成素（erythropoietin，EPO）生成，发挥保护肾作用。此外，SGLT2 抑制药的保护肾机制可能还包括了改善肾缺氧状态和肾能量代谢障碍、调节肾素 - 血管紧张素 - 醛固酮系统和交感神经系统活性、改善血流动力学紊乱、改善胰岛素抵抗、减轻免疫炎症和氧化应激反应、调节细胞自噬、抑制肾间质纤维化等。

研究发现，在肾缺血 - 再灌注损伤模型小鼠中，SGLT2 抑制药达格列净可诱导低氧诱导因子 1（hypoxia-inducible factor-1，HIF-1）表达，从而改善肾缺氧状态，发挥保护肾的作用。同时，SGLT2 抑制药可通过降低 GFR 和直接抑制 SGLT2 介导的近端小管对钠的重吸收，降低肾的耗氧量，并减少低氧应激，改善肾结局。此外，SGLT2 抑制药有助于增加输送至致密斑的 $Na^+$ 浓度，减少肾素释放，调节肾素 - 血管紧张素 - 醛固酮系统和交感神经系统活性，从而调节肾小球入球和出球小动脉血管张力，改善局部血管紧张素Ⅱ引起的肾小球内高压，改善肾功能。

目前，SGLT2 抑制药已经在 CKD 防治领域积累了丰富的临床研究数据。一项 meta 分析提示，SGLT2 抑制药可显著延缓肾病进展，并可显著降低急性肾损伤（acute kidney injury，AKI）的发生风险。在肾获益方面，达格列净的 DAPA-CKD 及卡格列净的 CREDENCE 研究证实，SGLT2 抑制药能够显著降低糖尿病合并 CKD 患者的肾复合终点（终末期肾病、血清肌酐倍增、肾病或心血管病导致死亡），改善 CKD 患者的心血管结局。DAPA-CKD 研究还表明，无论患者是否合并糖尿病，达格列净均能够显著降低心肾主要终点风险。EMPEROR-Reduced 研究显示，恩格列净可明显减缓伴有或不伴有 CKD 的心力衰竭患者的 eGFR 下降速率，此外，复合肾结局、长期透析或肾移植的发生率均有所降低。

小测试5-19：高糖状态下，TGF激活的机制是什么？

### 框 5-5　SGLT2 抑制药通过恢复管 - 球反馈保护肾的机制

　　肾小球旁器是位于肾小球血管极的一个具有内分泌功能的特殊结构，其主要功能是调节肾素的合成与分泌、维持 TGF 系统。肾小球旁器由致密斑、肾小球外系膜、入球小动脉的终末部及出球小动脉的起始部组成，其细胞包括球旁颗粒细胞、致密斑、球外系膜细胞和极周细胞。SGLT2 抑制药通过抑制葡萄糖和 $Na^+$ 在近端小管重吸收，使流经致密斑的 $Na^+$ 浓度升高，恢复正常的管 - 球反馈，收缩入球小动脉，减轻高滤过，缓解肾小球囊内压升高和高滤过状态，从而发挥保护肾作用。

**4. 其他作用**

（1）减轻体重：SGLT2 抑制药通过抑制葡萄糖重吸收，每天可排出 60 ~ 80 g 葡萄糖，从而降低体质量，减少脂肪组织，且在 6 个月内可以使体质量减少 2 ~ 4 kg。

（2）降低血脂：多项研究发现，SGLT2 抑制药可以改善血脂，如降低三酰甘油。但是，对血脂的影响可能是双重的，有研究发现，SGLT2 抑制药可以使 LDL-C 水平轻度升高 2% ~ 9%。

## 三、临床应用

**1. 治疗糖尿病**　SGLT2 抑制药的降糖作用不依赖于胰岛素，但可以降低糖化血红蛋白水平和改善胰岛素抵抗，还具有减重、降压和心肾保护等作用，因此，可以在 T2DM 进展的不同阶段使用。对于合并心肾疾病高风险的 T2DM 患者，需要将 SGLT2 抑制药作为降糖和全面降低心肾风险的一部分，配合饮食控制和运动，改善 T2DM 患者的血糖。但对于大多数的 T2DM 患者，SGLT2 抑制药不是起始用药选择；T2DM 的起始治疗应该为：饮食调整、减重、运动和二甲双胍。

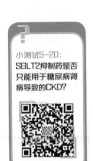

小测试5-20：SGLT2抑制药是否只能用于糖尿病肾病导致的CKD？

**2. 治疗慢性心功能不全**　对于不同射血分数的心力衰竭患者，SGLT2 抑制药已被证实有明确的心血管获益，而且还可降低心血管事件和心力衰竭发生率。达格列净是全球首个获批用于治疗射血分数降低心力衰竭（heart failure with reduced ejection fraction，HFrEF）的 SGLT2 抑制药，无论患者是否合并 T2DM。随着临床研究相继开展，更多的 SGLT2 抑制药获得了治疗不同类型心力衰竭患者的循证医学证据。

**3. 治疗糖尿病肾病和慢性肾病（CKD）**　从 KDIGO（Kidney Disease：Improving Global Outcomes）2023 CKD 指南中可以看出，SGLT2 抑制药已逐渐成为 CKD 患者的一线治疗药物，包括糖尿病或非糖尿病肾病所致 CKD。

Note

## 四、不良反应及注意事项

在安全性方面，SGLT2 抑制药单独使用并不增加低血糖发生的风险，但与磺脲类或胰岛素联合应用时低血糖的风险增加。因此，联合使用时，应注意调整胰岛素或磺脲类药物的剂量，避免发生低血糖。该类药的主要不良反应（表 5-2）包括泌尿生殖道感染，女性较男性更容易发生，多数为轻度到中度感染，常规抗感染治疗有效；以及引起血容量不足和低血压、酮症酸中毒、骨折、高钾血症和 AKI 的潜在风险等。老年患者通常病程长、基础疾病多、对药物不良反应的耐受性差。因此，启用此类药物治疗前需综合评估病情，加强用药指导及治疗后的监测，如低血压、酮症酸中毒、急性肾损伤、高钾血症等。

使用恩格列净可见低血压、酮症酸中毒、肾功能不全、尿路感染、生殖道真菌感染、低密度脂蛋白胆固醇增高等不良反应。卡格列净和达格列净最常见尿路和生殖系统真菌感染的不良反应，发生机制可能与尿糖增加相关。治疗过程中应注意外阴部卫生，可适当增加饮水，半年内反复泌尿生殖道感染者不推荐使用该类药物。用药后酮症酸中毒风险增加，应用 SGLT2 抑制药治疗时建议避免低糖类饮食或生酮饮食。卡格列净相关研究中观察到了下肢截肢和骨折风险增加，但在卡格列净治疗慢性肾病相关研究中未观察到上述风险增加。因此，目前 SGLT2 抑制药与截肢风险关系尚不明确，建议用药时定期检查足部，并加强预防性足部护理。此外，用药可能会引起皮肤不良反应，如瘙痒、皮疹和红斑，大多发生在用药后的 2 周内。

表 5-2　达格列净、恩格列净及卡格列净不良反应的类比

| 不良反应 | 达格列净 | 恩格列净 | 卡格列净 |
| --- | --- | --- | --- |
| 泌尿生殖道感染、尿脓毒血症 | + | + | + |
| 酮症酸中毒 | + | + | + |
| 低血压 | + | + | + |
| 过敏相关不良反应 | + | + | + |
| 肾功能损伤 | + | + | + |
| LDL-C 升高 | + | + | + |
| 与胰岛素和胰岛素促泌剂合用引起低血糖 | + | + | + |
| 会阴坏死性筋膜炎 | + | + | + |
| 骨折 | − | − | + |
| 跌倒 | − | − | + |
| 高钾血症 | − | − | + |

注：＋代表可能出现该不良反应；−代表无该不良反应。LDL-C：低密度脂蛋白胆固醇。

## 五、代表药物

1. 达格列净（dapagliflozin）　主要用于成人 2 型糖尿病、心力衰竭和慢性肾病患者的治疗。单药或与其他降糖药物联合应用治疗糖尿病，能够降低 T2DM 患者心血管疾病风险，明显降低心力衰竭住院和死亡复合风险。推荐起始剂量为 5 mg，每日 1 次，晨服，不受饮食限制。对于需要加强血糖控制且能耐受者，可增至 10 mg，每日 1 次。也可用于慢性肾病治疗，包括糖尿病肾病和非糖尿病肾病，延缓有进展风险的成人慢性肾病患者的 eGFR 持续下降，降低终末期肾病、心

血管死亡和因心力衰竭而住院的风险。可用于慢性肾小球肾炎如 IgA 肾病、膜性肾病、高血压肾病以及有蛋白尿的其他肾病的治疗，以降低蛋白尿，延缓肾病进展，减少尿毒症发生，降低心力衰竭和心血管死亡风险。

2．恩格列净（empagliflozin） 配合饮食控制和运动，单药治疗用于改善成人 2 型糖尿病患者的血糖控制。当单独使用二甲双胍不能有效控制血糖时，本药可与二甲双胍联合应用，在饮食和运动基础上改善 2 型糖尿病患者的血糖控制；当二甲双胍和磺脲类药物联合使用仍不能有效控制血糖时，本药可与两者联合应用，在饮食和运动基础上改善 2 型糖尿病患者的血糖控制。口服，推荐剂量 10 mg，晨服。耐受者可调整剂量至 25 mg。可以在进食后或空腹时给予。本药不建议用于 1 型糖尿病患者或用于治疗糖尿病酮症酸中毒。对于症状性慢性肾病患者，恩格列净能够降低 2 型糖尿病合并心血管疾病风险。

3．卡格列净（canagliflozin） 在单独使用二甲双胍血糖控制不佳时，本药可与二甲双胍联合使用，配合饮食控制和运动改善成人 T2DM 患者的血糖控制。临床研究结果显示，卡格列净具有明显的保护心、肾作用，可以降低 T2DM 患者合并心血管疾病患者主要心血管不良事件和终末期肾病的发生，降低肾病或心血管病死亡及心力衰竭住院风险，并可持续降低蛋白尿。口服，推荐剂量 100 mg，每日早餐前晨服 1 次；需要额外血糖控制的患者，剂量可增至 300 mg，每日 1次。轻度至中度肝损害患者无需调整剂量。目前没有在重度肝损害患者中开展临床研究，故不推荐重度肝损害的患者使用本药。

### 框 5-6　考虑使用 SGLT2 抑制药进行降糖治疗的情况

考虑使用 SGLT2 抑制药进行降糖治疗的情况：①临床合并心血管疾病，二甲双胍和生活方式改变仍不能控糖达标者可以使用恩格列净；②两药治疗仍不能控糖达标（如二甲双胍联合磺脲类药物），且因某些情况不能联合应用胰岛素，可考虑加用 SGLT2 抑制药；③二甲双胍联合胰岛素不能控糖达标，有使用胰高血糖素样肽 -1（glucagon-like peptide-1，GLP-1）受体激动剂的禁忌，增加胰岛素剂量又会导致体重增加时，可以考虑加用 SGLT2抑制药；④二甲双胍单药治疗不达标，不愿意或不能够使用注射类药物，可考虑使用 SGLT2 抑制药。

### 框 5-7　使用 SGLT2 抑制药需要特别注意的人群

使用 SGLT2 抑制药需要特别注意的人群：① SGLT2 抑制药具有渗透性利尿作用，可导致血容量不足（脱水）的相关不良反应，如症状性低血压、头晕、脱水、脑梗死风险增加。此外，脱水还可能导致急性肾损伤的发生，尤其是在同时服用非甾体抗炎药、ACEI/ARB 或利尿药的患者中；若患者存在有可能导致急性肾损伤的合并症时也需要谨慎，如：低血容量、心力衰竭和肝损伤等。②对于容易发生尿路细菌感染或泌尿生殖道真菌感染的患者，在使用 SGLT2 抑制药之前需要告知此类药物会导致上述风险增加。③尽管目前研究显示只有使用卡格列净的患者更容易发生骨折，但是其他 SGLT2 抑制药可能也会导致低骨量和骨折风险增加。因此，低骨量和跌倒风险高的患者使用 SGLT2 抑制药需要谨慎。

**框 5-8　糖尿病患者联合应用 NSAIDs 和 SGLT2 抑制药可能导致 AKI**

尽管，目前有许多基于 SGLT2 抑制药药代动力学和药效学特性进行的潜在的药物协同作用分析，这些药物在降血糖和多效性方面的作用、与其他降糖药物的联合使用在很大程度上尚未得到充分的研究。有研究发现，在脱水、使用 NSAIDs 或者造影剂情况下，SGLT2 抑制药可能导致缺氧型 AKI，因此，建议患者在服用期间应尽量避免这些情况发生。对利尿剂敏感的患者，尤其要特别注意，因为 SGLT2 抑制药的渗透性利尿作用可能会导致患者脱水和尿钠排泄增多。

此外，动物和人的研究结果表明，糖尿病本身也可能导致肾皮质缺氧以及缺氧型肾损伤。糖尿病肾病时，缺氧诱导因子表达增加；但是在实验性糖尿病模型研究中发现，肾髓质缺氧型肾小管损伤更易发生。因此，Heyman 等研究发现，SGLT2 抑制药治疗糖尿病可能会加重肾皮髓交界处缺血，如果联合应用 NSAIDs 或者造影剂，会进一步加重肾髓质缺血性损伤。因此，建议避免医源性导致缺氧型肾损伤药物的摄入，使用 SGLT-2 抑制剂的患者尽量避免使用 NSAIDs，使用造影剂前应停药。

**案例 5-4**

男性，65 岁。糖尿病病史 20 余年。因 2 型糖尿病血糖控制不佳应用卡格列净 100 mg 口服，1 次 / 天。用药第 4 天出现轻微腹胀、乏力；第 5 天，患者恶心、乏力，尿液呈深棕色。实验室检查：血清肌酐 136 μmol/L，血尿素氮 9.7 mmol/L，尿蛋白（+），尿潜血（++）。考虑为卡格列净引起的急性肾损伤（AKI）。

问题：

1．简述卡格列净的降糖机制。
2．简述 SGLT2 抑制药的主要不良反应。
3．简述 SGLT2 抑制药导致 AKI 的可能机制。

案例 5-4 解析

（周　虹）

# 第四节　低氧诱导因子稳定药

**案例 5-5**

女性，57 岁。主诉"发现血肌酐升高 7 年，规律血液透析 2 年余，间断乏力 1 年，加重 1 周"入院。

患者 7 年前因双下肢水肿就诊于当地医院，查尿蛋白（+++），肌酐 120 μmol/L，诊断为"慢性肾病 3 期"，给予药物治疗，定期复查。2 年前患者无明显诱因出现胸闷、恶心等症状，复查血肌酐 800 μmo/L，血红蛋白 105 g/L，诊断为"慢性肾病 5 期，肾性贫血"，行动静脉内瘘成形术，并开始规律血液透析治疗，3 次 / 周。1 年前患者出现乏力症状，查血红蛋白 91 g/L，铁蛋白 125 ng/ml。1 周前患者乏力症状加重。现以"慢性肾病 5 期，肾性贫血"收治入院。

**问题:**

1. 患者应采用什么药物治疗?

2. 治疗中常用的抗贫血药有哪些?

案例 5-5 解析

## 一、低氧诱导因子稳定药的概念

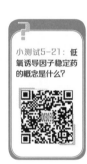

小测试5-21: 低
氧诱导因子稳定药
的概念是什么?

　　低氧诱导因子稳定药 (hypoxia inducible factor stabilizer) 也称低氧诱导因子 - 脯氨酰羟化酶抑制剂 (hypoxia inducible factor-proline hydroxylase inhibitor, HIF-PHI) ，其通过抑制脯氨酰羟化酶活性模拟体内缺氧的状态，从而提高低氧诱导因子 (hypoxia inducible factor, HIF) 的表达，促进人体合成促红细胞生成素 (EPO) ，同时还通过抑制铁调素增加铁的吸收与利用，这些药理学作用对于纠正慢性肾病患者的贫血具有重要临床意义。

## 二、低氧诱导因子稳定药作用的生理学基础与靶点

　　1992 年，美国科学家 Gregg Semenza 在动物细胞内首次发现一种在低氧条件下可增加 EPO 转录的蛋白——低氧诱导因子 (HIF) 。HIF 是一种能对机体内低氧浓度状态作出应答并激活特定基因转录的细胞因子，可以与 DNA 序列结合诱导氧敏感基因对细胞环境中的低氧水平或缺氧作出反应。HIF 是异二聚体，包括 HIF-α 和 HIF-β 两个亚单位，其中后者呈持续性表达，而 HIF-α 受氧浓度调节而呈动态变化，浓度随着细胞内氧水平降低而增加。HIF-α 又包括 HIF-1α、HIF-2α 和 HIF-3α 三种亚型。HIF-1α 普遍存在于机体组织内，HIF-2α 主要表达于脑、心脏、肺、肾、肝、胰腺和肠道。HIF-2α 是 EPO 产生的主要调节因子，并且对铁摄取和铁代谢也起重要作用；HIF-1α 的生理功能也涉及铁代谢、炎症反应调节和造血干细胞分化等。两者对于贫血的改善可能均有重要作用。而 HIF-3α 表达于哪些组织目前仍未明确。

　　2002 年，美国科学家 William Kaelin 和英国科学家 Peter Ratcliff 的团队发现脯氨酰羟化酶 (prolyl hydroxylase，PHD) 能够调节 HIF 的活性和稳定性，是打通 HIF 通路的开关。在常氧条件下，PHD 是 HIF-α 降解反应的关键酶，通过羟基化 HIF-α，使其被希佩尔 - 林道蛋白 (VHL 蛋白) 识别，然后被蛋白酶降解 (图 5-4) 。在低氧条件下，PHD 失活，羟化 HIF-α 的反应受阻，HIF-α 降解速度放缓，HIF-α 在细胞内聚积并与 HIF-1β 形成二聚体，与缺氧反应元件相结合，促进低氧反应基因的转录，引起细胞对低氧的一系列适应性反应。

### 框 5-9　**2019 年诺贝尔生理学或医学奖**

　　2019 年诺贝尔生理学或医学奖联合授予了 Gregg Semenza、William Kaelin 和 Peter Ratcliffe，以表彰他们对"细胞氧感知和适应"机制的创新发现。3 位科学家从不同的角度协同合作，形成了系统的理论，阐述了机体对氧适应过程的新机制。这些研究使得医学界重新认识了慢性肾病贫血的发病机制，证实了慢性肾病是一类慢性缺氧性疾病，并且为发现和确认治疗肾性贫血的新药物靶点奠定了理论基础，直接促进了 HIF-PHI 的研发。

Note

HIF-PHI 可以在常氧条件下抑制 PHD，减少 HIF-α 降解，稳定 HIF-α 水平，促使其与 β 亚基结合发挥作用（图 5-4），激活促红细胞生成素（EPO）和其他参与红细胞生成与铁代谢的基因转录，刺激骨髓产生更多的红细胞而改善贫血。此外，HIF 还可以抑制白细胞介素（interleukin，IL）-1 和 IL-6，从而抑制 CKD 的炎症状态。而微炎症是影响 CKD 患者贫血治疗效果的重要原因，能够引起红细胞生成刺激剂（erythropoietin stimulating agent，ESA）治疗反应降低。因此，HIF-PHI 在纠正 CKD 贫血方面具有良好的应用前景。

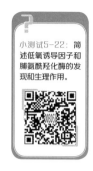

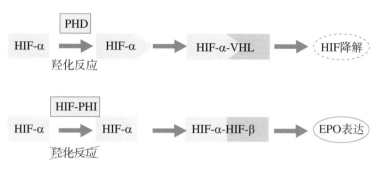

图 5-4　低氧诱导因子稳定药的作用机制

HIF-α：低氧诱导因子 -alpha；VHL 蛋白：希佩尔 - 林道蛋白；PHD：脯氨酰羟化酶；HIF-PHI：低氧诱导因子 - 脯氨酰羟化酶抑制剂；HIF-β：低氧诱导因子 -beta

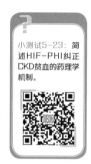

## 三、常用低氧诱导因子稳定药

1. 罗沙司他（roxadustat）　罗沙司他是全球首创的口服小分子低氧诱导因子稳定药。于 2010 年获批在中国开展临床研究，2017 年完成针对透析和非透析慢性肾病贫血的 Ⅲ 期临床试验，最终在 2018 年 12 月通过优先审评、审批程序被正式批准用于治疗透析依赖性慢性肾病（dialysis-dependent chronic kidney disease，DD-CKD）患者的肾性贫血，因此中国成为首个批准罗沙司他的国家。2019 年 8 月，罗沙司他又获批治疗非透析依赖性慢性肾病（non-dialysis dependent chronic kidney disease，NDD-CKD）患者的肾性贫血。2021 年在《中国肾性贫血诊治临床实践指南》中获得 1A 级的推荐，被纳入我国治疗肾性贫血的一线用药。

（1）药理作用及作用机制：罗沙司他可逆性抑制 PHD 活性，模拟机体低氧环境，短暂并呈剂量依赖性诱导 HIF 稳定表达，从而调控下游基因，增加促红细胞生成素和促红细胞生成素受体的表达，进而增加血红蛋白（hemoglobin，Hb）的表达，促进红细胞生成，改善肾性贫血。

另外，罗沙司他通过促进机体内源性转铁蛋白和转铁蛋白受体的表达，下调铁调素水平，增加机体对铁的吸收、转运和利用，多靶点综合促进红细胞的生成，改善贫血状态。中国 Ⅲ 期临床试验还显示，罗沙司他改善贫血的疗效不会受到机体炎症状态的影响。

（2）体内过程：罗沙司他口服给药后可快速被吸收，在健康人群的中位达峰时间（$T_{max}$）为 2 ~ 3 小时，在慢性肾病患者中 $T_{max}$ 为 1.8 小时。血液中的罗沙司他水平（最大血药浓度 $C_{max}$ 与曲线下面积 AUC）在推荐治疗剂量范围与剂量呈比例，并且不受透析影响。其平均消除半衰期在健康人中为 8 ~ 11 小时，在慢性肾病非透析患者中约 12 小时，在透析患者中为 10 ~ 12 小时。以推荐剂量每周口服给药 3 次未见明显药物蓄积。

罗沙司他表观分布容积分布范围为 16.5 ~ 23.6 L，99% 与人血浆蛋白高度结合，血液透析或腹膜透析对罗沙司他无明显消除作用。该药物在体内主要通过肝代谢，代谢产物主要有罗沙司他 -O- 葡糖苷酸和羟化 - 罗沙司他，46% 经尿液、50% 经粪便排出。罗沙司他在循环中主要以原型存在，可检测到的代谢物不足 10%。在未进行透析的慢性肾病患者中罗沙司他的表观全身清除率（CL/F）为 1.1 L/h，在透析患者中为 1.4 L/h。中、重度肝损害患者应用罗沙司他需进行风险 / 获益评估。

（3）临床应用：罗沙司他适用于慢性肾病引起的贫血，包括透析及非透析患者。

罗沙司他根据体重选择起始剂量：透析患者每次 100 mg/（45 ～ 60 kg）或 120 mg/（≥ 60 kg），非透析患者每次 70 mg/（45 ～ 60 kg）或 100 mg/（≥ 60 kg），每周 3 次口服给药。根据血红蛋白水平对罗沙司他剂量进行调整，使 Hb 水平达到并维持在 100 ～ 120 g/L，最大限度降低对输血的需求。

（4）不良反应：高血压为常见不良反应之一。中国Ⅲ期临床试验显示，罗沙司他对透析和非透析患者的血压影响无统计学差异。尽管如此，罗沙司他治疗期间仍应对血压进行密切监测。

罗沙司他治疗期间，非透析患者高钾血症发生率为 16%（安慰剂对照组为 8%），透析患者为 7.4%（阿法依泊汀对照组为 1%）。罗沙司他治疗期间高钾血症的发生机制尚不明确。建议罗沙司他治疗期间定期检测血钾水平。

罗沙司他治疗的患者血管通路血栓形成事件和深静脉血栓形成事件的发生率高于对照组。因此，在罗沙司他纠正贫血过程中，需要监测血红蛋白水平，及时调整药物剂量，避免血红蛋白纠正过快或者过高而导致血栓栓塞事件的发生。此外，最近的研究显示，罗沙司他不影响血小板生成和活化。

在非透析依赖性慢性肾病和透析依赖性慢性肾病相关研究汇总分析中，罗沙司他组的惊厥发作发生率均高于对照药物组。在使用罗沙司他治疗肾性贫血期间需增加对患者惊厥发作频率或先兆症状变化的监测。

现有研究表明，应用罗沙司他后视网膜病变不良事件的发生率较低，且未发现罗沙司他相比对照组在透析依赖性慢性肾病及非透析依赖性慢性肾病患者中增加眼部疾病风险。与对照组（安慰剂和 ESA）相比，罗沙司他组肿瘤相关的不良事件发生率差异无统计学意义。心血管安全性方面，罗沙司他组在主要不良心血管事件（定义为全因死亡、心肌梗死或卒中）风险方面非劣于安慰剂对照组（非透析依赖性慢性肾病人群）和 ESA 对照组（透析依赖性慢性肾病人群）。

总体来看，罗沙司他的安全性仍需进一步的大样本、长期的临床研究来进行评价。

（5）药物相互作用：罗沙司他与他汀类药物合并用药会增加他汀类的 AUC 和 $C_{max}$。建议与罗沙司他合并用药时应考虑减少他汀类药物剂量并监测他汀类药物的不良反应。

磷结合剂、口服铁剂、含镁 / 铝抗酸剂或其他含多价阳离子药物及矿物质补充剂和罗沙司他的服用前后间隔至少 1 小时（碳酸镧除外）。

罗沙司他与丙磺舒、吉非罗齐合并用药可导致罗沙司他 AUC 和 $C_{max}$ 增加。应谨慎开始或结束罗沙司他与 OAT1/OAT3 抑制剂（如特里氟胺）、UGT 抑制 / 诱导剂（如丙戊酸、利福平）、OATP1B1 抑制剂（如环孢素）、CYP2C8 抑制 / 诱导剂（如利福平）的合并用药，必要时需要调整罗沙司他的用药剂量。

罗沙司他与氯吡格雷合并用药对罗沙司他的暴露量无影响。

（6）药物禁忌和注意事项：①妊娠期和哺乳期妇女禁用。②在治疗前、治疗开始及治疗期间均应对血压进行监测，高血压控制不佳者慎用本药。③对于中、重度肝功能受损患者，治疗需要在仔细评估风险 / 获益后进行，剂量调整期间应严密监测，并适当减少起始剂量。④对活动性重度或严重感染者，需要在仔细评估风险 / 获益后再开始应用本品。⑤对于出现血栓的患者，应及时进行评估和治疗。

2. 达普度司他（daprodustat） 可有效、可逆地抑制 PHD，同时增加 HIF-1α 和 HIF-2α 的稳定性。于 2021 年在日本首次获批用于透析和非透析患者的贫血治疗。2023 被 FDA 批准作为治疗透析依赖性慢性肾病患者肾性贫血的口服药物（不建议用于未透析患者）。

达普度司他口服后 6 ～ 8 小时以剂量依赖性地增加内源性 EPO，重复给药下网织红细胞计数

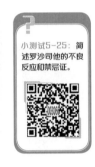
小测试5-25：简述罗沙司他的不良反应和禁忌证。

在 7 ～ 15 天达到峰值。初次给药后数周（ESA 使用者约 4 周，未使用 ESA 者 16 ～ 20 周）达到新的血红蛋白稳态水平。52 周后还可增加血清转铁蛋白和总铁结合力（total iron binding capacity，TIBC），降低血清铁蛋白、转铁蛋白饱和度和铁调素。

达普度司他口服给药易于吸收，在治疗剂量范围内暴露量与剂量呈比例增加，24 小时达稳态浓度。在健康受试者中其达峰时间为 1 ～ 4 小时不等。达普度司他的绝对生物利用度为 65%，饮食不影响其暴露量。稳态时表观分布体积为 14.3 L，血浆蛋白结合率 > 99%。其终末消除半衰期约为 4 小时，血浆平均清除率为 18.9 L/h。

达普度司他 95% 由 CYP2C8 代谢，5% 由 CYP3A4 代谢。放射性检测显示，血浆中约 40% 为达普度司他，其余 60% 为代谢产物。达普度司他主要以氧化代谢物的形式 74% 经粪便、21% 经尿液排出。

短期过量服用达普度司他可能出现头痛、胃肠道不良反应（如恶心），服药期间应关注患者有无胃肠道出血和急性肾损伤。

3. 恩那度司他（enarodustat）　于 2020 年在日本首次获批上市。2023 年 6 月获批于中国大陆地区上市，用于成人非透析依赖性慢性肾病患者的贫血治疗（不包括透析患者）。

恩那度司他用口服后 1 小时达峰浓度，$t_{1/2}$ 约为 9 小时，与血浆蛋白结合率 > 99%。对 EPO 及铁的调节作用均呈剂量依赖性。代谢方式主要以不经代谢转化的原型排泄，少量经肝代谢。在血液透析人群中 77% 经粪便、11% 经尿液排泄。

恩那度司他使用过程中需要特别关注高血压、血栓栓塞事件、心绞痛、心力衰竭。日本研究提示，对于非透析依赖性慢性肾病贫血患者，由 ESA 转换为恩那度司他时需充分评估获益风险，谨慎转换，以免出现 Hb 水平的波动。

4. 伐达度司他（vadadustat）　也是一种小分子口服 HIF-PHI 类药物，用于治疗成人肾性贫血。伐达度司他稳定 HIF-2$\alpha$ 的能力较 HIF-1$\alpha$ 更明显，剂量依赖性提高血浆 EPO 浓度。其 $t_{1/2}$ 约为 4.5 小时，需每日给药。目前在大部分国家仍处于Ⅲ期临床试验阶段。

5. 莫利度司他（molidustat）　2021 年首次在日本获批用于肾性贫血，在中国尚处于临床申请阶段。

6. 德度司他（desidustat）　2022 年在印度被批准上市用于慢性肾性贫血。该药在中国目前处于Ⅲ期临床试验阶段。健康志愿者空腹每次口服 50 mg 后约 1.3 小时血药浓度达峰，透析患者服用 50 ～ 150 mg 后达峰时间约为 2.5 小时。该药 99% 与血浆蛋白高度结合，但不优先分布在红细胞中。德度司他剂量依赖性的增加血红蛋白水平，多次给药后无明显药物积累。在透析患者中该药的 $t_{1/2}$ 为 6 ～ 15 小时，在透析前 CKD 患者中 $t_{1/2}$ 为 6 ～ 14 小时。德度司他可被肝代谢生成代谢物，经尿液排出，在健康志愿者中该药 27% ～ 41% 以原型经尿液排泄。

（杨宝学）

## 小　结

本章聚焦于以泌尿系统为靶点的药物，包括肾素 - 血管紧张素 - 醛固酮系统抑制药、利尿药、钠 - 葡萄糖转运体抑制药和低氧诱导因子稳定药。学习内容涵盖各类药物的研发历史、相关的生理学基础、作用靶点、药理学机制，以及代表性药物的体内过程、临床应用、不良反应和注意事项。知识拓展框部分介绍了上述药物相关知识点和新药研究进展。

**整 合 思 考 题**

1. 肾素-血管紧张素-醛固酮系统过度激活或调节失调与哪些心、肾疾病的发生发展有关？

2. 合用 ACEI 和 ARB 会增加哪些不良事件的发生率？

3. 长期应用 ACEI/ARB 发生"醛固酮逃逸"时，对治疗效果的影响是什么？

4. 比较三代 MRA 的特点。

5. 利尿药的分类及各类利尿药的特点是什么？

6. 利尿药的作用靶点和机制是什么？

7. $Na^+-K^+-2Cl^-$ 同向转运体抑制药的临床应用及不良反应是什么？

8. $Na^+-Cl^-$ 同向转运体抑制药的临床应用及不良反应是什么？

9. SGLT2 抑制药治疗糖尿病的优势是什么？

10. SGLT2 抑制药保护心肾的机制是什么？

11. SGLT2 抑制药心血管系统保护作用的机制是什么？分析其适合用于射血分数保留心力衰竭的原因。

12. 分析 SGLT2 抑制药对交感-肾素-血管紧张素-醛固酮系统的影响。

13. 低氧诱导因子稳定药的作用机制是什么？

14. 低氧诱导因子稳定药的临床意义是什么？

15. 罗沙司他的临床应用与不良反应是什么？

第五章整合思考题
解析

Note

# 主要参考文献

[1] A. S. Woolf. Renal hypoplasia and dysplasia：starting to put the puzzle together. J Am Soc Nephrol，2006，17（10）：2647-9.

[2] A. Wiesel，A. Queisser-Luft，M. Clementi，et al. Prenatal detection of congenital renal malformations by fetal ultrasonographic examination：an analysis of 709，030 births in 12 European countries. Eur J Med Genet，2005，48（2）：131-44.

[3] Adrogué HJ，Tucker BM，Madias NE. Diagnosisand Management of Hyponatremia：AReview. JAMA，2022，328（3）：280-291.

[4] Alan S. L. Yu，Glenn M. Chertow，Valerie Luyckx，et al. Brenner and Rector's The Kidney. 11th ed. Louis：Elsevier，2019.

[5] Barbara Young. Wheater's Functional Histology a Text and Colour Atlas. 6th ed. Philadelphia：Churchill Livingstone，2016.

[6] Barrett KE，Barman SM，Brooks HL，et al. Ganong's Review of Medical Physiology. 26th ed. New York：McGraw-Hill，2019.

[7] Brenner BM，Rector FC. The Kidney. 11th ed. Philadelphia：WB Sauders，2020.

[8] Carachi R. Doss S.H.E. Clinical Embryology：An Atlas of Congenital Malformations. Cham，Switzerland：Springer，2019.

[9] Carlson B.M. Human Embryology and Developmental Biology. 6th ed. Missouri：Elsevier，2019.

[10] Carol Mattson Porth. Essentials of pathophysiology：Concepts of altered health states. 4th ed. Philadelphia：LWW，2014.

[11] Colvin RB，Chang A. Diagnostic Pathology Kidney Diseases. 3rd ed. Philadelphia：Elsevier，2019.

[12] Denton JS，Pao AC，Maduke M. Novel diuretic targets. Am J Physiol Renal Physiol，2013，305（7）：931-942.

[13] Elaine Ku，Lucia Del Vecchio，Kai-Uwe Eckardt，et al. Novel anemia therapies in chronic kidney disease：conclusions from a Kidney Disease：Improving Global Outcomes（KDIGO）Controversies Conference. KIDNEY INT，2023，104（4）：655-680.

[14] Fogo AB，Kashgarian M. Diagnostic Atlas of Renal Pathology. 3rd ed. Philadelphia：Elsevier，2017.

[15] Guyton AC，Hall JE. Textbook of Medical Physiology. 14th ed. Philadelphia：Elsevier，2020.

[16] Hamm LL，Nakhoul N，Hering-Smith KS. Acid-Base Homeostasis. Clin J Am Soc Nephrol，2015，10（12）：2232-2242.

[17] Imenez Silva PH，Mohebbi N. Kidney metabolism andacid-basecontrol：back to the basics. Pflugers Arch，2022，474（8）：919-934.

[18] J. Harris，E. Robert and B. Kallen. Epidemiologic characteristics of kidney malformations. Eur J

Epidemiol, 2000, 16 (11): 985-92.

[19] K. Chan and X. Li. Current Epigenetic Insights in Kidney Development . Genes (Basel), 2021, 12 (8): 1281.

[20] Keith L.Moore, Anne M. R. Agur, Arthur F. Dalley. Moore Essential Clinical Anatomy. 5th ed. Philadelphia: Wolters Kluwer Health, 2014.

[21] Kumar V, Abbas AK, Aster JC, et al. Robbins & Kumar Basic Pathology. 11th ed. Philadelphia: Elsevier, 2023.

[22] Li M, Zhang S, Yang B. Urea Transporters Identified as Novel Diuretic Drug Targets. Current Drug Targets, 2020, 21 (3): 279-287.

[23] M. G. Seikaly, P. L. Ho, L. Emmett, et al. Chronic renal insufficiency in children: the 2001 Annual Report of the NAPRTCS. Pediatr Nephrol, 2003, 18 (8): 796-804.

[24] Moore K. L., Persaud T.V.N., Torchia M.G. The Developing Human: Clinically Oriented Embryology. 10th ed. Philadelphia: Elsevier, 2016.

[25] Palmer BF, Clegg DJ. Physiology and Pathophysiology of Potassium Homeostasis: Core Curriculum 2019. Am J Kidney Dis, 2019, 74 (5): 682-695.

[26] Rosanna Coppo, Graziella D'Arrigo, Giovanni Tripepi, et al. Is there long-term value of pathology scoring in immunoglobulin A nephropathy? A validation study of the Oxford Classification for IgA Nephropathy (VALIGA) update. Nephrol Dial Transplant, 2020, 35 (6): 1002-1009.

[27] S. J. Hodges, B. Patel, G. McLorie, et al. Posterior urethral valves. Scientific World Journal, 2009, 9: 1119-26.

[28] S. Sanna-Cherchi, G. Caridi, P. L. Weng, et al. Genetic approaches to human renal agenesis/ hypoplasia and dysplasia. Pediatr Nephrol, 2007, 22 (10): 1675-84.

[29] S. Weber, V. Moriniere, T. Knuppel, et al. Prevalence of mutations in renal developmental genes in children with renal hypodysplasia: results of the ESCAPE study. J Am Soc Nephrol, 2006, 17 (10): 2864-70.

[30] Sadler, T. W. Langman's Medical Embryology. 14th ed. Philadelphia: Wolters Kluwer, 2019.

[31] Seifter JL, Chang HY. Disorders of Acid-Base Balance: New Perspectives. Kidney Dis (Basel), 2017, 2 (4): 170-186.

[32] Shubha S Bellur, Ian S D Roberts, Stéphan Troyanov, et al. Reproducibility of the Oxford classification of immunoglobulin A nephropathy, impact of biopsy scoring on treatment allocation and clinical relevance of disagreements: evidence from the VALidation of IGA study cohort. Nephrol Dial Transplant, 2019, 34 (10): 1681-1690.

[33] Taal MW, et al. Brenner & Rector's the kidney. 9th ed. Louis: Elsevier, 2012.

[34] V. Murugapoopathy and I. R. Gupta. A Primer on Congenital Anomalies of the Kidneys and Urinary Tracts (CAKUT). Clin J Am Soc Nephrol, 2020, 15 (5): 723-731.

[35] Walker MD, Shane E. Hypercalcemia: A Review. JAMA, 2022, 328 (16): 1624-1636.

[36] Wang S, Solenov EI, Yang B. Aquaporin Inhibitors. Adv Exp Med Biol, 2023, 1398: 317-330.

[37] Wein AJ. CAMPBELL-WALSH UROLOGY. 10th ed. Louis: Elsevier, 2012.

[38] Widmaier EP, Raff H, Strang KT. Vender's Human Physiology. 16th ed. New York: McGraw Hill, 2023.

[39] William K. Ovalle. Netter's Essential Histology. 2nd ed. Philadelphia: Elsevier Saunders, 2013.

Note

[40] Wojciech Pawlina. Histology-A Text and Atlas with Correlated Cell and Molecular Biology. 7th ed. Philadelphia：Wolters Kluwer Health，2016.

[41] Yang B，Sands J. Urea Transporters. Netherlands：Springer，2014.

[42] Yuan W，Pan W，Kong J，et al. 1，25-dihydroxyvitamin D3 suppresses renin gene transcription by blocking the activity of the cyclic AMP response element in the renin gene promoter. J Biol Chem，2007，282（41）：29821-29830.

[43] 陈国强，钱睿哲．病理生理学．4 版．北京：人民卫生出版社，2023.

[44] 陈江华，王子明，魏强．泌尿系统与疾病．2 版．北京：人民卫生出版社，2022.

[45] 陈孝平．外科学．9 版．北京：人民卫生出版社，2018.

[46] 成令忠．现代组织学．上海：科学技术文献出版社，2003.

[47] 崔慧先，李瑞锡．局部解剖学．9 版．北京：人民卫生出版社，2018.

[48] 丁文龙，刘学政．系统解剖学．9 版．北京：人民卫生出版社，2018.

[49] 郭慕依．肾活检病理学．上海：复旦大学出版社，2007.

[50] 李和．组织学与胚胎学．3 版．北京：人民卫生出版社，2015.

[51] 李学军，杨宝学．药理学．北京：北京大学医学出版社，2016.

[52] 王海燕，赵明辉．肾病学．4 版．北京：人民卫生出版社，2021.

[53] 王建枝，钱睿哲．病理生理学．9 版．北京：人民卫生出版社，2018.

[54] 王庭槐．生理学．9 版．北京：人民卫生出版社，2018.

[55] 夏驭龙，周菁．U 波的基本特性与形成机制及临床应用．中国心脏起搏与心电生理杂志，2014，4：365-367.

[56] 徐长福，魏强．泌尿系统．北京：人民卫生出版社，2018.

[57] 杨宝峰，陈建国．药理学．北京：人民卫生出版社，2018.

[58] 杨宝学．利尿药．北京：中国医药科技出版社，2020.

[59] 张晓良，仰欣，涂岩．低氧信号机制的发现与肾性贫血药物治疗进展．药学进展，2019，43（12）：914-921.

[60] 张志刚，朱虹光．病理学．上海：复旦大学出版社，2018.

[61] 中国研究型医院学会肾脏病学专业委员会．罗沙司他治疗肾性贫血中国专家共识．中华医学杂志，2022，102（24）：1802-1810.

[62] 中国医师协会肾脏内科医师分会肾性贫血指南工作组．中国肾性贫血诊治临床实践指南．中华医学杂志，2021，101（20）：1463-1502.

[63] 中国医师协会肾脏内科医师分会维生素 D 实践方案专家协作组．维生素 D 及其类似物在慢性肾脏病患者中应用的中国实践方案（2019 版）．中华内科杂志，2020，59（2）：104-116.

[64] 邹万忠．肾活检病理学．4 版．北京：北京大学医学出版社，2018.

# 中英文专业词汇索引